シンプル呼吸器学

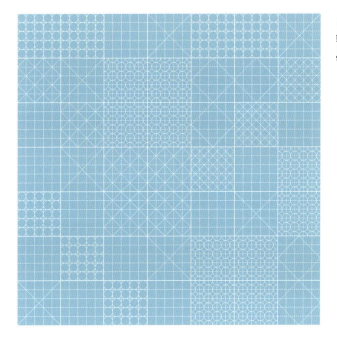

[編集]
熊本大学大学院教授
興梠博次

南江堂

● 編　集 ●

興梠　博次　こうろぎ　ひろつぐ　熊本大学大学院生命科学研究部呼吸器内科学分野教授

● 執　筆 ●（収載順）

興梠　博次	こうろぎ　ひろつぐ	熊本大学大学院生命科学研究部呼吸器内科学分野教授
税田　直樹	さいた　なおき	医療法人完光会今野病院院長
濱本　淳二	はまもと　じゅんじ	国立病院機構熊本再春荘病院内科医長
岡本真一郎	おかもと　しんいちろう	熊本大学大学院生命科学研究部呼吸器内科学分野
藤井　一彦	ふじい　かずひこ	熊本大学大学院生命科学研究部呼吸器内科学分野
福田浩一郎	ふくだ　こういちろう	熊本市民病院首席診療部長 熊本大学医学部臨床教授
小嶋　圭介	こじま　けいすけ	熊本大学大学院生命科学研究部呼吸器内科学分野
廣佐古　進	ひろさこ　すすむ	熊本大学大学院生命科学研究部呼吸器内科学分野
一安　秀範	いちやす　ひでのり	熊本大学大学院生命科学研究部呼吸器内科学分野
伊藤　清隆	いとう　きよたか	熊本労災病院副院長 熊本大学医学部臨床教授
佐伯　　祥	さえき　しょう	熊本大学大学院生命科学研究部呼吸器内科学分野
松本　充博	まつもと　みつひろ	国立病院機構熊本再春荘病院副院長 熊本大学医学部臨床教授
柏原　光介	かしわばら　こうすけ	熊本地域医療センター内科部長 熊本大学医学部臨床教授
坂田　晋也	さかた　しんや	熊本大学大学院生命科学研究部呼吸器内科学分野
堀尾　雄甲	ほりお　ゆうこう	熊本大学大学院生命科学研究部呼吸器内科学分野
増永　愛子	ますなが　あいこ	熊本大学大学院生命科学研究部呼吸器内科学分野

序文

　本書は，第一線の臨床と教育・指導に経験豊富な医師を著者とし，医学部学生を主対象として，呼吸器内科診療の必須事項を身につけるためのテキストとして編集した．

　医学教育の原点は，診療の原点とまったく同じで，病める患者を早急に救うことであり，そのためには早期に診断し，早期に治療を開始して治癒に導き，社会復帰につなげることが必要である．今日，医師国家試験には患者の問題点を解決する実践能力が求められている．医師国家試験は，医学部卒業生にとって難度は高いが，臨床例の解決の方向性が示されており，その内容は高く評価できる．したがって，医師国家試験は，医師というプロフェッショナリズムのマイルストーンでもあり，学生が医師国家試験を目指して臨床実習することは診療の原点にもつながる．そのような背景から，学生教育も実践を想定した指導に変化しており，指導者は，これまで以上に学生と接しながらベッドサイドで教育する必要性が高くなっている．

　本書は，呼吸器内科の診療の目的を達成するために，
　　①臨床症例の問題点を病歴や身体診察所見から抽出する
　　②診断のために検査計画をたてる
　　③検査所見を解析する
　　④診断に至る
という臨床の実践過程を想定して編集した．

　呼吸器学の全体を俯瞰することができるよう通読がしやすい解説内容とし，フルカラーで見やすく，臨床写真も豊富に掲載．各項目の重要事項をまとめたsimple pointを設けるなど，初学者でも勉強しやすいよう工夫している．さらに，各章末には医師国家試験類似問題を掲載し，それに解答しながら本文で学んだ内容について理解を深めると同時に臨床の実践シミュレーションを経験できるようにしてある．

　読者の皆様には，本書をしっかり読み込んでいただき，臨床の現場で診断と治療に活用して，より素晴らしい医療を実践し，より多くの患者に満足いただける医師に育っていただけたら幸いである．

　本書の編集にあたり，臨床，教育，研究で多忙な中に執筆いただき，校正を繰り返していただいた共著者の皆様，また，南江堂諸氏のご支援に感謝申し上げる．

2014年11月

興梠博次

目 次

総論

1章 診断 3

A 診断の基本 3
1 呼吸器診断学：主要症候・身体所見と診断
　　.. 興梠博次　3
　a 診断の重要性 3
　b 診断までの基本的なプロセス 3
　c 「優れた診断能力」を修得にするためには ・・・ 4
　d 病歴聴取（医療面接）のポイント 4
　e 原因不明の発熱で診断が困難な症例に対する
　　考え方 5
　f 呼吸器疾患における身体所見の特徴 6
　g 呼吸器疾患が考えられるが診断に苦慮する
　　ときの次のステップ 6
　h 病変部位からの検査用検体採取と確定診断 ・ 6
　i 呼吸器疾患を診療できる医師になるために
　　頻度の高い呼吸器疾患をマスターする ・・・・ 6
　j ガイドラインからさらに幅広く学ぶ 6
2 胸部診察法 .... 税田直樹　8
　a 問　診 8
　b 視　診 9
　c 触　診 10
　d 打　診 11
　e 聴　診 11

B 画像診断 14
1 胸部X線（レントゲン）写真の読み方
　　.. 興梠博次　14
　a 胸部X線写真正面像の読影手順 14
　b 胸部X線写真側面像の読影手順 16
　c 陰影のパターン（肺胞性陰影，間質性陰影，
　　腫瘤陰影） 17
2 胸部CT像の読み方 .... 税田直樹　21
　a 肺野条件 21
　b 縦隔条件 28

練習問題 30

2章 検査・手技 33

A 呼吸機能検査 .... 興梠博次　33
1 スパイロメトリー 33
　a 肺活量（VC） 33
　b 努力肺活量（FVC），1秒量（FEV_1） 34
2 フロー・ボリューム曲線 35
3 DLco（肺拡散能） 37
4 動脈血ガス分析と経皮的酸素飽和度モニター
　（パルスオキシメータ） 38
　a 動脈血ガス分析の基準値 38
　b パルスオキシメータと動脈血ガス分析の
　　重要性と解釈 39
　c パルスオキシメータによる評価について
　　の留意点 41

B 気管支内視鏡検査 .... 濱本淳二　42
1 気管支内視鏡検査の適応 42
2 禁　忌 42
3 合併症 44
　a 前投薬および局所麻酔薬（リドカイン）に
　　よる合併症 44
　b 検査による合併症 44
　c 検査後の合併症 44
4 検査後の管理 44
　a 酸素投与 44
　b 胸部X線写真撮影 44
　c 検査後2時間の仰臥位安静と絶飲食 45
5 気管支内視鏡による診断 45
　a 肺　癌 45
　b 肺癌以外の気管支腫瘍 45
　c 気管支結核・肺結核 45

- d 肺　炎 ……………………………………… 45
- e 慢性下気道感染（気管支拡張症, DPB, 慢性気管支炎など）…………………… 45
- f びまん性肺疾患 ……………………………… 45

練習問題 …………………………………… 47

各論

1章 感染症
51

A 総　論
岡本真一郎 51

1 感染症の危険因子
- a 病原微生物への曝露 …………………… 51
- b 物理的感染防御機構の低下 …………… 51
- c 正常細菌叢の破壊 ……………………… 51
- d 免疫機能の低下 ………………………… 52

2 感染症の診断 ………………………… 52
- a 感染症診断の基本 ……………………… 52
- b 病歴聴取 ………………………………… 52
- c 一般検査 ………………………………… 52
- d 画像診断 ………………………………… 52

3 感染症の病原診断 …………………… 53
- a 微生物学的検査 ………………………… 53
- b 血清診断 ………………………………… 54
- c 特異抗原の検出による診断 …………… 55
- d 遺伝子の検出による診断 ……………… 55

4 感染症治療薬 ………………………… 55
- a 抗ウイルス薬 …………………………… 55
- b 抗菌薬 …………………………………… 55
- c 抗結核薬 ………………………………… 57
- d 抗真菌薬 ………………………………… 58
- e 抗菌薬の科学的な投与法：PK-PD理論に基づく抗菌薬投与法 ………………… 58

B かぜ症候群とインフルエンザ 59

1 かぜ症候群 …………………………… 59
- a 症　状 …………………………………… 59
- b 診　断 …………………………………… 59
- c 治　療 …………………………………… 60

2 インフルエンザ ……………………… 60
- a 症　状 …………………………………… 60
- b 診　断 …………………………………… 61
- c 治　療 …………………………………… 61
- d 予　防 …………………………………… 61

C 急性気管支炎 62

1 急性気管支炎 ………………………… 62
- a 診　断 …………………………………… 62
- b 治　療 …………………………………… 62

2 急性細気管支炎 ……………………… 62

3 慢性呼吸器疾患の（急性）増悪 …… 62
- a 症　状 …………………………………… 63
- b 検査・診断 ……………………………… 63
- c 治　療 …………………………………… 63

D 肺　炎 63

1 疫　学 ………………………………… 63
2 診　断 ………………………………… 65
3 市中肺炎（CAP）……………………… 66
- a 重症度判定 ……………………………… 66
- b エンピリック（経験的）治療 ………… 66

4 院内肺炎（HAP）……………………… 68
- a 疫　学 …………………………………… 68
- b 重症度判定とエンピリック治療 ……… 68

5 人工呼吸器関連肺炎（VAP）………… 69
6 肺膿瘍 ………………………………… 70
- a 症　状 …………………………………… 70
- b 原因微生物 ……………………………… 71
- c 画像診断 ………………………………… 71
- d 微生物学的検査 ………………………… 71
- e 治　療 …………………………………… 71

7 肺炎の代表的な原因微生物と治療薬の選択 … 71
- a *Streptococcus pneumoniae*（肺炎球菌, 肺炎レンサ球菌）………… 71
- b *Haemophilus influenzae*（インフルエンザ菌）……………………… 72
- c *Moraxella catarrhalis*（モラクセラ・カタラリス）……………… 72
- d *Staphylococcus aureus*（黄色ブドウ球菌）………………………… 73
- e *Pseudomonas aeruginosa*（緑膿菌）… 73
- f *Mycoplasma pneumoniae*（肺炎マイコプラズマ）…………………… 74
- g *Legionella* spp.（レジオネラ）……… 74
- h *Chlamydophila* (*Chlamydia*) *pneumoniae*（肺炎クラミジア）……… 75
- i *Chlamydophila* (*Chlamydia*) *psittaci*（オウム病クラミジア）……………… 75

8 ウイルス性肺炎 ……………………… 75
- a インフルエンザウイルス肺炎 ………… 76

E 結核と非結核性抗酸菌症（抗酸菌感染症）
濱本淳二 76

1 結　核 ………………………………… 76
- a 日本の現状 ……………………………… 76

b	世界の現状 ……………………… 77	d	病型分類 ……………………… 111
c	感染の様式 ……………………… 77	e	鑑別診断 ……………………… 112
d	一次結核と二次結核 …………… 79	**2**	喘息の治療 ……………………… 112
e	症状・身体所見 ………………… 80	a	発作治療：急性増悪期（発作時）への対応 …………………………… 112
f	発病診断 ………………………… 80	b	長期管理治療：コントロール良好を目指す ……………………………… 113
g	感染診断 ………………………… 82	c	喘息に対する禁忌薬 ………… 114
2	特殊な結核 ……………………………… 83	d	喘息の治療としての環境整備 … 114
a	結核腫 …………………………… 83	e	吸入指導，患者教育と自己管理 … 115
b	粟粒結核 ………………………… 83	**3**	喘息の診断・治療において忘れてはならない疾患 ……………………………… 115
c	結核性胸膜炎 …………………… 84	a	好酸球性多発血管炎性肉芽腫症（EGPA） … 115
d	脊椎カリエス（結核性脊椎炎） … 84	b	アレルギー性気管支肺アスペルギルス症（ABPA） ……………………… 116
3	結核の治療 ……………………………… 85		
4	結核の発病予防 ………………………… 86		
5	感染症法と結核 ………………………… 87		
6	非結核性抗酸菌症 ……………………… 87		

F 肺真菌感染症　　岡本真一郎　89　　**B COPD（慢性閉塞性肺疾患）**　117

1	肺アスペルギルス症 …………………… 89	**1**	危険因子と病因 ………………………… 117
a	肺アスペルギローマ …………… 89	a	危険因子 ……………………… 117
b	慢性壊死性肺アスペルギルス症（CNPA）… 90	b	病因 …………………………… 117
c	侵襲性肺アスペルギルス症（IPA）… 91	**2**	病理 ……………………………………… 118
2	肺クリプトコックス症 ………………… 93	**3**	分類 ……………………………………… 118
a	臨床症状 ………………………… 93	**4**	気流制限の機序 ………………………… 118
b	診断 ……………………………… 93	**5**	疫学 ……………………………………… 119
c	治療 ……………………………… 94	**6**	症状・身体所見 ………………………… 119
3	カンジダ症 ……………………………… 94	**7**	検査所見 ………………………………… 120
a	検査 ……………………………… 94	a	画像診断 ……………………… 120
b	治療 ……………………………… 95	b	呼吸機能検査 ………………… 120
4	肺ムーコル症（肺接合菌症）…………… 95	c	動脈血ガス分析 ……………… 122
a	診断 ……………………………… 95	**8**	診断方法 ………………………………… 122
b	治療 ……………………………… 96	a	診断基準 ……………………… 122
		b	病期分類 ……………………… 123

G 日和見感染症　　96

1	主な日和見呼吸器感染症 ……………… 97	**9**	鑑別診断 ………………………………… 123
a	ニューモシスチス肺炎/カリニ肺炎 …… 97	**10**	治療 ……………………………………… 124
b	サイトメガロウイルス肺炎 …… 98	a	薬物療法 ……………………… 124
c	後天性免疫不全症候群（AIDS）における日和見感染症 ……………………… 100	b	呼吸リハビリテーション …… 124
		c	酸素療法 ……………………… 125
		d	換気補助療法 ………………… 125
		e	外科療法 ……………………… 126

練習問題 ……………………………………… 103　　**11** COPDの増悪と治療 ……………………… 126

12 予後 ……………………………………… 126

2章　気道・肺胞疾患
109

C その他の気管支・細気管支疾患　税田直樹　127

A 気管支喘息　　藤井一彦，興梠博次　109

1	喘息の診断 ……………………………… 109	**1**	びまん性汎細気管支炎（DPB） ………… 127
a	病歴・症状 …………………… 109	a	病態生理 ……………………… 127
b	身体所見 ……………………… 110	b	臨床症状・所見 ……………… 127
c	検査所見 ……………………… 110	c	検査所見 ……………………… 127
		d	診断 …………………………… 129
		e	経過・予後 …………………… 129
		f	治療 …………………………… 129

| 2 副鼻腔気管支症候群（SBS）･･････ 129
| a 臨床像･･････････････････････････ 129
| b 治療･･････････････････････････････ 130
| 3 気管支拡張症（BE）･･････････････ 130
| a 症状･････････････････････････････ 130
| b 画像所見･････････････････････････ 130
| c 喀痰培養･････････････････････････ 130
| d 診断･････････････････････････････ 130
| e 治療･････････････････････････････ 131
| 4 閉塞性細気管支炎（BO）･････････ 132
| a 誘因・原因･･････････････････････ 132
| b 病態･････････････････････････････ 132
| c 病理･････････････････････････････ 132
| d 検査所見･････････････････････････ 132
| e 治療･････････････････････････････ 132

D 嚢胞性肺疾患　　税田直樹　133
1 気管支性嚢胞･･････････････････････ 133
2 肺胞性嚢胞････････････････････････ 133
　a 気嚢腫･･････････････････････････ 133
　b 進行性気腫性嚢胞････････････････ 134

E 慢性呼吸不全と在宅酸素療法　福田浩一郎　134
1 慢性呼吸不全･･････････････････････ 134
　a 定義と診断基準･･････････････････ 134
　b 基礎疾患････････････････････････ 134
　c 息切れのスケール：修正MRC質問表･･ 135
2 治療･･･････････････････････････････ 135
　a 呼吸リハビリテーション･････････ 135
　b 在宅酸素療法（HOT）･････････････ 135
　c 換気補助療法････････････････････ 136
3 慢性呼吸不全の増悪･･･････････････ 137
4 CO_2ナルコーシス･････････････････ 137

F 禁煙支援　　藤井一彦　138
　a 喫煙とは････････････････････････ 138
　b ニコチン依存症･･････････････････ 138
　c 喫煙関連疾患････････････････････ 138
　d 禁煙指導の基本･･････････････････ 140
　e 禁煙治療････････････････････････ 140

練習問題･････････････････････････････ 142

3章　呼吸不全
小嶋圭介　147

A 総論　147
1 分類･･･････････････････････････････ 147
2 病態生理･･････････････････････････ 147

3 基礎疾患･･････････････････････････ 148
4 臨床症状･･････････････････････････ 148
5 検査所見･･････････････････････････ 148
6 治療･･･････････････････････････････ 149

B ALI/ARDS　149
1 基礎疾患･･････････････････････････ 150
2 病態生理と発生機序･･･････････････ 150
3 病理･･･････････････････････････････ 150
4 臨床診断･･････････････････････････ 150
　a 症状････････････････････････････ 150
　b 身体所見････････････････････････ 151
　c 画像所見････････････････････････ 151
　d 血液検査所見････････････････････ 151
　e 動脈血ガス分析･･････････････････ 151
　f 診断････････････････････････････ 152
5 治療･･･････････････････････････････ 152
　a 原因疾患の治療･･････････････････ 152
　b 呼吸療法････････････････････････ 152
　c 薬物療法････････････････････････ 152
　d 水分管理････････････････････････ 153
6 予後･･･････････････････････････････ 153

C 肺水腫　153
1 基礎疾患･･････････････････････････ 153
2 病態生理と発生機序･･･････････････ 154
3 臨床診断･･････････････････････････ 154
　a 症状････････････････････････････ 154
　b 身体所見････････････････････････ 154
　c 画像所見････････････････････････ 154
　d 動脈血ガス分析･･････････････････ 154
　e 診断････････････････････････････ 154
4 治療･･･････････････････････････････ 155

D 胸部外傷　156
1 分類･･･････････････････････････････ 156
　a 穿通性外傷･･････････････････････ 156
　b 非穿通性外傷････････････････････ 156
2 臨床症状･･････････････････････････ 156
3 検査所見･･････････････････････････ 157
4 治療･･･････････････････････････････ 157

練習問題･････････････････････････････ 158

4章　呼吸調節障害
藤井一彦　161

A 睡眠時無呼吸症候群（SAS）　161
1 無呼吸の分類･･････････････････････ 161

2 病因	162
3 疫学	162
4 症状・身体所見	162
5 検査所見	163
a ポリソムノグラフィ（睡眠ポリグラフ）	163
b 簡易検査	163
6 診断方法	164
7 治療	165
a 経鼻的持続的気道陽圧（nasal CPAP）療法	165
b 口腔内装置（OA）	165
c 手術療法	165
d 薬物療法	165
8 予後	166
9 鑑別診断	166
a 睡眠呼吸障害	166
b 睡眠障害	166

B 肺胞低換気症候群 167

1 病因・分類	167
a 原発性肺胞低換気症候群	168
b 肥満低換気症候群	168
2 病態生理・症状	169
3 診断・検査所見・鑑別	169
4 治療	170
a 原発性肺胞低換気症候群	170
b 肥満低換気症候群	170
5 予後	170

C 過換気症候群 170

1 病因	171
2 症状・臨床所見	171
3 診断・検査所見	172
4 治療	172
a 薬物療法	172
b 紙袋（ペーパーバッグ）再呼吸法	172
c 日常生活の指導	172
d 精神療法・心理療法	172

練習問題 174

5章　機械的人工呼吸
廣佐古進　177

A 人工呼吸の種類 177

1 陽圧式と陰圧式	177
2 侵襲的人工呼吸と非侵襲的人工呼吸	177

B 換気様式 178

| 1 強制（調節）換気と補助換気 | 178 |

2 従量式と従圧式	178
3 各換気様式（換気モード）	178

C PEEP（呼気終末陽圧） 179

D 人工呼吸の合併症 179

1 人工呼吸器関連肺損傷（VILI）	179
2 酸素毒性	179
3 人工呼吸器関連肺炎（VAP）	180
4 その他	180

練習問題 181

6章　免疫・アレルギー性肺疾患・血管炎症候群　183

A 総論 一安秀範　183

B 過敏性肺炎 184

1 発症様式・臨床症状と原因	184
2 身体所見	185
3 検査所見	185
a 一般検査所見	185
b 胸部X線写真	185
c 胸部CT	185
d 呼吸機能検査	186
e 免疫学的検査	186
f 気管支肺胞洗浄液（BALF）検査	187
4 肺病理組織所見	187
5 診断	188
6 治療	188
a 原因抗原からの隔離	188
b 環境からの抗原除去	188
c 副腎皮質ステロイド投与などの薬物療法	189
7 予後	189

C 血管炎症候群 税田直樹　189

1 多発血管炎性肉芽腫症／ウェゲナー肉芽腫症	189
a 病理	190
b 臨床症状	190
c 検査所見	190
d 胸部画像所見	190
e 診断	190
f 治療	190
2 顕微鏡的多発血管炎（MPA）	191
a 病因	191
b 臨床症状	191
c 診断	193
d 治療	193

e 予後·················· 193	j 予後·················· 209
③ 好酸球性多発血管炎性肉芽腫症（EGPA）／アレルギー性肉芽腫性血管炎········ 194	k 急性増悪················ 209
④ グッドパスチャー症候群········· 194	③ 非特異性間質性肺炎（NSIP）······ 210
a 病態················· 194	④ 特発性器質化肺炎（COP）······· 212
b 症状················· 195	⑤ 急性間質性肺炎（AIP）········· 213
c 検査所見··············· 195	⑥ 剥離性間質性肺炎（DIP）······· 215
d 治療················· 195	⑦ 呼吸細気管支炎を伴う間質性肺疾患（RB-ILD）·············· 215
D 好酸球性肺炎 195	⑧ リンパ球性間質性肺炎（LIP）····· 216
① 慢性好酸球性肺炎············ 196	C 全身性疾患（膠原病）に伴う肺病変 216
a 臨床所見··············· 196	① 関節リウマチ（RA）·········· 216
b 検査所見··············· 196	② 多発性筋炎／皮膚筋炎（PM/DM）··· 217
c 画像················· 196	③ 全身性強皮症（SSc）·········· 219
d 鑑別················· 196	④ 全身性エリテマトーデス（SLE）···· 220
e 治療・予後·············· 197	a 間質性肺炎·············· 220
② アレルギー性気管支肺アスペルギルス症（ABPA）················ 197	b 胸膜炎················ 220
a 症状················· 197	c 血管病変··············· 221
b 検査················· 198	d 横隔膜病変·············· 221
c 胸部画像··············· 198	⑤ 混合性結合組織病（MCTD）······ 221
d 治療················· 198	⑥ シェーグレン症候群（SjS）······ 221
③ 急性好酸球性肺炎（AEP）······· 199	⑦ IgG4関連疾患············· 222
a 臨床所見··············· 199	a 検査所見··············· 222
b 検査所見··············· 199	b 確定診断··············· 222
c 画像················· 199	c 肺・縦隔病変············· 222
d 病理················· 200	D じん肺症，石綿肺 伊藤清隆 223
e 治療················· 200	① じん肺の肺病変の種類と原因······ 224
	a 肺病変の種類············· 224
練習問題·················· 201	b 原因別分類·············· 225
	② 職歴·················· 225

7章 間質性肺疾患・びまん性肺疾患 203

	③ 病歴·················· 225
A 総論：肺の間質・間質性肺炎の定義 一安秀範 203	④ 身体所見················ 226
	⑤ 胸部X線写真·············· 226
B 特発性間質性肺炎（IIPs） 204	⑥ 肺機能検査·············· 226
① 特発性間質性肺炎の診断の手順····· 204	⑦ 診断·················· 226
② 特発性肺線維症（IPF）········· 204	⑧ 鑑別診断················ 226
a 主要症状と身体所見·········· 204	⑨ 合併症・続発症············ 227
b 血液・免疫学的所見·········· 204	⑩ 治療と労災補償············ 227
c 画像所見··············· 206	⑪ 主なじん肺と特徴··········· 227
d 呼吸機能検査············· 206	a 珪肺症················ 227
e 気管支肺胞洗浄液（BALF）所見···· 206	b 炭坑夫肺··············· 228
f 病理所見：通常型間質性肺炎（UIP）·· 206	c 酸化鉄肺（溶接工肺）········· 228
g 臨床診断基準············· 208	⑫ 石綿による呼吸器障害········· 228
h 鑑別診断··············· 208	a 石綿の種類と定義··········· 229
i 治療················· 208	b 石綿曝露の種類············ 229
	c 石綿曝露の診断············ 229
	d 石綿による疾病············ 229
	e 石綿肺················ 230

E サルコイドーシス　　　一安秀範　232
1. 疫学および病因 ······················ 232
2. 臨床像 ····························· 232
   a. 臨床症状 ························ 232
   b. 身体所見 ························ 232
   c. 検査所見 ························ 234
   d. 診断 ··························· 235
   e. 治療 ··························· 235
   f. 予後 ··························· 236

練習問題 ···························· 237

8章　腫瘍性疾患（肺，縦隔）　239

A 総論　　　佐伯 祥・松本充博　239

B 肺悪性腫瘍　239
1. 肺癌 ····························· 239
   a. 疫学 ··························· 239
   b. 危険因子 ························ 240
   c. 肺癌検診 ························ 240
   d. 臨床症状 ························ 241
   e. 診断 ··························· 242
   f. 組織分類と臨床的特徴 ············· 243
   g. 病期分類 ························ 247
   h. 治療 ··························· 249
   i. 予後 ··························· 250
2. 肺癌の化学療法 ····················· 250
   a. 非小細胞肺癌 ···················· 250
   b. 小細胞肺癌 ······················ 251
   c. 分子標的治療 ···················· 251

C 気管・気管支腫瘍　　　柏原光介　253
1. 腺様嚢胞癌 ························ 253
2. 気管支および肺カルチノイド ·········· 254
3. 粘表皮癌 ·························· 255

D 肺良性腫瘍　256
1. 肺過誤腫 ·························· 256
2. 硬化性血管腫 ······················ 257

E 転移性肺腫瘍　　　佐伯 祥・松本充博　258
   a. 疫学 ··························· 258
   b. 症状 ··························· 258
   c. 診断 ··························· 258
   d. 治療 ··························· 259
   e. 予後 ··························· 260
   f. 腫瘍マーカー ···················· 260

F 縦隔腫瘍　　　坂田晋也　260
1. 臨床症状 ·························· 260
2. 縦隔の部位と発生しやすい腫瘍の分類 ····· 261
3. 胸腺上皮性腫瘍 ····················· 262
   a. 胸腺腫 ························· 262
   b. 胸腺癌 ························· 263
4. 胚細胞腫瘍 ························ 264
   a. 良性胚細胞腫（良性奇形腫） ······· 264
   b. 悪性胚細胞腫 ···················· 265
5. 神経原性腫瘍 ······················ 265
6. 悪性リンパ腫 ······················ 266
7. 嚢胞性疾患 ························ 266

G 悪性胸膜中皮腫　　　佐伯 祥・坂田晋也　267
   a. 臨床症状 ························ 267
   b. 分類 ··························· 267
   c. 検査 ··························· 267
   d. 治療 ··························· 268

H 癌患者のQOLと緩和医療　　　小嶋圭介　269
1. 緩和ケアとは ······················ 269
2. 諸症状のマネジメント ··············· 270
   a. 癌性疼痛 ························ 270
   b. 呼吸困難感 ······················ 270
   c. 緩和できない苦痛に対する鎮静 ····· 271

練習問題 ···························· 272

9章　肺循環障害　277

A 肺血栓塞栓症　　　小嶋圭介　277
1. 疫学 ····························· 277
2. 危険因子 ·························· 277
3. 発生状況 ·························· 278
4. 病態 ····························· 278
5. 症状・身体所見 ····················· 278
   a. 症状 ··························· 278
   b. 身体所見 ························ 278
6. 検査所見 ·························· 279
   a. スクリーニング検査 ··············· 279
   b. 画像診断 ························ 279
7. 治療 ····························· 281
   a. 呼吸循環管理 ···················· 281
   b. 薬物療法 ························ 281
   c. カテーテル治療・外科的治療 ······· 282
   d. 下大静脈フィルター ··············· 282

B 肺高血圧症　282

1 定 義 ··································· 282
2 分 類 ··································· 282
　a 特発性肺動脈性肺高血圧症 ············ 283
　b 呼吸器疾患および/あるいは低酸素血症
　　による肺高血圧症 ······················ 283
　c 原因不明あるいは全身性疾患による
　　肺高血圧症 ···························· 283
3 症 状 ··································· 283
4 身体所見 ································· 283
5 検査所見 ································· 284
　a スクリーニング検査 ···················· 284
　b 確定診断 ······························ 284
6 治 療 ··································· 284
　a 酸素投与 ······························ 284
　b 抗凝固療法 ···························· 284
　c 右心不全に対する治療 ·················· 285
　d 肺血管拡張療法 ························ 285
　e 外科的治療 ···························· 285
7 予 後 ··································· 285

C 肺動静脈瘻 (pulmonary AVF)　　税田直樹　286
1 概念・成因 ······························ 286
2 病態生理 ································· 286
3 臨床症状 ································· 286
4 診 断 ··································· 287
5 鑑別診断 ································· 287
6 治 療 ··································· 287

練習問題 ······································ 289

10章　胸膜・縦隔疾患　291

A 胸膜疾患　291
1 気 胸 ················ 廣佐古進・興梠博次　291
　a 一般的な気胸 ·························· 291
　b 特殊な気胸 ···························· 294
2 胸膜疾患, 胸水 ················ 藤井一彦　295
　a 胸膜の解剖 ···························· 295
　b 胸水の産生と吸収 ······················ 296
　c 胸水貯留の病態・分類 ·················· 296
　d 胸水貯留の症状・身体所見 ·············· 296
　e 胸水貯留の診断 ························ 296
　f 胸水貯留の原因疾患 ···················· 297
　g 胸水の鑑別法 ·························· 298
　h 胸腔穿刺法 ···························· 299
　i 治 療 ································ 300
3 膿 胸 ························ 堀尾雄甲　300
　a 疾患概念・病因 ························ 300
　b 症 状 ································ 301
　c 身体所見 ······························ 301
　d 検査所見 ······························ 301
　e 治 療 ································ 302
　f 予 後 ································ 303
　g その他：膿胸関連リンパ腫 ············· 303

B 縦隔・横隔膜疾患　　廣佐古進　303
1 縦隔(洞)炎 ····························· 304
　a 急性縦隔(洞)炎 ························ 304
　b 慢性縦隔(洞)炎 ························ 304
　c 硬化性縦隔炎, 縦隔線維症 ·············· 305
2 縦隔気腫 ································· 305
3 横隔膜の疾患 ····························· 307
　a 横隔膜麻痺(横隔膜弛緩症) ············· 307

練習問題 ······································ 308

11章　まれな呼吸器疾患　311

A 肺胞蛋白症 (PAP)　　税田直樹・興梠博次　311
1 病 態 ··································· 311
2 症状・検査所見・診断 ···················· 311
3 治 療 ··································· 312

B 肺分画症　　税田直樹　313
1 病 態 ··································· 313
2 症 状 ··································· 313
3 診 断 ··································· 313
　a 胸部X線写真 ·························· 313
　b 胸部CT ······························ 315
　c 胸部MRI ····························· 315
4 治 療 ··································· 315

C リンパ脈管筋腫症 (LAM)　　増永愛子　315
1 病因・病態 ······························ 315
2 疫 学 ··································· 316
3 臨床所見 ································· 316
4 検査所見 ································· 316
5 画像所見 ································· 316
6 病理所見 ································· 316
7 診 断 ··································· 317
8 鑑別診断 ································· 318
9 治 療 ··································· 318
10 経過・予後 ······························ 318

D 肺ランゲルハンス細胞組織球症 (PLCH)　318
1 病因・病態・疫学 ························ 319

| 2 症状・身体所見 ･････････････････････ 319
| 3 検査所見・画像所見 ･･･････････････ 319
| 4 病理所見 ･･････････････････････････ 320
| 5 診断・鑑別診断・治療 ･･･････････････ 320

E 肺アミロイドーシス　321
| 1 画像所見・病理所見・診断 ･･･････････ 321
| 2 治療・予後 ･･･････････････････････ 322

練習問題････････････････････････････････ 323

12章　薬剤性肺障害
税田直樹　325

A 薬剤性肺障害の主な臨床病態　325
| 1 間質性肺炎 ･････････････････････････ 325

| 2 急性肺障害・急性間質性肺炎 ･･････････ 326
| 3 好酸球性肺炎 ･････････････････････ 327
| 4 気道系疾患 ･･･････････････････････ 327
| 5 肺血管疾患 ･･･････････････････････ 327
| 6 胸膜病変 ･････････････････････････ 327

B 薬剤性肺障害の診断　328

C 薬剤性肺障害の治療　328

練習問題････････････････････････････････ 329

参考図書････････････････････････････ 331
和文索引････････････････････････････ 333
欧文索引････････････････････････････ 338

総論

1章　診　断 ―――――――――――――― 3

2章　検査・手技 ―――――――――――― 33

1章 診　断

A 診断の基本

1 呼吸器診断学：主要症候・身体所見と診断

a 診断の重要性

　医療の目的は，疾患の治癒および改善にある．治療をスタートするにあたり，病気の診断をすることにより，治療方針をたてることができる．したがって，診断は治療に必須のプロセスであり，正確な診断に基づいて的確な治療をすることが医療の基本的事項である．

b 診断までの基本的なプロセス

　診断には，根拠が必要である．その診断根拠を得るために病歴，身体診察，検査計画，検査の実施が必要となる．

　診断根拠は，病歴，身体所見，検査所見から，広い視点をもって確実にとらえられたものが望ましい．診断・治療開始までの基本的なプロセスを修得して，理路整然とした診断能力を身につけなくてはならない（表1）．診断の決定が難しい疾患では，**診断基準**が決められている．診断基準とは，診断の根拠を複数あつめて，それを満たすならば，その疾患とするという約束である．

　病歴聴取にて疾患を予測し，その疾患に相応する身体所見が得られれば，診断が正しい確率は高くなる．他方，予測と異なる身体所見が得られれば，その身体所見から示唆される疾患について病歴を取り直し，再度確認する必要がある．同様に，検査所見が予想された疾患と異なるならば，病歴ならびに身体所見を再チェックして，病歴，身体所見，検査所見

表1　診断・治療開始までの基本的なプロセス

1. 病歴を取りながら，考えられる疾患を推測する
2. 病歴にて予測された疾患で発現しうる身体所見を求めながら身体診察をする
3. 病歴・身体所見から考えられる疾患を列挙する
4. 考えられる疾患を証明するための検査計画をたてる 　画像検査，血液検査，機能検査 　病変局所からの検査材料の採取（喀痰，胸水，組織，膿）
5. 以上から得られたすべての所見を統合して最も可能性の高い疾患を診断とする 　ほかの疾患も鑑別診断として列挙しておく
6. 診断に準じた治療計画をたてる

> S：Subjective：患者の訴え（痛み，部位，経過など）
> O：Objective：客観的な所見（努力呼吸，wheezes，胸部X線写真）
> A：Assessment：評価（診断，検査データの解釈，治療経過の判断）
> P：Plan：計画（検査計画，治療計画）

図1　SOAP形式

に矛盾がないか検討していく．それらのプロセスで最も理論的に構築できる疾患を診断の第1候補とし，以後，可能性が高いものを順に鑑別診断として残しておく．

c 「優れた診断能力」を修得するためには

　診断においては，診察医自身の力で診断のカギとなる第1ヒントを発見することが必須である．さらに次のヒントを芋づる式に探して疾患の診断根拠を集めて証明していく．診断は，患者から与えられたクイズに似ている．しかし，クイズにはヒントがあるので学習しておけば解答できるが，診断は医師自身がヒントを発見して疾患の診断にたどり着かなければならない．したがって，病歴の聴取（医療面接），身体診察の能力，検査計画の設計，検査データの解釈において，幅広い知識と経験が必要である．

　診断においても治療でも，患者病態をPOS（problem oriented system，問題志向型診療システム）にて解析しSOAP形式（図1）で問題点の抽出，解決法の考察，方針の決定をしていくことが重要である．

　POS形式を外来診療・入院診療で利用し，SOAP形式で考察しカルテに記入しながら診療を進めることにより，診療における問題発掘と解決の能力が向上してくる．

> 現在の医師国家試験問題は，全身疾患と臓器疾患を関連づけた問題が多く出題される．たとえば，糖尿病で腎臓透析中の患者が結核に罹患している試験問題などがある．まさに臨床の現場そのものであり高度な問題である．したがって，その対策をすることは臨床での実践能力を高めることになる．臨床実習では，症例カンファレンスに積極的に参加して自分なりに診断をつけ，診断の過程を学生時代から構築していくことが重要である．
> 「優れた診断能力」を効率良く修得するには，臨床実習において次にローテートする診療科に関連する国家試験問題に目を通しておくことが役立つであろう．そうすることにより，カンファレンスで提示される症例の重要なポイントを的確にとらえることができるようになる．

simple point

- 診断は，病歴聴取（医療面接）⇄ 身体診察 ⇄ 検査計画・検査・検査所見から統合して最も信頼性が高い疾患を病名とすることである．
- 診断基準が定められた疾患が考えられる場合は，診断基準に照らし合わせて診断する．
- 診断，検査，治療は，POSにて解析し，SOAP式で解決し記録する．

d 病歴聴取（医療面接）のポイント

　患者には，医学知識はほとんどないために，系統立てて病状を話すことはできない．患者は，医学的な問題はもとより，家族のこと，将来のこと，医療費のことなど，苦痛と不安をかかえて受診しているので訴えが散漫になることがある．患者の訴えを傾聴し，共感的対応をしながら，受診の目的，発症時期とその経過などをまとめていく（表2）．

　病歴は，症状が典型的ならばまとめやすいが，疾患が重なったり高齢者や自覚症状に乏しい症例は，まとめることが難しいこともある．病歴がまとまらないときには，「最もきついことから順に言ってください」など，ラ

表2　病歴聴取（医療面接）のポイント

1. 患者の重要な訴えを聴く	患者の訴えから主訴をとらえにくいとき，「最も苦しいこと・きついことは何ですか？」と質問する．多くの訴えがあるときには，「最も苦しいものから順に言ってください」と質問すると的確な返事が返ってくることが多い
2. 病状の変化をとらえる	「いつから，どのように症状がでましたか？」「その症状は，だんだん強くなりますか，あるいは楽になってきましたか？」発熱患者の場合，感染症を考慮して家族に同じ症状の人はいないか質問する
3. 病状の特徴を引き出す	「どの部位が，どのように痛いのですか？」　胸膜炎を考えて「吸気のときだけ痛いですか？」「痰の量は？」「痰の色は？」（膿性：黄色や緑色ならば感染を考える，うすいピンクで泡沫状ならば心不全による肺水腫を想定する）
4. 病歴から診断が予測できる場合の聴取の進め方	病歴を聴取しながら患者の疾患が予測できた場合，その疾患の特徴的な症状を聴いてみる．たとえば，喘息の可能性があれば，「冷房の部屋に入ると咳がでますか？」「朝のほうが夕方より急ぐと呼吸がきつかったり，ゼイゼイと音がしますか？」
5. 重症度を推定し緊急対応が必要か判断する	チアノーゼ，パルスオキシメータによる酸素飽和度が90％以下ならば重症！　緊急の対応が必要！

表3　原因不明の発熱患者で感染症が示唆される場合にチェックすべき臓器（疾患）

1. 呼吸器感染症	喀痰の量，色の確認，coarse crackles（水泡音）を聞き落とさない
2. 尿路感染症（腎盂腎炎）	脊椎肋骨角 cost vertebral angle（CVA）の叩打痛の確認，尿沈渣の異常
3. 胆道系感染症	右季肋部の圧痛
4. 感染性心内膜炎・敗血症	心雑音，齲歯の確認，血液培養，プロカルシトニン
5. 髄膜炎	頭痛，病歴がとりにくい（意識低下のため），項部硬直，ケルニッヒ徴候

表4　原因不明の発熱に対して考察すべき疾患群（病態）

1. 感染症	一般細菌，リケッチア，クラミジア，結核（肺結核，腎結核，腸結核，脊椎カリエスなどを含む）
2. 膠原病	関節痛，筋肉痛，皮膚症状などを確認する．
3. 悪性リンパ腫および悪性腫瘍	全身のリンパ節のチェック，画像診断，LDHおよびsIL-2Rの上昇，FDG-PET
4. 薬物の副作用としての発熱	薬物の使用に関する経過表の作成
5. ANCA関連血管炎，膠原病類似疾患（成人型スティル病など）	ANCA，フェリチンのチェック

ンクをつけてもらうとまとまりやすい．病歴の聴取は難しく，完成度の高い病歴は，診療経験に比例して得られるものである．

e 原因不明の発熱で診断が困難な症例に対する考え方

発熱疾患として最も頻度が高いのは，感冒（急性上気道炎）を筆頭にウイルスや一般細菌による感染症である．これらの疾患は，自然治癒や抗菌薬で改善することが多いが，まれに治療しているにもかかわらず発熱が継続する症例がある．感染症が示唆される場合，感染症にかかりやすい臓器あるいは見落としやすい疾患を身体診察でチェックしておく必要がある．外来診察室では，呼吸器，尿路，胆道の感染症，細菌性心内膜炎，髄膜炎の5つの臓器あるいは疾患をチェックすることで必須の身体所見をとることができる（表3）．

これらの検討においても診断へのカギが得られないこともある．その場合は，原因不明の発熱の原因疾患として，表4に示す疾患群を中心に検討すると原因疾患が特定されることが多い．

> **simple point**
> - 発熱疾患患者の外来診察では，まず感染症を念頭におき，呼吸器，尿路，胆道系の感染症，感染性心内膜炎，髄膜炎の5つの身体診察を忘れないようにする．
> - 原因不明の発熱には，感染症，膠原病，悪性リンパ腫を含む悪性腫瘍，薬物の副作用，血管炎や膠原病類似疾患の5つが頻度として高い．

f 呼吸器疾患における身体所見の特徴

ここまで，内科系全般にわたる医療面接，身体所見について述べてきたが，ここからは特に呼吸器疾患について述べる．

患者の病歴から疾患が予想できたときに，身体診察ではその疾患に特徴的な身体所見を探しあてることが診断に重要である（表5）．たとえば，発熱と喀痰のある患者で肺炎を予測しても coarse crackles（水泡音：13頁参照）が非常に弱い場合があるが，どこかに coarse crackles があることを念頭において聴診すると聞き逃すことが少なくなる．

g 呼吸器疾患が考えられるが診断に苦慮するときの次のステップ

咳嗽，喀痰，呼吸困難，低酸素血症があり呼吸器疾患の存在が強く示唆されるが，診断に到達できないときには，呼吸器の解剖学的な系列を，気道系，肺胞系，間質系，肺血管系，腫瘍，胸膜・胸郭系，縦隔疾患，睡眠時呼吸障害などに分類し，得られる検査データから疾患を推測して診断に近づく（表6）．

h 病変部位からの検査用検体採取と確定診断

以上のプロセスで診断がほぼ確立するが，表7に示すように，喀痰，気管支内視鏡，あるいは吸引穿刺などの技術を利用し，病変局所の材料を採取する．その材料から，細胞診あるいは組織診断により診断を確定し，また，感染症の場合，原因菌の同定を実施する．

i 呼吸器疾患を診療できる医師になるために頻度の高い呼吸器疾患をマスターする

呼吸器疾患は，感染症，アレルギー，腫瘍，肺血栓塞栓症，COPD，間質性肺炎など，種々の病態の疾患が混在しており疾患も多いために学ぶことが難しい領域である．その状況にもかかわらず，呼吸器疾患を診療できる医師になるためには，まず，頻度の高い疾患（表8）をマスターすることである．そうすれば，外来で遭遇する呼吸器疾患を非常に高い確率で診療できることになる．

j ガイドラインからさらに幅広く学ぶ

ガイドラインを学ぶことは，EBM（evidence based medicine）に準じた診療をマスターすることになる．また，ガイドラインには，鑑別すべき疾患

表5 呼吸器疾患における身体所見の特徴（代表的なもの）

発熱, 咳嗽, 膿性喀痰（黄色, 緑色）	呼吸器感染（気管支炎, 気管支肺炎, 肺炎, 肺膿瘍）
発熱, 膿性喀痰, coarse crackles（水泡音）	細菌性肺炎
発熱, 咳嗽, 喀痰がない	自己免疫疾患, ANCA関連血管炎, 薬剤性肺炎など
喘鳴, 努力呼吸, 起坐呼吸, wheezes（高音性連続音）, rhonchi（低音性連続音）	喘息, 細気管支炎, 慢性閉塞性肺疾患（COPD）
頻呼吸, 肺肝境界の挙上, fine crackles（捻髪音）	間質性肺炎
呼吸困難, 口すぼめ呼吸, 肺肝境界の低下, 重喫煙者	COPD
急性発症呼吸困難, 頻呼吸, 術後, 肥満	肺血栓塞栓症
血痰, 重喫煙者	肺癌
石綿（アスベスト）関連の職歴, 胸部濁音	胸膜中皮腫
いびき, 昼の傾眠, 肥満	睡眠時無呼吸症候群

表6 解剖学的系列とそれに対応する検査項目

気道系	肺機能（1秒量の低下, 1秒率の低下）, 動脈血ガス分析, SpO₂, 胸部X線検査, CT［低吸収領域（LAA：low attenuation area）, ブラ］
肺胞系	胸部X線検査, CT, ヘモグラム, 炎症反応, 動脈血ガス分析
間質系	胸部X線検査, CT, 肺機能, 動脈血ガス分析, KL-6, SP-D
肺血管系	動脈血ガス分析, SpO₂, 胸部X線検査, 造影CT
腫瘍性疾患	胸部X線検査, 造影CT（リンパ節転移の確認）, FDG-PET, 腫瘍マーカー
胸膜・胸郭系	胸部X線検査, 造影CT, 超音波検査（胸水の診断に有効）
睡眠・呼吸中枢系	アプノモニター, ポリソムノグラフィー MRI（咽頭・喉頭部）

表7 呼吸器病変部位からの検査用検体

気道系疾患	喀痰（ギムザGiemsa染色, パパニコロウPapanicoloau染色）菌検出（塗抹：グラムGram染色, 培養, 同定, 感受性）
肺胞・間質系疾患	喀痰（ギムザ染色, パパニコロウ染色）, 経気管支肺生検 transbronchial lung biopsy (TBLB), 気管支肺胞洗浄液 bronchoalveolar lavage fluid (BALF), 胸腔鏡下肺生検
肺血管系疾患	造影CT, 肺血流・換気シンチグラフィー, 肺動脈造影 胸腔鏡下肺生検：肺微小血栓, 腫瘍塞栓, 血管内皮腫瘍
腫瘍性疾患	経気管支生検 transbronchial biopsy (TBB), CT下経皮的針吸引生検, 胸腔鏡下肺生検
胸膜・縦隔・胸郭系疾患	胸腔穿刺, 経皮的針吸引生検, 胸腔鏡下胸膜生検, 超音波気管支内視鏡ガイド下針生検 endbronchial ultrasonography guided transbronchial needle aspiration (EBUS-TBNA)

表8 頻度の高い呼吸器疾患

気道系	気管支喘息, COPD
肺胞系	市中肺炎（定型肺炎, 非定型肺炎）
間質系	特発性肺線維症, 膠原病に伴う間質性肺炎, 薬剤性肺炎
肺動脈系	肺血栓塞栓症, 原発性肺高血圧症
腫瘍性疾患	肺癌（小細胞肺癌, 非小細胞肺癌：腺癌, 扁平上皮癌, 大細胞癌）
胸膜・胸郭系	胸膜炎（滲出性, 漏出性）, 胸膜中皮腫
睡眠・呼吸中枢系	睡眠時無呼吸症候群

表9 喘息との鑑別が困難な疾患

1. 上気道疾患	喉頭炎,喉頭蓋炎,vocal cord dysfunction(VCD)
2. 中枢気道疾患	気管内腫瘍,気管異物,気管軟化症,気管支結核,サルコイドーシス
3. 気管支〜肺胞領域の疾患	COPD,びまん性汎細気管支炎,肺線維症,過敏性肺炎,急性感染性細気管支炎
4. 循環器疾患	うっ血性心不全(心臓喘息),肺血栓塞栓症
5. アンジオテンシン変換酵素(ACE)阻害薬などの薬物による咳嗽	降圧薬のACE阻害薬の副作用として内服者の5%程度に強い乾性咳嗽がある.中止により改善する.
6. その他の原因	自然気胸,迷走神経刺激症状,過換気症候群,心因性咳嗽
7. アレルギー性呼吸器疾患	アレルギー性気管支肺アスペルギルス症,好酸球性多発血管炎性肉芽腫症(EGPA),好酸球性肺炎

(日本アレルギー学会:喘息予防・管理ガイドライン2012より一部改変)

が掲載されている(例として**表9**を参照).それらの疾患の鑑別点を理解することが,診断能力を高めることにつながる.

simple point

- 診断学は,最初に学ぶ必要があるが,疾患を知らなければ診断学は理解できない.おのおのの疾患を学びながら常に診断学を振り返ることが重要である.
- 疾患のみ学んでも診断はできない.診断学は総論であり,疾患を学ぶことは各論である.
- 総論と各論を往復しながら自分の得意な独自のパターンで診断のプロセスをつくりあげることが重要である.

2 胸部診察法

疾患を診断するにあたって問診,理学所見は重要である.まず,問診にて,急性疾患か,慢性疾患か,疾患の性質,主病変の解剖学的部位を判断する.問診を念頭に置いて,適切な身体所見をとり,考えうる鑑別疾患をあげ,診断に必要な検査計画を立てる.したがって,診察法の習熟が診断学に,大切な役割を果たす.

a 問 診

主な呼吸器症状には以下のようなものがある.

1)咳 嗽

痰の有無で**湿性咳嗽**と**乾性咳嗽**に分けられる.湿性咳嗽は気管支や肺内病変で多くみられ,乾性咳嗽は胸膜や間質性病変で多くみられる.

咳嗽がいつどのような状況で起きるか問診で聴取することが重要である.咳嗽が早朝や夜間に繰り返し起こる場合は,気管支喘息を疑う.心不全では,夜間臥床後早期に起こりやすく(心臓喘息),気管支喘息との鑑別に役立つ.また,逆流性食道炎,後鼻漏,降圧薬のACE阻害薬の服用など,呼吸器疾患以外でも咳嗽が出現する.

2) 喀　痰

　痰の出現が急性の場合は，呼吸器感染症を考え，慢性の場合は，COPD，気管支拡張症，肺癌などの呼吸器疾患を考える．また，痰の色調外観（粘液性，膿性），1日喀痰量，臭いなどに注意する．膿性の場合は細菌感染症を疑い，特に錆色は肺炎球菌，悪臭を伴う場合は嫌気性菌感染症を疑う．泡沫性で血液が混じっているときは左心不全を考える．以上より，急性の発症か否か，膿性か否か，臭いはないか，などが問診のポイントとなる．

3) 呼吸困難

　呼吸困難は苦痛や不快感を伴った呼吸状態である．発症の状況から，急性呼吸困難と慢性呼吸困難に分ける．急性呼吸困難をきたす疾患としては，気胸，肺炎，肺血栓塞栓症，上気道異物，気管支喘息発作，急性左心不全，過換気症候群などがある．また，慢性呼吸困難をきたす疾患としては，間質性肺炎，COPDなどがあげられる．問診では，呼吸困難か否か，そのときに発熱，疼痛，喘鳴など，ほかの症状と組み合わせて考察すると診断の方向性がみえてくる．

b　視　診

1) 意　識

　呼吸機能の低下により意識レベル低下が認められるときは，以下のような状態が予想される．

①不穏と興奮：低酸素血症
②傾眠，嗜眠状態：高二酸化炭素血症
③昏　睡：低酸素あるいは高二酸化炭素血症

2) 呼吸状態

　体位，数，深さ，リズム，左右差，呼吸補助筋使用の有無に注意する．

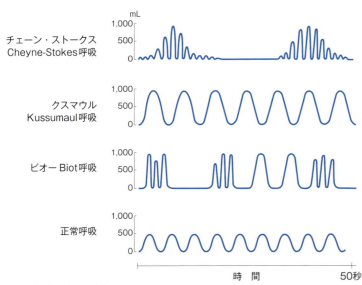

図2　異常呼吸のパターン

> 起坐呼吸は，臥位になれず坐位となって努力性呼吸をしている状況．臥位では補助呼吸筋の運動が不十分になることや，肺への静脈還流の増加で肺うっ血が増強し，換気量が減少するために呼吸困難が強くなる．
> その他の頻呼吸，努力呼吸，呼吸補助筋使用の有無，口すぼめ呼吸（COPD）がある．異常呼吸は図2に示すように，リズム，呼吸の深さにおのおの特徴がある．

3）チアノーゼ

口唇，頬，耳，爪床，粘膜が青色として認められ，**中枢性チアノーゼ**と**末梢性チアノーゼ**に分けられる．

中枢性チアノーゼは，肺疾患，先天性心疾患で認められ，酸素飽和度（SpO_2）70％以下，PaO_2 40 Torr 以下ではチアノーゼが生じることが多い．

末梢性チアノーゼは，寒冷刺激，うっ血性心不全，末梢循環不全など局所の毛細血管への血流の低下やうっ滞により認められる．水泳のときの口唇の色が代表的なものである．

4）胸郭（変形，左右差）

変形としては，漏斗胸（胸骨部の内側へのへこみ），樽状胸郭 barrel chest（ビール樽状に胸が丸くなり，前後径が広くなる）などがある．

5）胸郭の動きの異常

① flail chest（胸郭動揺）：吸気時には胸腔内圧が陰圧により胸腔は陥凹し，呼気時に元にもどる．奇異呼吸のことをいう．肋骨の多発骨折で起こる．

②フーバー Hoover 徴候：健常者では，吸気時に胸部下部横隔膜部が外側へ広がる運動を示すのに対し，正中内方に牽引され陥凹する現象．重症 COPD 患者にみられることが多い．

③運動制限：胸郭に変形がみられなくても，患側肺の運動が制限され，深呼吸により胸郭の動きに左右差がみられることがある．胸膜炎の後遺症などに認められる．

6）ばち指 clubbed finger

爪の彎曲度が増大した状態（図3）．表10の疾患で認められることが多い．間質性肺炎，チアノーゼをきたす心疾患，肝硬変でしばしば認められる．

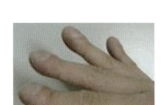
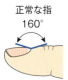

正常な指 160°　　ばち指 180°以上

図3　ばち指

表10　ばち指を認める疾患

肺疾患	慢性気管支炎，気管支拡張症，肺気腫，肺癌，肺線維症，肺膿瘍，びまん性汎細気管支炎（DPB）
心疾患	先天性心疾患（心内シャント）動静脈瘤
消化器	肝硬変，炎症性腸疾患
その他	ネフローゼ症候群，甲状腺機能低下症

C 触　診

1）呼吸による胸郭の伸展性

患者に坐位をとらせ背部から触診する．十分な呼気時に医師の両母指を脊椎中央にもっていき，両手を左右対称に押さえるように背部にしっかりあてる．次いで深吸気をさせ両手母指が離れるかどうかをみる．健常では 4～6 cm 離れるが，動きが小さい場合，胸郭に呼吸運動制限があるといえる（図4）．

2）声音振盪

患者の背部に医師の両手尺側を押しあて，患者に低い声で発音させる．手に伝わる振動の左右差で判断する．

振動が減弱している場合は，胸水，無気肺，気胸，範囲の広い胸膜肥厚が考えられる．肺炎などの肺実質の病変では，亢進することもある．

3）体表面の握雪感

皮下気腫時に，体表面を手で圧迫したときに感じる所見である．雪を握りしめるときのようなブツブツとする感じのため握雪感と呼ぶ．

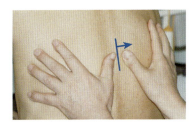

図4 呼吸による胸郭の伸展性の検査
左胸膜中皮腫で左胸郭が癒着している症例である．呼気時に両母指を棘突起に接しておき，次に深呼吸させると右の胸郭が広がるとともに右母指が外側に移動する（矢印）．

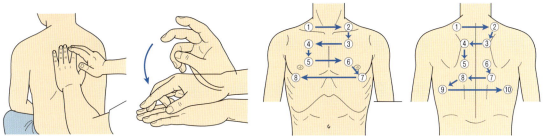

図5 打診の仕方と部位

d 打 診（図5）

左（右）手を広げ，その中指の中節骨部またはDIP（遠位指節間 distal interphalangeal）関節部を，曲げた右（左）中指でスナップを効かせて弾むように原則として2回ずつ叩き，打診する．肺尖・側胸部・胸郭下端を含む胸部全体（8ヵ所以上）を打診する．左右交互に上から下へ打診して，左右差を確認する．音を聴くとともに胸壁にあてた手に感じる振動，抵抗感を大切にする．

前胸部，背部とも上方から下方へ左右の打診音を比較しながら進めて行う（図5）．

①両側肺下界の上昇：腹腔内圧上昇（妊娠，腹水，鼓腸，腹部腫瘤など），肺線維症，間質性肺炎

②一側肺下界の上昇：胸膜癒着，胸膜炎，胸水，無気肺，横隔神経麻痺など

③両側肺下界の病的な下降：COPD

1）肺の打診音の異常

①**濁 音**：広範な肺炎，無気肺など含気の低下，胸膜の肥厚，胸水貯留で生じる．しかし，少なくとも400 mL以上の胸水貯留がなければ濁音は現れにくい

②**鼓 音**：気胸，COPD

e 聴 診（図6, 表11）

聴診器のチェストピース（膜型のほう）を体表面にきっちり密着させて聴く（図6）．前胸部，背部とも左右対称に上部から下部へ8ヵ所以上聴診する（図5）．呼吸は最大吸気位から呼気にわたってそれぞれの部位で聴診する．

頸部の聴診は，気管や声帯の異常を診断する上で大切である．

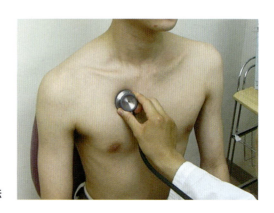

図6 呼吸音の聴取法

表11 聴診 呼吸音のまとめ

呼吸音	正常	・肺胞呼吸音 ・気管・気管支呼吸音
	異常	・鋭利化 ・減弱 ・呼気の延長
副雑音	断続性ラ音	・fine crackles（捻髪音） ・coarse crackles（水泡音）
	連続性ラ音	・wheezes（高音性連続音） ・rhonchi（低音性連続音）
	その他	・胸膜摩擦音 pleural friction rub ・肺血管性雑音

1) 正常呼吸音

①肺胞呼吸音 vesicular breath sound

　終末細気管支から肺胞嚢，肺胞に空気が流入し，肺胞が拡張することにより起こる．正常肺組織に接する大部分の胸壁で聴取される．比較的低調で柔かく，吸気相はほぼ一定の大きさに聴取されるが，呼気では減弱し持続時間も短い（呼気＜吸気）．

②気管・気管支呼吸音 tracheal, bronchial breath sound

　気流が声門裂の部分で渦状となり，気管・気管支の気柱に伝達されるために起こる（呼気＞吸気）．

2) 異常呼吸音

　異常呼吸音が聴取される部位・呼吸の時相・連続性か不連続性かに注意する．

①呼吸音の鋭利化

　呼吸音が強く鋭くなることをいう．気管支炎，肺炎，肺結核，肺腫瘍などで聴取する．

②呼吸音の減弱

　肺炎初期，肺水腫，COPDにおいて肺胞内に流入する気流が少なくなり，呼吸音は全肺野で減弱する．神経筋疾患では呼吸運動の減弱，高度の肥満や腹水では呼吸運動の制限によって減弱する．

　気道の局所的閉塞（腫瘍，気管支異物など）や胸膜の病変（胸水貯留，気胸，胸膜肥厚，胸膜癒着など）では，局所の呼吸音の減弱がみられる．

③呼気の延長

　気管支の狭部を通して肺胞から空気が流れ出る場合に聴取される．病的に気管支炎，肺炎の初期，気管支喘息，肺結核でみられる．

3）副雑音

①断続性ラ音（図7a, b）

■ fine crackles（捻髪音）（Velcro ラ音）

　呼気時に一度閉じた終末細気管支付近の末梢気道が，吸気終末時に開放されることによる開放音とその末梢組織での共鳴音によって「パチパチ」と聴かれる．間質性肺炎，きわめて初期の肺水腫などで背側肺底部にて，聴取される．

■ coarse crackles（水泡音）

　粘稠な気道分泌物により気泡ができ，これが吸気時，呼気時に破裂することにより生じる．気管支拡張症，細菌性肺炎，気道内過分泌状態になりやすい肺水腫で聴取し，吸気早期あるいは吸気時全体に「グジュグジュ」という低音性の断続音である．

②連続性ラ音（図7c, d）

■ wheezes（高音性連続音）

　「ピーピー」「ヒューヒュー」と聴取できる呼気時に強い高音性の音である．気管支の粘膜の浮腫や腫脹，分泌物の貯留，気管支壁の攣縮などによる内腔の狭窄のため気流速度が速くなり乱流を生じて気管支壁を振動させて起こる．気管支喘息に特異的であり，COPD，肺結核，気管支内異物，肺水腫，細気管支炎でも聴取されることもある．

■ rhonchus（複数 rhonchi）（低音性連続音）

　「ギーギー」と低音性に聴取できる気管，主気管支や比較的大きな気管支など太い気道病変で痰のからみなどがあるときに聴かれる．

　軽い喘息では最大呼気位，強制呼出のときのみ**連続性副雑音**（wheezes, rhonchi）が聴取されることがある（図7d）．

③その他の複雑音

■ 胸膜摩擦音 pleural friction rub

　胸膜炎の経過中に壁側胸膜と臓側胸膜の両面に線維素が析出し胸膜面が粗くなり，両胸膜が摩擦することで発生することがある．吸気・呼気両方で聴取される．

■ 肺血管性雑音

　肺動静脈瘻や肺分画症などでは血流が多くなり乱流が生じて血管雑音が「シューシュー」と脈拍にあわせて肺野に聴取されることがある．

> Velcroは，マジックテープを開発した会社名で，マジックテープをはずしたときの音に似ていることからVelcroラ音と名付けられている．

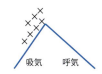

図7a　fine crackles

吸気終末になるほど強くなる「パチパチ」とはじけるような乾いた音が聴かれる．よって，late inspiratory cracklesとも呼ばれる．間質性肺炎，肺線維症で聴取されるため吸気・呼気時間が短い．

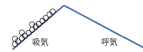

図7b　coarse crackles

吸気早期あるいは吸気全体に「グジュグジュ」という湿った音が聴かれる．よって，early inspiratory cracklesあるいはpan (holo) -inspiratory cracklesとも呼ばれる．細菌性肺炎，気管支肺炎で聴取される．

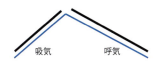

図7c　wheezes, rhonchi

気道狭窄が強い場合は，吸気時および呼気時にともに聴取できる．wheezesは高音性の連続性ラ音，rhonchiは低音性の連続性ラ音である．気管支喘息あるいはCOPDの増悪時など気道狭窄時に聴取される．

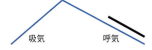

図7d　呼吸終末のwheezes

軽い狭窄の場合は，呼気終末にwheezesを聴取するが，強制最大呼出ではじめて聴取することもある．

B 画像診断

1 胸部X線（レントゲン）写真の読み方

　胸部X線写真は，肺，気管・気管支，縦隔，脊椎・肋骨などを，正面写真と側面写真で診断する非常に有効な検査法であり，すべての診療科で撮影する．よって，その読影の必要最低限の知識を習得しておかなければならない．

a 胸部X線写真正面像の読影手順

1）X線写真の撮影条件の確認

　心臓の後ろの血管陰影（肺動脈および肺静脈）と下行大動脈（縦隔陰影）を確認する．また，血管陰影が中下肺野にて末梢まで認められれば良い条件の写真である（図8）．

2）軟部組織および骨組織（肋骨，鎖骨，肩甲骨の融解像，化骨像）のチェック

　骨融解像は癌の転移，化骨像は転移あるいは骨折後の化骨を示す．

3）横隔膜の位置の確認

　肺のvolumeが増加する疾患，減少する疾患を診断するために横隔膜の位置は重要である．正常では第6前肋骨が横隔膜の中央付近を横切り，第10後肋骨が横隔膜に重なる位置に存在する．

4）シルエットサインの概念と応用：縦隔（心臓，大血管系）や横隔膜で形成されるラインの確認

　シルエットサインとは，胸部X線写真において，縦隔や横隔膜に病変（肺炎像や腫瘍）が接して存在している場合には，その境界のラインが消え，病変が前後にオーバーラップしていても接していなければ，陰影が重なっていてもラインは消えない現象である．したがって，シルエットサイン陽性（ラインが消えること）所見をチェックすることにより縦隔・横隔膜に接する病変を予測し，その病変部位を予測できる（図9，表12）．

5）気管，左右の主気管支を確認し，胸部の外縁を確認し，そして，肺野の左右差を比較しながら読影

6）カルテへの記録

　写真を読影する前にまずカルテに正常像を模式的に記載し，読影所見をスケッチすると読影が正確になる．電子カルテでスケッチが困難な場合，上記の読影手順（図8）のチェックシートを作成して読影し，さらに異常があれば追加記載する．

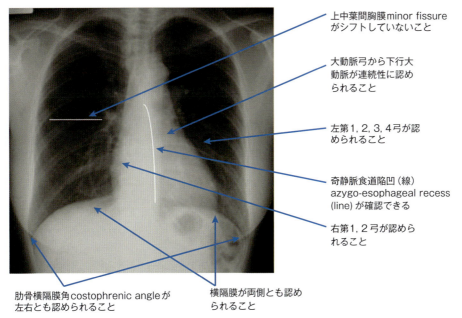

図8 胸部X線写真正面像：正常正面像での読影すべきポイント

- 上中葉間胸膜minor fissureがシフトしていないこと
- 大動脈弓から下行大動脈が連続性に認められること
- 左第1, 2, 3, 4弓が認められること
- 奇静脈食道陥凹（線）azygo-esophageal recess (line)が確認できる
- 右第1, 2弓が認められること
- 肋骨横隔膜角costophrenic angleが左右とも認められること
- 横隔膜が両側とも認められること

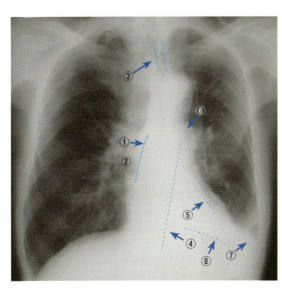

図9 胸部X線写真正面像：異常所見の読影例

①縦隔陰影の左へのシフト，②右肺の過膨張，③気管の左へのシフト（鎖骨上方を確認），これらの所見は，左肺の容積減少 volume loss を示唆する．
④下行大動脈のライン消失（シルエットサイン陽性），⑤心臓（に重なる部位）のdensityが高く，心陰影の裏側に位置する肺野（下葉）の血管陰影がまったく見えない．これらの所見は，背側（下行大動脈に接する部分）に病変が存在することを示唆する．
⑥左肺動脈主幹部が消失，⑦左肋骨横隔膜角が鈍角dull，⑧左横隔膜のラインが見えない．これらの所見から，右下葉に肺動脈が取り込まれ，胸水が軽度貯留していることが読影できる．
　以上の所見から，左下葉の典型的な無気肺と診断される．心臓に重なってもう1本のラインが見え，その内側はdensityが非常に高い．その部分が無気肺部分と予測される．

表12 縦隔および横隔膜で形成されるラインが消えたとき（シルエットサイン陽性）の病変部位

ライン	ラインが消えたときに示唆される病変部位
右第1弓	右上葉Seg3
右第2弓	右中葉Seg5
左第3, 4弓	左上葉Seg5（舌区）
横隔膜	下葉Seg8
下行大動脈	左下葉Seg6, 10
肋骨横隔膜角costophrenic angleが鈍化	胸水／陳旧性の肋膜炎

b 胸部X線写真側面像の読影手順（図10，図11）

1) 横隔膜の左右2本を確認
左右2本の横隔膜のラインのうち，いずれかが確認できないこと（シルエットサイン陽性）は，横隔膜に接する下葉の病変あるいは胸水が示唆される．

2) 胸骨後腔と心臓後腔は，ほぼ同じ透過度density
前縦隔腫瘍（胸腺腫，奇形腫，胚芽腫，胸腺癌などが多い）は，胸骨後腔に発症する．したがって側面像では，胸骨後腔に腫瘤陰影あるいは透

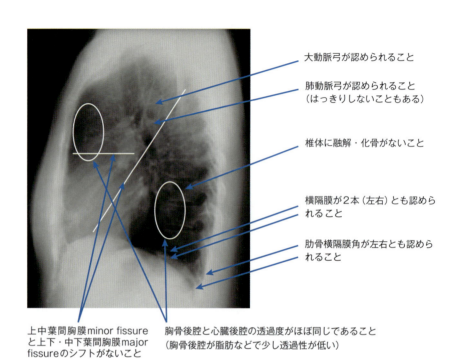

大動脈弓が認められること

肺動脈弓が認められること
（はっきりしないこともある）

椎体に融解・化骨がないこと

横隔膜が2本（左右）とも認められること

肋骨横隔膜角が左右とも認められること

上中葉間胸膜minor fissureと上下・中下葉間胸膜major fissureのシフトがないこと

胸骨後腔と心臓後腔の透過度がほぼ同じであること（胸骨後腔が脂肪などで少し透過性が低い）

図10　胸部X線写真側面像：正常側面像での読影すべきポイント

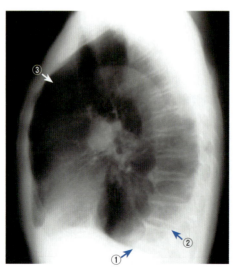

図11　胸部X線写真側面像：異常所見の読影例（図9の症例の側面像）

①横隔膜のラインの消失（1本は途中まで確認できる），②心臓後腔の背側部肋骨横隔膜角部に浸潤影，③胸骨後腔より心臓後腔の透過性が低いことに注目．本来ならば透過性は同等か心臓後腔が高い．診断：左下葉の無気肺（左下葉気管支肺癌による閉塞のための無気肺）．

過性の低下が認められる.縦隔腫瘍は径がかなり大きくならないと正面像では認められないため側面像が診断に役立つ.

3) 側面像が正面像より情報量の多い部分

側面像では,前縦隔(胸骨後腔),心臓後腔,背側横隔膜および背側肋骨横隔膜角 costophrenic angle(胸腔の最も下方にあたり胸水のチェックには最も鋭敏な部位である),椎体が側面像で観察しやすい.よって,側面像の読影では,これらのチェックが重要である.また,大動脈のラインが追えることも確認すべきである.肺動脈弓は読影できる症例もあるが全例読影できるわけではない.

c 陰影のパターン(肺胞性陰影,間質性陰影,腫瘤陰影)

胸部X線写真の陰影は,大きく分けると,肺胞性陰影(実質性陰影,浸潤影,air space consolidation,肺炎像とも呼ばれる),間質性陰影,結節影(腫瘤陰影),粒状影,血管陰影,囊胞性陰影,空洞性陰影,胸水を示す陰影,縦隔の異常陰影(縦隔腫瘍,縦隔のリンパ節,縦隔の拡大,縦隔気腫)などとなる.本項では,代表的な肺胞性陰影と間質性陰影,結節影(腫瘤陰影)について説明する.

1) 肺胞性陰影(実質性陰影,浸潤影,air space consolidation,肺炎像)

細菌性肺炎のときに認められるパターンであり,肺胞が空気以外の物質(滲出液,細胞)に置き換えられてしまった像である(図12).この陰影は,後述のすりガラス影より濃く,血管陰影を消してしまう.つまり,血管のシルエットが消失するため真白な画像になってしまう癒合性の陰影である.この陰影は細菌性肺炎,器質化肺炎,粘液産生性細気管支肺胞上皮癌などで観察される.典型的な肺胞性陰影の場合は,気管支内腔は空気が存在しているために浸潤影の中に黒く浮き立ち気管支透亮像 air

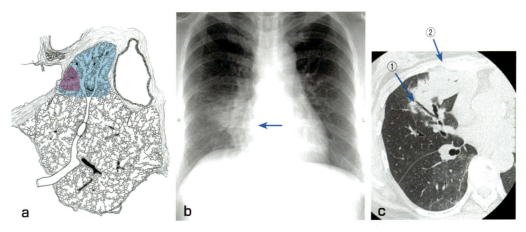

図12 肺炎像:模式図と右中葉肺炎
a:肺胞を置き換える絵
b:右第2弓のシルエットサイン陽性(中葉)の浸潤影(矢印)
c:air bronchogram(矢印①)を伴う中葉の浸潤影(矢印②)

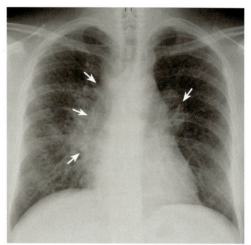

図13 粒状影
サルコイドーシスの症例. 肺野の粒状影に加えて両側肺門リンパ節腫脹がある.

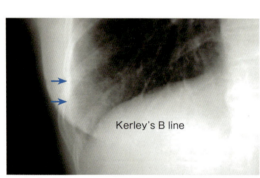
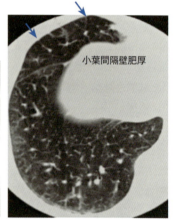

図14 Kerley's B lineと小葉間隔壁の肥厚
胸部X線写真（左図）では, 横隔膜直上の外側に水平に並行する線状影（Kerley's B line：矢印）が認められる. CT（右図）では, 肺底部前方に胸膜面に達する線状影（小葉間隔壁の肥厚：矢印）を認める.

bronchogram（図12 c ①）として存在する. 実質性陰影とも呼ばれる理由は, 肺胞上皮と肺胞腔を肺の実質と定義しており, この実質部分の陰影のためである.

2) 間質性陰影

　間質性陰影は,「点」と「線」でなりたっている.「点」としては粒状影が存在し（図13）,「線」としては, Kerley's A line（肺門から外側に広がるライン）, B line（肋骨横隔膜角の上方に出現する2〜3 cm程度の水平なライン, 図14）, C line（網状影）, そして, 肺線維症の末期にみられるhoneycomb lung（蜂巣肺, 図15）がある. honeycomb lungは, Kerley's C line（網状影）に似ているが, 網状影の中が中空になっているため, 非常に透過性が高くみえる（黒くみえる）. また, honeycomb lungは胸膜直下に存在する（末梢側に存在する）. 間質性陰影のもう1つの陰影は, すりガラス影 ground glass opacity（図16）であり, その特徴は, 肺の血管

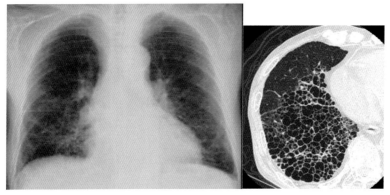

図15　蜂巣肺 honey comb lung
正面像では，両側肺底部（横隔膜上方）に網状だが，網の中が中空の陰影が認められる．CT像では背側優位に蜂の巣に似た中空の円形陰性が多数認められる．

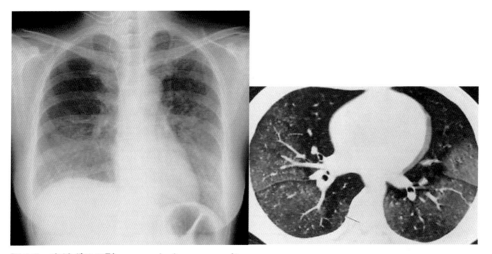

図16　すりガラス影 ground glass opacity
正面像では中下肺野に霧がかかったように淡い陰影を認め，CT像では背側・外側優位に血管像が認識できる淡い陰影が広く分布している．

陰影を残しながら淡い陰影が非区域性に広い範囲に認められる所見である．

　CTでは，単純X線写真と異なり2次元での画像情報が詳細に得られる．網状影，粒状影，小葉間隔壁 septal line などの所見については，次項のCTの読み方で提示する．

3) 結節影（腫瘤陰影）（図17）

　結節影（腫瘤陰影）においては，表13に示すように，輪郭・辺縁の状態などで総合的に良性・悪性の鑑別診断を行う．胸部X線にて，異常を発見し，その性質を読影するとともにCTを撮影し，詳細な陰影の性質を読影する（CTの読み方参照）．

　X線写真は3次元構造が，1平面で表されるため，ときには，X線写真で異常は指摘できず，CTにてはじめて結節影を発見できることがある．

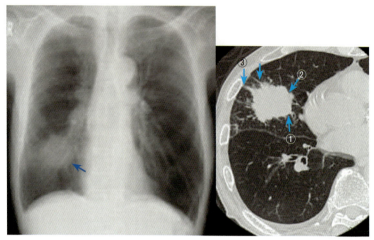

図17 結節影
右下肺野に境界不鮮明結節影を認める．
CTにて，①spiculation（棘状突起），②notch sign（分葉状）や③胸膜陥入像が明らかにみえる．

表13 結節影の鑑別のための悪性所見と良性所見

	悪性所見	良性所見
1. 腫瘤の輪郭	不鮮明・鮮明	鮮明
2. 辺　縁	不整, spiculation（棘状突起），notch sign（分葉状）	平滑，分葉状（軽度）
3. 内部構造	不均一，濃淡	均一，濃い
4. 石灰化	なし，まれ	点状，ポップコーン状
5. 空　洞	偏在性，内壁不整（虫喰い像）	中心性，内壁平滑
6. 周囲構造の偏位	周囲血管，気管支の巻き込み像が強い（末梢性収束）	みられないか，または軽微
7. 胸膜陥入像	分化型腺癌には高率，顕著	結核腫にみられることがある，軽微
8. satellite lesion（散布性陰影）	まれ	結核腫，肉芽腫に多い

> **simple point**
>
> - 胸部X線写真は，正面像および側面像の読影手順に従い読影する．
> - 肺胞性陰影は，浸潤影（血管陰影が消えるほどの真白な陰影）に気管支透亮像 air bronchogram を伴い，細菌性肺炎でよく認められる．
> - 間質性陰影は，「点」と「線」で成り立ち，「点」は粒状影，「線」はKerley's A・B・C line，蜂巣肺であり，間質性肺炎で認められる．
> - すりガラス影は，淡い陰影が肺の血管陰影を残している像で，間質性肺炎の早期によく認められる．

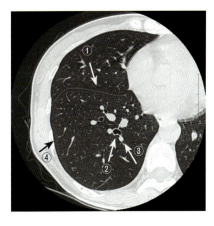

図18　正常肺野条件HRCT
葉間胸膜（矢印①），気管支（②），肺動脈（③）が認められ，すべてスムーズな形態を示す．肺動静脈は胸膜直下では確認できない（④）．

2　胸部CT像の読み方

　胸部は，解剖学的に空気を多量に含んだ肺野と大血管，軟部組織，胸壁などX線吸収値が大きな構造物を含むため，CTでは肺野条件（肺野を詳細に描出）と縦隔条件（縦隔や胸壁を詳細に描出）の2種類の画像表示に対しての読影に習熟する必要がある．

a　肺野条件

　肺野条件では，肺葉と肺区域の同定には，major fissure と minor fissure（右肺），気管支，肺動静脈の同定を連続的に行う．

　高分解能CT high-resolution CT（HRCT）は，薄いスライス厚で撮影した画像の元のデータから小さな表示視野で空間分解能を強調した画像再構成関数を用いて画像を構成したものであり，外径200〜300μmの末梢肺血管まで描出できる．図18, 19に正常CTを示す．

　肺結節影やびまん性肺疾患の読影においては，線状影，網状影，粒状影，結節影，肺野高吸収病変，浸潤影 consolidation とすりガラス影 ground-glass opacity，肺野低吸収病変などの肺野全体のパターンによる分類と病理像を反映しながら小葉構造を解析した用語を併用し，画像診断を行う．

1）肺野結節影

　結節影では，大きさ，濃度，石灰化の有無，辺縁の状態，空洞の有無，satellite lesion（散布性陰影，衛星病巣：結節影の周囲に小さな点状の病変が散在する病変）の有無などで総合的に良性・悪性の画像上の鑑別診断を行う（表13）．たとえば，高分化型腺癌では，腫瘍辺縁部に淡い濃度上昇域がみられる．これは，肺胞被覆型の癌の進展部位に一致する．腫瘍から放射状にでる線状影は血管周囲組織への浸潤か線維化によって形成される（**spiculation**：棘状突起）（図20）．低分化型腺癌では，肺胞充填型の発育のため，圧排型の進展を示し，lobulation あるいは notch sign（**分葉状**）の形態を示す．

　空洞は1mm以上の壁で囲まれる含気をもつ肺内の病変をさし，気道

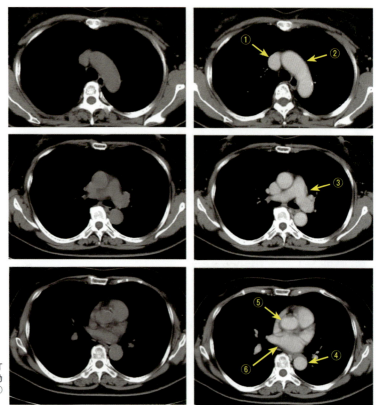

図19 正常縦隔条件CT
単純CT（左）と造影CT（右）を示す．造影CTでは，血管が明瞭になる．①上大静脈，②大動脈弓部，③肺動脈，④下行大動脈，⑤右房，⑥左房，が同定できる．

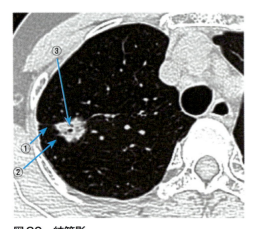

図20 結節影
①胸膜陥入，②spiculation，③bubble lucencies がみられる肺癌の典型像である．

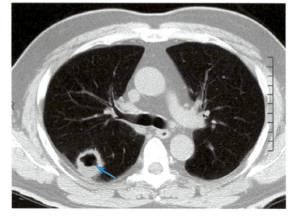

図21 空洞性病変：肺腺癌
空洞が偏在し，内部が不規則であり癌を示唆する．

との交通を示唆する．厚い壁の場合は**肺膿瘍，肺癌，転移性肺腫瘍，多発血管炎性肉芽腫症（ウェゲナー Wegener 肉芽腫）**が考えられる．最も壁の厚いところが 4 mm 以下ならば 9 割が良性で，5〜15 mm では良性・悪性が半々，15 mm を超えると 9 割が悪性となる．また，癌では空洞内面が結節状を示す性質がある（**図21**）．

気泡状濃度上昇 bubble lucencies（pseudocavitation）は結節内に

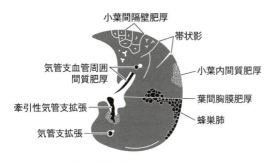

図22 HRCTにおけるびまん性陰影のパターン
(Webb WR, Müller NL, Naidich DP: High-Resolution CT of the Lung, 4th editionより引用)

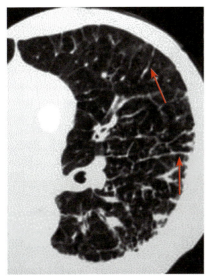

図23 線状影と網状影：癌性リンパ管症
小葉間隔壁肥厚（矢印）と不規則な肥厚（結節影）がみられる．小葉間隔壁肥厚が連なり網状影を形成している．

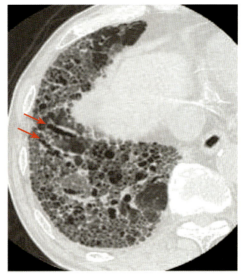

図24 線状影と網状影：間質性肺炎
蜂巣肺と牽引性気管支拡張所見（矢印）

5mm以下の円形か楕円形のlow attenuationがみられる所見をさす．良性ではまれで，腺癌，肺胞上皮癌などで認められる．この像は，癌細胞に囲まれた拡張気管支や部分的な気腫によると考えられている（図20）．

2）びまん性肺病変

①全体的なパターンによる分類

全体的なパターンにより，線状影，網状影，粒状影，結節影，肺野高吸収（浸潤影 consolidation とすりガラス影 ground-glass opacity）に分類される．これらのパターンは混在してみられることがある（図22）．

■ 線状影（図23）

小葉間の隔壁が肥厚した場合に認められ，胸膜に向かう多角形の線状影である（図23）．血管気管支周囲の肥厚も伴っている．胸部X線写真ではKerley's B line, Kerley's A lineとして読影される．肺水腫や癌性リンパ管症で認められる．肺水腫では線状影は平滑であるが癌性リンパ管症では結節がみられる．その他サルコイドーシス，特発性

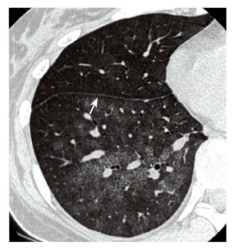

図25 すりガラス影：肺胞出血

中下葉間胸膜 major fissure（矢印）より後方の下葉の中心部分を優位にすりガラス影（血管のシルエットが残されている淡い影）を認める．crazy-paving（敷石状）パターンも存在する（図27）．

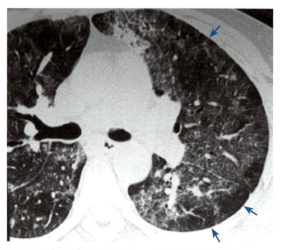

図26 すりガラス影：ニューモシスチス肺炎

両側全肺野にすりガラス影を認める．末梢側（外側の縁：矢印）には，病変はまぬがれており，経気道的に侵入する原因物質が原因であることを示唆する．

肺線維症 idiopathic pulmonary fibrosis（IPF）などでもみられることがある．

■ 網状影（図23）

　文字通り網のような無数の線状影である．急性疾患ではマイコプラズマやウイルス性肺炎，慢性疾患では僧帽弁狭窄症に伴う肺水腫，アスベスト肺，IPF，膠原病による間質性肺炎などでみられる．

■ 線状影・網状影

　この所見の中には，蜂巣肺，牽引性気管支拡張などの線維化病変も含まれる（図24）．

■ 粒状影

　粒状の陰影である．急性の疾患で粟粒結核，結核の経気道的感染，ウイルス感染，亜急性あるいは慢性疾患ではサルコイドーシス，アレルギー性胞隔炎，じん肺，癌の転移でみられる．

■ 網状粒状影

　網状影と粒状影の併在したものを呼ぶ．図23，24，25も網状粒状影があるとも読影できる．サルコイドーシス，肺ランゲルハンス細胞組織球症，癌性リンパ管症で認められる．

■ すりガラス影

　肺血管陰影が透見できる淡い陰影をいう．肺胞隔壁の肥厚を認める間質性病変や不完全な肺胞充実性病変のような肺実質病変でもみられ，病変部に空気が残っていることを示す．

　すりガラス影が認められる疾患としては，**急性発症のものとして**，急性間質性肺炎，肺水腫，肺胞出血（**図25**）（グッドパスチャー Goodpasture 症候群，SLE，MPA：顕微鏡的多発血管炎など），肺炎［ニューモシスチス肺炎（**図26**），マイコプラズマ肺炎］，急性好酸球性

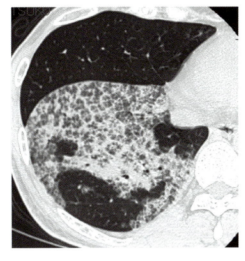

図27　crazy-pavingパターン：肺胞蛋白症
小葉間隔壁肥厚（矢印）を伴うすりガラス影をcrazy-paving（敷石状）パターンという．すりガラス影を背景に8〜10mm程度の不整な類円の網目状病変がある．

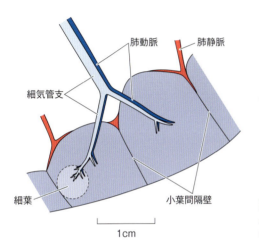

図28　小葉構造
小葉構造の病変を解析することにより，解剖学的な病変の主座を確認し，診断することができる．

肺炎，放射線性肺炎などがあり，**亜急性発症のもの**として，特発性間質性肺炎（IPF, NSIP, DIP, RBILD, COP/BOOP, 204頁参照），過敏性肺炎，慢性好酸球性肺炎，好酸球性多発血管炎性肉芽腫症，肺胞上皮癌，肺胞蛋白症（図27）などである．

②小葉構造を解析した読影

　高分解能CT（HRCT）では，肺の基本単位である**二次小葉**を構成する構造まで認識することができる．二次小葉とは終末細気管支3〜5本を結ぶ細気管支（小葉細気管支）によって形成される肺領域で大きさ約1cm^{3}のブロックと考えるとわかりやすい（図28）．**小葉の中央部に細気管支と肺動脈が伴走して入り込み**，これに対応するレベルの**肺静脈は小葉の辺縁に位置する小葉間隔壁から起始して肺門に帰っていく**．HRCTでは正常の細気管支は描出できないが，血管は終末細気管支に伴走する肺動脈まで認識可能であり，それより末梢の呼吸細気管支や肺胞管，肺胞といった構造は比較的均一な肺野として描出される．

　HRCTの読影は，病変の性質と病変の主座がどこに存在するかをみることが重要である．つまり，どのような大きさ，形態で，どのようなCT値

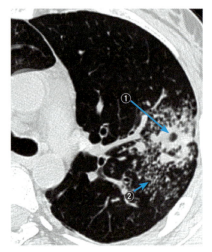
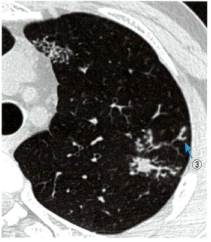

図29 小葉中心性分布：肺結核
①空洞とその周りの②小葉中心性粒状影，③tree-in-bud appearance（芽のついた樹枝のようにみえる）

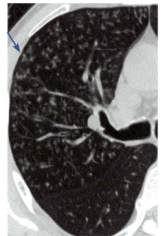
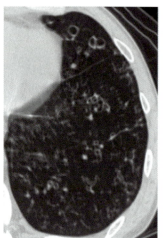

図30 小葉中心性分布：びまん性汎細気管支炎
肺野全体に小葉中心性粒状影を認める（矢印）．

の画像が，肺の構造上のどのレベルにどのような局在を示すかをみる．HRCTでみることができる最小の構造である二次小葉と関連づけて，次の3つのパターンを読影する．①気道に沿った病変の**小葉中心性**の変化（図29，30），②リンパ路に沿った病変である**気管支肺動脈束と小葉辺縁構造の両者（広義間質）に及ぶ変化**（図31），③血行散布進展の病変に相当する小葉構造とは無関係（**ランダム**）な変化（図32，33）の3つである．

■ **小葉中心性分布 centrilobular distribution**（図29，30）
　左のスケッチのように小葉辺縁あるいは胸膜から少し離れた部位に陰影がみられるパターンである．気道散布性病変を示し，細気管支またはその周辺に病変が生じていることを示している（図29，30）．

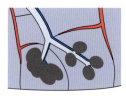

小葉中心性分布

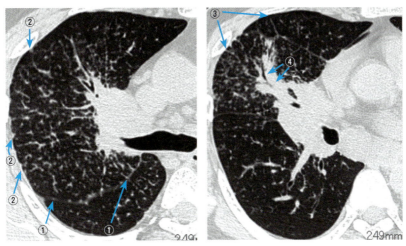

図 31 気管支肺動脈性・小葉辺縁性分布：サルコイドーシス
①葉間胸膜，②胸膜直下に粒状影，③小葉間隔壁肥厚，④気管支肺動脈の肥厚があり，そのために気管支が狭窄している．

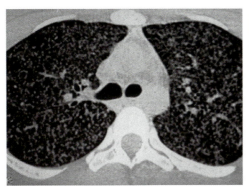
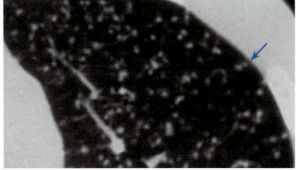

図 32 ランダム分布：粟粒結核
均一な粒状影（矢印）がランダムに分布している．

■ tree-in-bud appearance

　細気管支炎とその末端部分の粒状影で成り立つ，芽のついた樹枝状陰影である．感染や粘液貯留などによる細気管支の病変を示唆する．疾患としては，気管支内で広がる**肺結核**（図29），非結核性抗酸菌症，**気管支肺炎・細気管支炎**などの感染症，気管支拡張症，囊胞性線維症 cystic fibrosis，**アレルギー性気管支肺アスペルギルス症（ABPA）**，**びまん性汎細気管支炎（DPB）**（図30），閉塞性細気管支炎（BO），気管支喘息などでみられる．

■ 気管支肺動脈・小葉辺縁性分布（広義間質分布）perilymphatic distribution（図31）

　右のスケッチのように気管支血管周囲と小葉間隔壁に存在するリンパ路に沿って進展する病変による陰影である．気管支血管束および小葉間隔壁の肥厚，胸膜の不整な肥厚として認められる．代表的な疾患として，**癌性リンパ管症**，**サルコイドーシス**（図31），**悪性リンパ腫**な

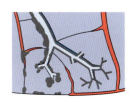

気管支肺動脈・
小葉辺縁性分布

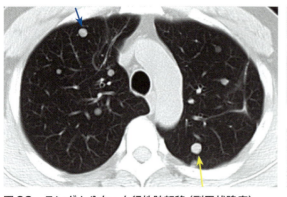
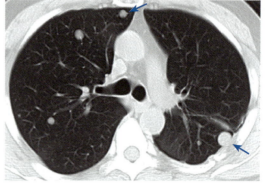

図33 ランダム分布：血行性肺転移（副甲状腺癌）
大小不同の境界明瞭な結節影が確認できる．

どがあげられる．また，じん肺症では，経気道的に肺に至ったじん埃が，リンパ路に乗って肺門部に向かうため広義間質の病変を示す．

■ **ランダム分布 random distribution**（図32, 33）

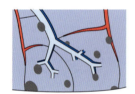

ランダム分布

左のスケッチのように二次小葉とは関連性のない分布を示すパターンである．上記の小葉中心性分布，小葉辺縁・気管支肺動脈性分布が重なっている場合もランダム分布とする．血行性散布を示している．代表的な疾患として，**粟粒結核**（図32）や**血行性肺転移**（図33）があげられる．

b 縦隔条件

縦隔条件は，血管・気管・主気管支，心臓，食道，胸腺など正常解剖を理解する必要がある．腫瘍性病変が囊胞性か充実性か，内部構造が均一かどうか，石灰化の有無，造影剤の使用により血管に富むものや血管病変そのものかどうかの読影ができる．縦隔のリンパ節の同定は造影CTにより血管が判明すれば確認しやすい．造影がなくても血管は走行を追っていけば確認できる．リンパ節は連続性がないことにより判定可能である．胸膜および胸壁病変では胸水の有無や胸膜の石灰化（陳旧性の結核性胸膜炎や血胸，石綿肺など）の有無がわかる．

肺癌の胸壁浸潤が認められるものは，胸膜外脂肪層の消失や境界の不整化，胸膜と腫瘍の接触面が3cm以上，肋骨の破壊像や胸壁内腫瘍形成などが参考になる．

1）大血管病変

大動脈解離，大動脈炎症候群，胸部大動脈奇形などの異常を検出できる．造影CTにより肺動脈の血栓の有無がわかる．

2）肺門縦隔リンパ節腫脹の有無の読影

肺門縦隔リンパ節は，**サルコイドーシス**，**転移性肺癌**，**悪性リンパ腫**，珪肺症，粟粒肺結核のなど種々の疾患で腫大する（図34）．珪肺症，結核，放射線治療後のホジキン Hodgkin 病ではリンパ節に石灰化が認められることがある．

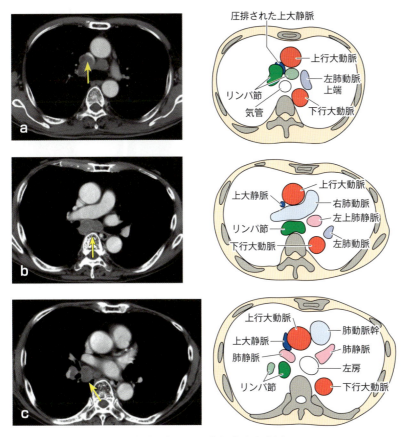

図34 肺門縦隔リンパ節腫脹を示した小細胞肺癌症例
a：縦隔リンパ節が腫大し，上大静脈が圧排され，三日月状に狭窄している（矢印）．
b：気管分岐部下のリンパ節腫脹（矢印）．
c：右肺門部のリンパ節腫脹（矢印）．

　特に，リンパ節の腫脹を伴う肺野や縦隔に結節や腫瘤性の病変を認めた場合，肺癌など悪性疾患を鑑別する必要性がある．肺癌においては，リンパ節転移（N因子）を正しく評価することは，病期の診断や治療法の選択，予後を推測する上で重要である．腫脹の診断基準として短径を用いる．短径10 mm以上を転移陽性とするのが一般的である．PETを施行し，CT画像とあわせて評価すると診断がしやすい．

> **simple point**
>
> - 胸部CTでは結節影の性質をチェックすることで良性・悪性の鑑別に役立つ．棘状突起spiculation，分葉状の形態（notch sign, lobulation）は悪性の性質であり，散布巣satellite lesionは良性の所見である．また，癌では空洞壁が厚く，内面が不規則で結節状を示す性質がある．
>
> - 肺野びまん性陰影は，小葉中心性分布centrilobular distribution，気管支肺動脈・小葉辺縁性分布perilymphatic distribution，ランダム分布random distributionに分けられ，疾患鑑別に役立つ．

練習問題

【問1】

74歳の女性．右変形性股関節症に対する人工股関節置換術のため入院中である．手術後2週目の歩行訓練中に突然，胸部の不快感，呼吸の苦しさを自覚した．意識レベルは JCS II-10．脈拍 120/分，整．血圧 150/80 mmHg．呼吸数 24/分．SpO₂ 89%（室内気）．呼吸音に異常を認めない．動脈血ガス分析（自発呼吸，室内気）にて pH 7.50, $PaCO_2$ 32 Torr, PaO_2 51 Torr, HCO_3^- 24 mEq/L．

診断として最も考えられるのはどれか．

- a 気胸
- b 院内肺炎
- c 急性心筋梗塞
- d 肺血栓塞栓症
- e 解離性大動脈瘤

【問2】

胸部理学所見において正しいものはどれか．2つ選べ．

- a 自然気胸では打診上患側が鼓音となる．
- b 間質性肺炎では聴診上 fine crackles を聴取する．
- c 大量の胸水が貯留している場合，声音振盪は亢進する．
- d 気管支喘息発作では吸気時間の延長を認める．
- e 心不全では coarse crackles は聴取しない．

【問3】

長期喫煙歴があり，労作時呼吸困難を訴える患者の胸部X線写真を示す．

この疾患で認められる可能性が高いのはどれか．

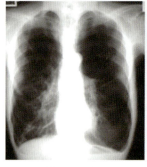
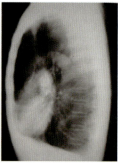

- a fine crackles
- b 声音振盪の増強
- c 呼吸音の減弱
- d 胸膜摩擦音
- e 呼気の延長

【問4】

62歳男性．健康診断で胸部異常陰影を指摘され受診．自覚症状，既往歴なし．喫煙歴なし．

ヘモグラム，CRP 異常なし．画像から次に行うべき検査として最も有用なものはどれか．

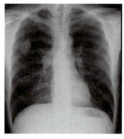
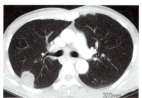

- a 喀痰培養
- b 肺動脈造影
- c 経気管支肺生検
- d 腫瘍マーカー測定
- e 陽電子放射断層撮影（PET）

練習問題の解答

【問 1】
解　答：d
　解　説：病歴において，術後のリハビリ開始時点を推察させ，急激な発症で，PaO_2 51 Torr という重篤な低酸素血症をきたす疾患の診断能力を問いかけている．上記すべての診断を考える必要があるが，術後，最も考えられる疾患を質問していることから，リハビリ開始時，急激な発症，痛みではなく不快感，$PaCO_2$ 32 Torr で過換気が誘発されている所見より，呼吸器疾患が考えられ，発症が急激で重篤であることから肺血栓塞栓症を選択するのが好ましい．国家試験では，次に必要な検査計画を立てながら鑑別診断していく高度な能力を要求している．

（平成 24 年医師国家試験類似問題）

【問 2】
解　答：a, b
　解　説：大量胸水では声音振盪は低下する．気管支喘息は，呼気時間が延長するのが特徴である．心不全の初期では肺胞隔壁にうっ血が生じ，fine cracles を聴取する．進行すれば肺胞内まで，水分が貯留し coarse crackles を聴取するようになる．

【問 3】
解　答：c, e
　解　説：喫煙歴，胸部 X 線写真で横隔膜平定化と過膨張，透過性亢進より診断名は COPD である．COPD の理学所見を尋ねる問題である．fine crackles は間質性肺炎で，胸膜摩擦音は胸水貯留時にそれぞれ聴取される．COPD では気腫性変化のため呼吸音が弱くなり，声音振盪も減弱する．

【問 4】
解　答：c
　解　説：右の上肺野外側に結節影を認め，周囲に毛羽立ち像もあり，肺癌が最も考えられる．腫瘍マーカーは必要な検査ではあるが，最優先ではない．PET 検査は臨床病期決定に必要な検査であるが，経気管支肺生検を行い組織型を含めた肺癌の確定診断が最も重要である．

（平成 24 年医師国家試験類似問題）

2章 検査・手技

A 呼吸機能検査

呼吸機能検査の中で，吸気・呼気を利用して測定する検査は多く存在するが，一般臨床では，**スパイロメトリー**，**フロー・ボリューム曲線**，**肺拡散能**（**DLco**）の3つは，呼吸器疾患の診断および経過観察・治療効果判定にきわめて重要である．他方，血液から呼吸機能を評価する検査は，**経皮的酸素飽和度モニター（パルスオキシメータ）**と**動脈血ガス分析**がある．

1 スパイロメトリー

スパイロメトリーはX軸に時間，Y軸に被験者の肺気量の変化を記録する装置で，この記録曲線をスパイログラムと呼ぶ．肺気量分画の構成は図1に示す．スパイロメトリーにより求められる重要なパラメータは主としてVC（肺活量），FVC（努力肺活量），FEV_1（1秒量）の3つである．

a 肺活量 vital capacity（VC）

標準法では，肺活量は安静呼吸からゆっくりと最大呼気，最大吸気，最大呼気を行い，最大呼気→最大吸気時の吸気肺活量，最大吸気→最大呼気時の呼気肺活量のうち大きいデータをVCとして選択する（図1）．小児や低肺機能のため，標準法（図2a）が困難な場合は，安静呼吸から最

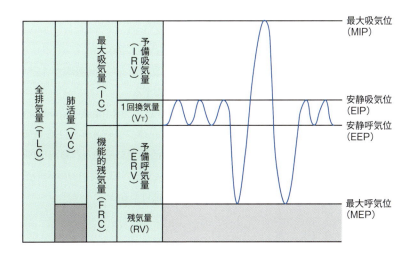

図1 肺気量分画
スパイロメトリーでは残気量は測定できない．

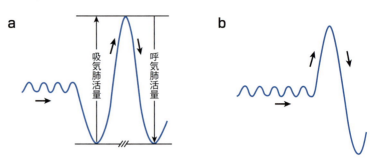

図2 肺活量の測定法：標準法（a）と簡易法（b）

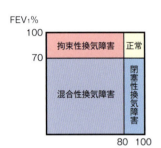

図3 スパイログラムによる換気障害の分類

肺活量は正常予測値の80%、1秒率は70%を正常限界とし、%VCが80%未満の場合は拘束性換気障害、1秒率が70%未満の場合は閉塞性換気障害、両方の場合は混合性換気障害と判定する。

大吸気，最大呼気を行い，この呼気肺活量をもってVCとする（図2b）．VCは，性別・年齢・身長に準じた正常予測値に対する比率すなわち対標準肺活量（%VC：%肺活量）にて評価を行い，80%未満であれば拘束性換気障害を想定する（図3）．

b 努力肺活量 forced vital capacity (FVC)，1秒量 forced expiratory volume in one second (FEV₁)

最大吸気位からできるだけ速く最大努力呼気をさせて得られるスパイログラムを，努力呼気曲線（Tiffeneau曲線）と呼ぶ（図4）．この曲線の最大吸気位から最大呼気位の肺気量変化を，努力肺活量（FVC）という．また努力呼気開始から1秒間の呼出肺気量を，1秒量（FEV₁）という．1秒量の評価は，性別・年齢・身長に準じた正常予測値に対する比率：対標準1秒量（%FVC：%努力肺活量）で評価するとともに，通常FEV₁をFVCで除して得られる**1秒率（FEV₁%）= FEV₁ / FVC × 100**で評価を行い，気流閉塞の指標とする．70%未満になると喘息やCOPD（慢性閉塞性肺疾患 chronic obstructive pulmonary disease）などの閉塞性換気障害の存在を考える（図3）．

喘息やCOPDの診断に必須の気道可逆性検査は，気管支拡張薬である**短時間作用性β₂刺激薬**の吸入前と吸入後15〜30分に努力肺活量測定を施行し，吸入前後のFEV₁を用いて以下のように算出する．

　　改善した量　=　吸入後のFEV₁ − 吸入前のFEV₁
　　改善率　　　=　改善した量／吸入前のFEV₁ × 100（%）

この計算式で，**1秒量が200 mL以上の改善があり，改善率が12%以上あれば有意な気道の可逆性がある**と判断する．

努力呼気測定時に得られた最大呼気流速をPEFR（peak expiratory flow rate）と呼ぶ．PEFRは簡易の測定器（ピークフローメータ，115頁参照）でも測定が可能であり，気管支喘息の自己管理に用いられる．PEFRは，適切に測定された場合，FEV₁とほぼ相関するので，夜中の症状の悪化を自宅で測定してくることで診断の大きな助けになる．

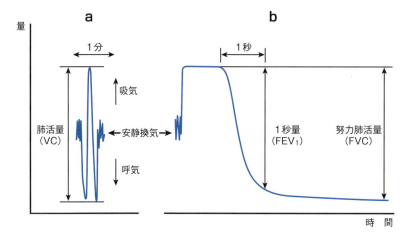

図4 肺活量と1秒量・努力肺活量の測定手順

a：肺活量測定
安静時呼吸から最大呼気→最大吸気→最大呼気にて測定する.
b：努力呼気曲線
最大吸気位から最大努力呼気にて，1秒間の呼出量として1秒量，最大呼出量を努力肺活量とする.

simple point

- %VCが80%未満は，拘束性換気障害で，間質性肺炎（肺線維症）などを想定する.
- FEV_1%が70%未満は，閉塞性換気疾患で，喘息，COPDなどを想定する.
- 気道の可逆性は，短時間作用性β_2刺激薬吸入前後のFEV_1の改善量200 mLと改善率12%で判定する.

2 フロー・ボリューム曲線 flow-volume curve

スパイロメトリーの測定において，**肺気量をX軸に，気流速度（流速）をY軸に図示したものをフロー・ボリューム曲線と呼ぶ**（図5）．いくつかの疾患では，この曲線のパターン認識で病態の評価が可能である（図5～8）．

フロー・ボリューム曲線のパターンは，閉塞性気道疾患の診断において特に重要となる．COPDのフロー・ボリューム曲線は，典型例では図5b，図6のように呼気開始直後に流速が急激に低下し，その後低い流速が長く続く（呼気延長）．そのため**下行脚が強く下に凸**となる．また，安静呼気時のループの位置では，努力呼気時のほうが安静呼気時より呼気流速がより低くなる（図6）．

気管支喘息では下行脚はCOPD同様に下に凸になるが（図7），重症度，罹患の期間でその形は異なり，また検査のつど，異なることが多い．気管支拡張薬の吸入によって自覚症状が改善する場合は，この三角形の面積は拡大し，正常化することもある．しかし，重症例や罹病期間が長期にわたる症例では，可逆性が不良の場合もある．

気管などの中枢気道閉塞（気管内腫瘍，甲状腺癌の浸潤など）では，呼気開始直後のピークフローの部位が頭打ちとなり平坦なプラトーを形成する（図5e，図8）．

> フロー・ボリューム曲線には，時間の軸がないために理解するのが難しい．フロー（縦軸）すなわち気流速度が低いほど，呼出に時間を要していることがわかればよい．

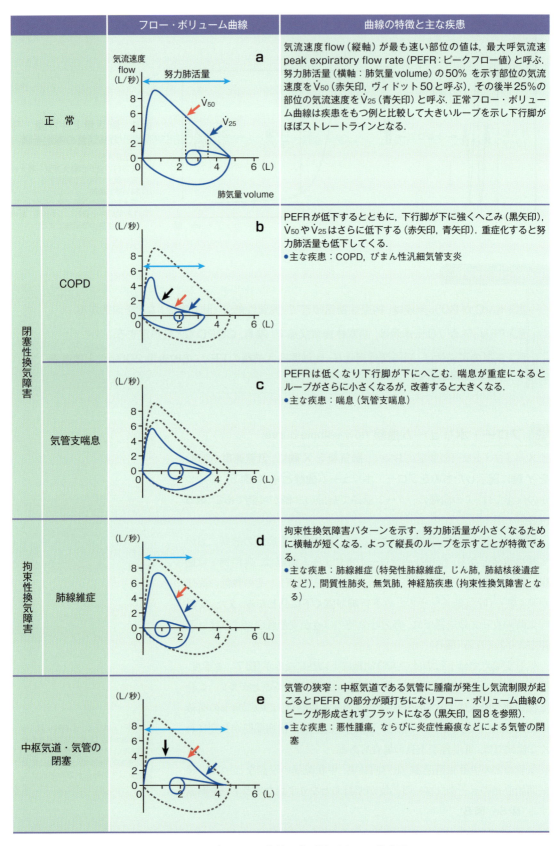

図5　正常および呼吸器疾患のフロー・ボリューム曲線の典型的パターン模式図

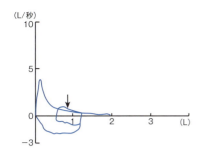

図6 COPDのフロー・ボリューム曲線
矢印：安静呼気時の呼気流速は，努力呼気時の呼気流速を上回っている．

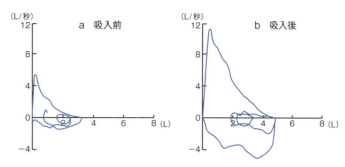

図7 気管支喘息のフロー・ボリューム曲線
a：短時間作用性β2刺激薬吸入前．b：吸入後．吸入後にはY軸のフローおよびX軸のボリューム（努力肺活量）が大幅に改善し，ループが大きくなっている．

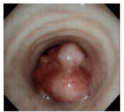

治療前　　マイクロ波による治療後

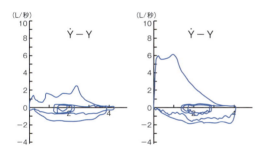

図8 気管内腫瘍（腺様嚢胞癌）のフロー・ボリューム曲線
腫瘍が気管を閉塞し，治療により腫瘍が縮小し呼吸が改善した．フロー・ボリューム曲線は，ピークフローの部位が低く波打っている（左図：ポリープ状の腫瘍が振動し流速を変えていると予測される）が，治療により大幅に改善している（右図）．

> **simple point**
> - フロー・ボリューム曲線は曲線パターンが重要であり，喘息やCOPDは下降脚が下に凸となる．喘息は治療による改善に伴い下降脚は直線化してくる．
> - 気管内腫瘍や甲状腺癌の気管内浸潤などの中枢気道閉塞は，ピークフローの部分が頭打ちのパターンとなる．

3 DLco（肺拡散能 carbon monoxide diffusing capacity）

　DLcoは，単位時間あたりの吸入気から肺胞毛細血管へのCO（一酸化炭素）の移動量を測定するもので，肺胞内から血管への酸素の**拡散能の指標**として用いられる．COがヘモグロビンときわめて迅速かつ強固に結合するため血液中の溶解CO濃度がほぼゼロと考えられること，分子量・溶解係数からほぼ酸素の動態と似ていることを利用した検査である．

　DLcoの測定として通常行われる1回呼吸法では，低濃度（0.3％）の

> **DLcoの注意点**
> 肺胞出血の患者では，出血したヘモグロビンにCOが吸収されるために高値を示し，貧血の患者ではCOとHbの結合量が低下するため血流からのCOクリアランスが低下して低値を示す欠点がある．

COを含む混合ガスを残気量レベル（最大呼気位）から最大吸気位まで一気に吸入させた後，10秒間息を止めさせたのち呼出させ，呼気ガス中のCO濃度を測定し算出する．DLcoには，肺胞気量（VA）の測定が必要であるため残気量の測定も必要である．肺容量がガス交換面積を反映すると仮定し，単位肺容量あたりのDLcoを求めたものがDLco/VAである．

DLcoおよびDLco/VAは，予測値の80％以上が正常と定義される．DLco/VAは単位肺容量あたりのDLcoであるので，肺気量の変化を加味して解釈する必要がある．たとえば肺切除後などの肺容量そのものの低下ではDLcoは低下するがDLco/VAは低下しない．COPDでは，肺容量は増加しDLcoは低下するためDLco/VAのほうがより鋭敏な指標となる．一方，肺線維症などではDLcoの低下に伴って，肺容量も減少するためDLco/VAでは過小評価する場合がある．

DLcoは，肺胞内から血管内へのガス移動の指標であるため，**肺線維症に代表される肺胞壁の肥厚，肺血栓塞栓症に代表される肺血管床の減少，ガス交換面積減少などの呼吸器病態で影響を受ける．閉塞性疾患においては，肺胞の破壊を伴うCOPDでは低下するが，肺胞が正常な気管支喘息においては低下しない．**間質性肺疾患では，安静時の動脈血ガスに異常がない病期から鋭敏な指標となりうる．**DLcoが低下した例では，一般的に労作時の低酸素血症がみられることが多い．**したがって，動脈血ガスにおける酸素分圧（PaO₂）が低下している症例ではDLcoは必須の検査ではない．DLcoは，6分間歩行検査と同様に呼吸機能の予備能の指標となる．

> **6分間歩行検査**
> 6分間の歩行距離とパルスオキシメータによって測定されるヘモグロビン酸素飽和度（SpO₂）の最低値をチェックする検査．運動時の呼吸機能を評価するのに有効である．

> **呼気中一酸化窒素（NO）濃度**
> 呼気中一酸化窒素濃度の測定が，気道炎症，特に気管支喘息をはじめとする好酸球性気道炎症疾患において高値を示すことが示され，気管支喘息のスクリーニング検査として利用できる．侵襲がなく，測定法も簡便である．

simple point

▶ DLcoは，肺の拡散能の指標となり，拡散障害の早期の発見に役立つ．

4 動脈血ガス分析と経皮的酸素飽和度モニター（パルスオキシメータ）

a 動脈血ガス分析の基準値

動脈血ガス分析の基準値を**表1**に示す．

表1 動脈血ガス分析の基準値

	基準値
pH	7.4 ± 0.04
PaO₂（酸素分圧）	90 Torr（100 − 年齢× 0.3 Torr）
PaCO₂（二酸化炭素分圧）	40 ± 5 Torr
HCO₃⁻（重炭酸イオン）	22 ～ 26 mEq/L
BE (base excess)	− 2 ～＋2 mEq/L
Lactate（乳酸）	<1.5 mmol/L

PaO₂のPは圧力のPressureを表しaは動脈のarteryを表す．

b　パルスオキシメータと動脈血ガス分析の重要性と解釈

末梢組織で正常な代謝・機能が営まれるために必要なPaO_2は60Torrであり，これはパルスオキシメータによって測定したヘモグロビン酸素飽和度（経皮的動脈血酸素飽和度，SpO_2）90%に相当する．パルスオキシメータは，非侵襲的・かつ連続的に酸素飽和度をモニターすることができるため臨床上不可欠である（図9）．しかし，酸塩基平衡・代謝，$PaCO_2$（換気）に関する情報が得られない．他方，動脈血ガス分析では，それらの重要な情報が得られるが，連続的に測定できない．

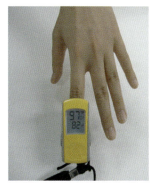

図9　パルスオキシメータ
指先に装着し，数秒待つとヘモグロビン酸素飽和度（SpO_2，この例では97%）および脈拍数（82/分）が示される．

1）酸塩基平衡

pHを一定に保つことは，ホメオスタシスに最も重要な機能であり，その機能破綻はきわめて危機である．たとえば急性腹症において代謝性アシドーシスを認める場合，多くは可及的早期に外科的介入を必要とし，呼吸性アシドーシスにおいてもpH＜7.2に陥っている場合は，きわめて重篤な換気不全病態として対処せねばならない．

酸塩基の平衡は

$$CO_2 + H_2O \Leftrightarrow H_2CO_3 \Leftrightarrow H^+ + HCO_3^-$$

という化学式により説明され，H^+イオンは重炭酸緩衝系（実際はこれにリン酸・ヘモグロビン緩衝系などほかの緩衝系が加わる）により処理され，これによって生成したCO_2が効率良く呼気として体外に排出されることで平衡が保たれている．pHはHenderson-Hasselbalchの式を用いて下記のように近似される．

$$pH = 6.1 + \log \frac{[HCO_3^-]}{(0.03 \times PaCO_2)}$$

すなわち，pHは代謝性の因子（HCO_3^-）と呼吸性の因子（$PaCO_2$）により決定され，酸塩基平衡の異常はこの観点から代謝性アシドーシス，呼吸性アシドーシス，代謝性アルカローシス，呼吸性アルカローシスの4病態に分類される．

① 代謝性の酸塩基平衡障害の評価

代謝性因子の評価は，HCO_3^-およびBE（base excess）によって行う．HCO_3^-は代謝性アシドーシスでは産生されたH^+を中和させるために消費され低下する．BEは，$PaCO_2$ 40 Torrの状態（すなわち換気が正常になされ呼吸性因子がゼロで代謝性因子に限られることを意味する）においてその検体のpHを7.4とするために必要な滴定酸の量と定義され，代謝性因子のみを直接表す指標である．したがってBE＜−2であれば代謝性アシドーシス，BE＞2であれば代謝性アルカローシスと考えてよい．

代謝性アシドーシスをきたす3大要因は，**乳酸アシドーシス**，**腎不全（尿毒症）**，**糖尿病性ケトアシドーシス**である．多くの致死的重症疾患では，低酸素血症あるいはショックによる末梢循環障害を生じ，嫌気性代謝の亢進により乳酸アシドーシスをきたす．血液ガス分析装置によっては，乳酸lactate値も同時測定が可能であり，乳酸値の上昇によって末梢組

織での低酸素状態が推測され，重症患者管理に役立つ．

一方，代謝性アルカローシスの原因としては，嘔吐や胃液吸引による胃酸の喪失，利尿薬の使用，鉱質コルチコイドの過剰状態などがあげられる．

② 呼吸性の酸塩基平衡障害の評価

呼吸性の酸塩基平衡障害は，$PaCO_2$ の異常高値（呼吸性アシドーシス）または異常低値（呼吸性アルカローシス）によってもたらされる．$PaCO_2$ は，換気状態と並行するため，**呼吸数または換気量の低下による肺胞低換気では $PaCO_2$ が上昇し呼吸性アシドーシスを呈する**．逆に**過換気症候群では換気量の増加により $PaCO_2$ が低下し呼吸性アルカローシス**を呈する．

③ 酸塩基平衡障害の代償機転

生体では，酸塩基平衡を障害する病態（一次性障害）が生じた場合，他方の系統がそれを代償し pH を正常に保とうとするホメオスタシスの機構が存在する．たとえば，代謝性アシドーシスを一次性障害とする病態が生じた場合，過呼吸による呼吸アルカローシスによって pH を正常値に保とうとする．呼吸性アシドーシスが生じた場合，腎臓による HCO_3^- の再吸収の増加により血中 HCO_3^- は増加（代謝性アルカローシス）し，pH を正常値に保とうとする．代償反応により動脈血ガス分析結果は常に修飾されていることを念頭に置かなくてはならない．代償反応は通常 pH を完全に正常化するには至らないことが多く，その代償の程度は，一次性障害の時間的経過によっても異なる．急性に生じた高二酸化炭素血症は意識障害（CO_2 ナルコーシス）につながりやすいが，慢性のものではかなりの高値（たとえば 60 Torr 程度）まで耐えられることが多い．

2）換　気

$PaCO_2$ は換気量に比例する．動脈血ガス分析は $PaCO_2$ が測定できるために換気に関する重要な情報を得ることができるが，パルスオキシメータは $PaCO_2$ を測定できない．

COPD をはじめとする高二酸化炭素血症を伴う II 型慢性呼吸不全患者において，酸素投与にてさらに $PaCO_2$ が上昇し CO_2 ナルコーシスとなり，重篤化することがある．その理由は，正常では $PaCO_2$ が 40 Torr に維持するよう換気中枢が制御されているが，高二酸化炭素血症の患者においては，低酸素血症（PaO_2 の低下）によって換気中枢が制御されるように変化する．その結果，高濃度酸素を投与すると PaO_2 が上昇し換気中枢が刺激されなくなり，換気が減少し $PaCO_2$ がさらに上昇するからである．したがって，身体所見から II 型慢性呼吸不全を疑う場合は，動脈血ガス分析による $PaCO_2$ 評価が必須であり，パルスオキシメータの SpO_2 だけを指標にしてはならない．

3）酸素化の指標としての A-aDO₂

肺の酸素化能を最も正確に表現する数値は，**肺胞気動脈血酸素分圧較差（A-aDO₂）**である．$A\text{-}aDO_2 = PAO_2$（肺胞内酸素分圧）$- PaO_2$ であり，

肺胞内酸素分圧と動脈血酸素分圧の較差を示す．

室内気（$FiO_2 = 0.21$）を吸入している患者の A-aDO$_2$ は下記の近似式で表される．

$$A\text{-}aDO_2 = (150 - PaCO_2/0.8) - PaO_2 *$$

肺の酸素化能に問題がなく低換気が主因である場合，$PaCO_2$ の上昇に伴い PaO_2 が低下するため，低酸素血症が著明でも A-aDO$_2$ は正常である．また同じ PaO_2 値でも，その PaO_2 値を達成するために過換気をしている場合は，$PaCO_2$ が低下するため A-aDO$_2$ の開大はより著明となる．このように酸素化の正確な評価には，SpO_2 のみの評価でなく CO_2 の評価のためにも動脈血ガス分析が必須であり，A-aDO$_2$ の計算も重要である．

なお，人工呼吸管理下の患者では FiO_2 が既知のため，下記の式にて A-aDO$_2$ を算出可能である．この場合も，酸素濃度は人工呼吸器の O_2 のブレンダーの精度による誤差もあるため，正確を期す場合は $FiO_2 = 1.0$ の同条件で A-aDO$_2$ の経時的フォローを行うほうがより正確となる．

$$A\text{-}aDO_2 = 713 \times FiO_2 - PaCO_2/0.8 - PaO_2$$

鼻カニューレによる酸素投与中の FiO_2 の概算値はきわめて個体差が大きく，不正確であるので A-aDO$_2$ の算出に用いるべきではない．

* $150 - PaCO_2/0.8$ は肺胞内酸素分圧（P_AO_2：A は，肺の alveolus を表す）の計算式であり，150 は［760（大気圧）－ 47（水蒸気圧）］× FiO_2（0.21）を示し，0.8 は呼吸商である．

c パルスオキシメータによる評価についての留意点

①パルスオキシメータは，酸化ヘモグロビンと還元ヘモグロビンの2つの分子の**光の吸収度の違いを利用**して測定している．動脈のパルスを認識することにより，動脈血と静脈血を区別しているため，パルスの測定が不安定な場合，組織血流が悪い場合は信頼性に欠ける（動脈血ガス分析から得られた酸素飽和度「SaO_2」と区別し，パルスオキシメータで得られた値は「SpO_2」と表記する）．

② SaO_2（SpO_2）はヘモグロビン酸素飽和度であり，PaO_2（酸素分圧）とは異なる．酸素・ヘモグロビン解離曲線（**図10**）から，SaO_2 90％は，PaO_2 約 60 Torr に相当する（pH や体温などの諸条件にて若干異なる）．SaO_2 90％を下回ると，酸素運搬能が急激に低下することにより，患者管理においては $SpO_2 > 90\%$ を保つことが重要である．

③パルスオキシメータは二酸化炭素の情報（換気），酸塩基平衡に関する情報が得られない．

④一酸化炭素ヘモグロビン（**COHb**）も光の吸収度が近いため酸化ヘモグロビンとして認識する．

⑤メトヘモグロビン血症の場合，SpO_2 は 85％まではほぼ信頼できるが，それ以下には低下しないので注意する．

⑥ SpO_2 が 80％以下になると信頼性がなくなり，実際の値より高くなる傾向にある．

上記の特性・限界を理解すれば，パルスオキシメータは非侵襲的に連続的に SpO_2 をモニターできるため，患者管理にきわめて有用で，特に重症患者の管理には欠かせない医療機器となっている．

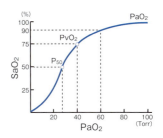

図10 酸素・ヘモグロビン解離曲線

> **simple point**
> - 動脈血ガス分析によって,酸素分圧ばかりでなく換気能（$PaCO_2$）や代謝（pH, BE）が診断できる.
> - パルスオキシメータは,非侵襲的に連続して動脈血のヘモグロビン酸素飽和度を測定できる.
> - 呼吸不全は,PaO_2で60 Torr未満,SpO_2で90%未満である.

B 気管支内視鏡検査

気管支内視鏡検査は,呼吸器疾患の診断において,胸部X線写真,血液検査,喀痰検査,呼吸機能検査など,間接的所見からある程度鑑別されるべき疾患を絞り込み,直接所見を得て確定診断を行う上で,重要な位置を占めている(図11, 12).近年では超音波気管支内視鏡の登場により,肺末梢孤立性病変や,肺門縦隔病変における生検も可能になり診断の精度向上が得られている.また気管支内視鏡を用いた治療も行われており,気道分泌物吸引,気道異物摘出,気道出血の止血,腫瘍に対するマイクロ波治療(図8, 37頁参照),レーザー治療,狭窄病変へのステント留置などが代表的なものである.

1 気管支内視鏡検査の適応

①胸部X線写真およびCTでの腫瘤陰影の診断
②びまん性肺疾患でのTBLBやBAL(表2)
③血痰,喀血(診断および治療)
④無気肺,気管支の閉塞
⑤喀痰細胞診でのclass Ⅲ以上
⑥限局性喘鳴(気管支結核,気道腫瘍などの狭窄病変)
⑦原因不明の反回神経麻痺

2 禁忌

一般に気管支内視鏡により動脈血酸素分圧(PaO_2)は約20 Torr低下するとされており,検査前動脈血酸素分圧は酸素吸入などにより,80 Torr以上を確保することが必要である.①重篤な換気不全には禁忌,②重篤な心不全,大動脈瘤,極度の衰弱には相対的禁忌,③出血傾向のある症例には経気管支肺生検の禁忌,とする.

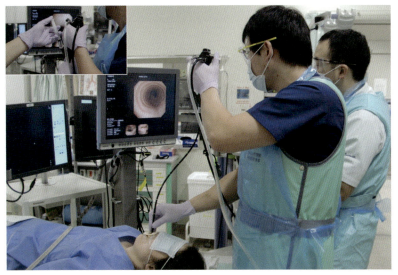

図11 X線透視室における気管支内視鏡検査
モニターを観察しながら気管支内視鏡を気管・気管支に挿入している．咳および嘔吐反射が出ないように局所麻酔薬の吸入をしているが，操作の途中で咳がでる場合は，助手が気管支内視鏡を通して麻酔薬を直接気管支に投与する（左上図）．

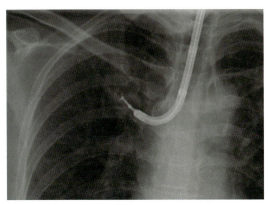
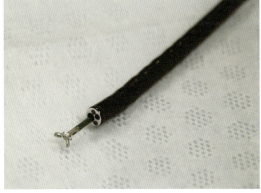

図12 透視下気管支内視鏡による肺生検
左図：気管支内視鏡により右上葉気管支入口部を観察しながら，術者が鉗子を右肺尖部の腫瘤に到達させ，鉗子を開いて腫瘍組織から生検しようとしている．右図：気管支内視鏡から鉗子が出てきて鉗子が開いている様子．

表2 気管支内視鏡検査に用いられる略号

気管支内視鏡	bronchofiber scope（BFS）
経気管支生検	transbronchial biopsy（TBB）
経気管支肺生検	transbronchial lung biopsy（TBLB）
経気管支吸引細胞診	transbronchial aspiration cytology（TBAC）
気管支肺胞洗浄	bronchoalveolar lavage（BAL）
気管支肺胞洗浄液	bronchoalveolar lavage fluid（BALF）
超音波気管支内視鏡ガイド下針生検	endobronchial ultrasound-guided transbronchial needle aspiration（EBUS-TBNA）

3 合併症

a 前投薬および局所麻酔薬（リドカイン）による合併症
①気分不良
②ショック

b 検査による合併症
①喉頭麻痺
②不整脈：前投薬に硫酸アトロピンの使用が関与することがある．
③心停止
④出　血：頻度が高く，特に TBB，TBLB 時に合併しやすい．悪性腫瘍，炎症疾患で出血しやすい．気管支動脈瘤・静脈瘤，肺動静脈瘻では絶対に生検をしてはならない．出血源が明らかで大量出血の場合は，責任気管支に気管支内視鏡を楔入し，患側を下にした側臥位をとらせる．それによって健常側肺を保護して呼吸が維持できる．
⑤気　胸：TBLB では，気胸の合併が多い．高齢者，COPD，肺囊胞では肺そのものが脆弱なので特に注意が必要である．

c 検査後の合併症
①発　熱：多くは一過性で原因については不明である．まれに検査に伴う感染症により，下気道感染症，肺炎が出現することがある．
②低酸素血症：前投薬による呼吸抑制，出血，BAL による換気障害などが原因となる．検査前より SpO_2 をモニタリングし，必要があれば酸素吸入を行う．
特発性間質性肺炎や膠原病を伴った間質性肺炎では，BAL，TBLB 後に急速に病変が進行することがある（急性増悪）ので適応は慎重に考慮する．

4 検査後の管理

a 酸素投与
検査後も酸素飽和度（SpO_2）が 90% 以上に保たれることが望ましい．検査前に動脈血二酸化炭素分圧（$PaCO_2$）の増加がみられる患者では，必要以上の酸素投与がさらなる二酸化炭素分圧の上昇をもたらす危険があり慎重に行う．

b 胸部 X 線写真撮影
肺生検を施行した患者においては，気胸発症の有無を確認する目的で，検査終了後に透視にて気胸の有無を確認し，その後気胸を疑う症状を認めた場合，胸部 X 線写真にて確認する．

c 検査後2時間の仰臥位安静と絶飲食

検査後，前投薬，局所麻酔薬の影響がなくなるまで安静とし，誤嚥を予防するため絶飲食とする．

5 気管支内視鏡による診断

a 肺　癌

肺癌の気管支内視鏡所見は癌病変による直接所見と，癌による周囲構造の変化による間接所見に分けられる．
　直接所見：気管支壁に発生，または転移した癌（腫瘍）による変化．
　間接所見：腫瘍病変による圧排，狭窄，血管怒張．その他，リンパ節腫大，癌性リンパ管症による粘膜浮腫など．

b 肺癌以外の気管支腫瘍

癌の気管支転移（腎臓癌など），腺様嚢胞癌，粘表皮癌，カルチノイド，気管気管支骨軟骨異形成症などの診断に気管支内視鏡が有用である．

■ 気管支内視鏡による生検（図11, 12）

内視鏡にて所見があれば，必要に応じて直視下生検（TBB）を行う．一方，X線写真上で結節影を認め内視鏡所見がない場合，X線透視下に経気管支肺生検（TBLB）を行う．また，TBLBより擦過（brushing, curettage）のほうが容易であることが多く，特に悪性腫瘍の診断には擦過細胞診が行われることが多い．

c 気管支結核・肺結核

気管支結核では気管支壁の①浮腫，発赤，②白色調の結核結節，③気管支狭窄を認める．肺結核では気管支壁所見は認めないため，気管支洗浄やTBLB（または病変部の擦過）を行い結核菌（抗酸菌）検査を行う．

d 肺　炎

急性感染症では気管支内に膿性分泌物，気管支壁の発赤，浮腫を認める．気道分泌物の吸引を行い，細菌培養検査する．

e 慢性下気道感染（気管支拡張症，DPB，慢性気管支炎など）

膿性分泌物を認め，気管支壁は腫脹のほか白色調，萎縮，易虚脱を認める．

f びまん性肺疾患

BAL*，TBLBにより確定診断を行う．

超音波気管支内視鏡
リンパ節転移による粘膜下リンパ節腫大の診断にはTBACを行うが，基本的にブラインドの操作であり検査可能な病変は限られる．しかし近年コンベックス走査式超音波気管支内視鏡が開発され，気管支に接して存在するリンパ節や肺内病変を，リアルタイムに描出し生検を行うEBUS-TBNAが可能となった．その診断率の高さから急速に普及している．

＊BALの手技
施設により異なるが，一般に生理食塩水150 mL（50 mLを3回）を気管支内へ注入・回収する．外観の観察（肺胞蛋白症：米のとぎ汁様，肺胞出血：回収ごとに増強する血性洗浄液），細胞数，細胞成分，びまん性肺疾患の場合CD4陽性Tリンパ球とCD8陽性Tリンパ球の比率（CD4/CD8比）の測定を行う．感染症を疑う場合はグラム染色などの塗抹検査や培養検査を行い，腫瘍性疾患を疑う場合は腫瘍細胞の評価を行う．

simple point

- 気管支内視鏡は，気管支内病変を直接観察し生検することができる．さらに，経気管支肺生検（TBLB）にて末梢肺の病変に対して生検鉗子による組織検査も可能で，気管支肺胞洗浄（BAL）にて間質性肺炎，感染症なども診断できる重要な検査である．

- 超音波気管支内視鏡により，縦隔・肺門のリンパ節腫脹の針吸引生検による細胞診・病理診断も可能になった．

- 気管支内視鏡検査および生検により，低酸素血症，気胸，出血，不整脈，高血圧，低血圧，ショックなどの合併症があるため，その予防，モニタリングをし，その対応をしなければならない．

練習問題

【問 1】

特発性肺線維症（IPF）でみられる所見はどれか．2つ選べ．

    a　残気量増加
    b　拡散能上昇
    c　A-aDO$_2$ 上昇
    d　KL-6 上昇
    e　wheezes 聴取

【問 2】

間質性肺炎患者の動脈血ガス（室内気下）の pH 7.36，PaO$_2$ 65 Torr，PaCO$_2$ 34 Torr，HCO$_3^-$ 26 mEq/L，の患者の室内気下の A-aDO$_2$ を求めよ．
FiO$_2$ 21％，大気圧 760 Torr，飽和水蒸気圧 47 Torr，呼吸商 0.8 とする．

【問 3】

pH 7.26，PaO$_2$ 95 Torr，PaCO$_2$ 26 Torr，HCO$_3^-$ 13 mEq/L，BE −14 mEq/L の動脈血ガス分析の所見から解釈が正しいものはいずれか．3つ選べ．

    a　間質性肺炎の急性増悪
    b　肺の障害をきたしていない一酸化炭素中毒
    c　糖尿病
    d　腎不全
    e　持続する嘔吐

【問 4】

気管支内視鏡検査において正しいのはどれか．2つ選べ．

    a　右下葉無気肺の診断に使用できる
    b　肺血栓塞栓症の診断に使用できる
    c　超音波気管支内視鏡の使用にて縦隔リンパ節腫脹の診断が可能である
    d　血痰の症例には禁忌である
    e　感染症が考えられる場合は禁忌である

練習問題の解答

【問1】
解　答：c, d

解　説：呼吸機能の知識だけでは，答えることができない問題である．肺線維症は典型的な拘束性換気障害の疾患である．したがって，残気量が減少し，拡散能が低下するために A-aDO$_2$ の値が上昇（開大）する．KL-6 は，肺線維症の血清マーカーであり，wheezes は，喘息増悪のときの高音性の「ピーピー」という聴診音である．

この問題は，疾患（特発性肺線維症）に対して，呼吸機能，動脈血ガス分析，呼吸機能の定義（拡散とは何か？），血清マーカー，身体診察所見を組み合わせてつくられており，ベッドサイドで診断の流れをつかんでいないと解答できない．疾患の全体像を把握できる能力が問われている．

（2011年医師国家試験類似問題）

【問2】
解　答：42.2

解　説：

$P_{AO_2} = (760 - 47) \times 0.21 - 34/0.8 = 149.7 - 42.5 = 107.2$

$A\text{-}aDO_2 = P_{AO_2} - P_{aO_2} = 107.2 - 65.0 = 42.2$

動脈血ガス分析の解釈は，PaO$_2$ にて酸素化を確認するとともに，PaCO$_2$ で換気状態を確認（低ければ過換気，高ければ低換気）し，次に A-aDO$_2$（肺胞気動脈血酸素分圧較差）を確認することで，肺での酸素化の能力が正確に提示できる．したがって，臨床経過の評価には A-aDO$_2$ は重要である．

（2011年医師国家試験類似問題）

【問3】
解　答：b, c, d

解　説：PaO$_2$ 95 Torr の所見から酸素化の障害はほとんどないが，pH が低く HCO$_3^-$ および BE が非常に低下していることから代謝性アシドーシスである．間質性肺炎の急性増悪ならば，PaO$_2$ が低下する．肺障害を誘発していない一酸化炭素中毒は，CO-Hb が増えて酸素運搬能が低下しているために呼吸中枢が低酸素を認識し過換気となり PaCO$_2$ が低下する．肺障害がない場合，過換気のために PaO$_2$ はむしろ増加する．組織での低酸素症のために乳酸が産生され代謝性アシドーシスとなる．糖尿病におけるケトアシドーシス，腎不全による水素イオンの排泄障害によって，代謝性アシドーシスが誘発される．持続する嘔吐では，代謝性アルカローシスとなる．救急医学としても必須の問題である．

【問4】
解　答：a, c

解　説：

a. 右下葉無気肺の原因は右下葉気管支の入口部閉塞である．そこの病像を診断するために気管支内視鏡による観察が必要である．腫瘍であれば生検にて病理診断を実施し，痰による閉塞ならば吸引にて閉塞を解除する．また，採集した痰が膿性ならば細菌検査に提出する．

b. 肺血栓塞栓症は肺動脈内の病変なので造影胸部 CT 検査が診断に役立つ．

c. 超音波気管支内視鏡は，縦隔リンパ節の観察が可能で針生検で病理検査までできる．

d, e. 血痰や感染症が疑われる場合には，気管支内視鏡を使用し，出血部位の観察や細菌検査のための喀痰採集を試みる．

各論

- 1章　感染症　　51
- 2章　気道・肺胞疾患　　109
- 3章　呼吸不全　　147
- 4章　呼吸調節障害　　161
- 5章　機械的人工呼吸　　177
- 6章　免疫・アレルギー性肺疾患・血管炎候群　　183
- 7章　間質性肺疾患・びまん性肺疾患　　203
- 8章　腫瘍性疾患（肺，縦隔）　　239
- 9章　肺循環障害　　277
- 10章　胸膜・縦隔疾患　　291
- 11章　まれな呼吸器疾患　　311
- 12章　薬剤性肺障害　　325

1章 感染症

A 総論

　ガス交換の場である呼吸器は外敵にさらされやすく，最も感染をきたしやすい臓器である．感染防御機構として気道では物理学的防御機構が働き，肺胞領域では食細胞や免疫学的機序による防御が働いているが，それでも感染症は頻発する．原因となる微生物はウイルスから細菌，真菌まで幅広く認められ，感染部位も上気道・下気道，肺胞領域，胸腔まで多様である．原因微生物の種類は**感染巣の局在**，**経過が急性か慢性か**，さらには**患者の併存疾患や免疫機能**などで鑑別を絞り込むことが可能である．感染部位ごとの特徴を理解し対処することが重要である．

1 感染症の危険因子

a 病原微生物への曝露

　呼吸器系に常在しない病原微生物による感染は，その病原微生物が感染成立に十分な量の侵入を受けることで成立する．ウイルス感染の場合はウイルスの受容体によって感染臓器が決まる．また，**結核は飛沫核（空気）感染**であり，吸引された結核菌が**肺胞レベル**まで到達することが感染成立に重要となる．医療面接では**感染者との接触歴，旅行，海外渡航歴，地域・家族内での流行**など病原微生物と接触した可能性についての情報を収集する．

b 物理的感染防御機構の低下

　下気道は通常無菌に近い状態に保たれているが，**嚥下機能の低下**により口腔内・咽頭などの**定着菌**が誤嚥され過剰に侵入すると**肺炎**の原因となる．**高齢者**や**脳血管障害，神経疾患，頭頸部手術・放射線治療後**などでは嚥下機能が低下しており，**誤嚥性肺炎**のリスクが高い．

c 正常細菌叢の破壊

　上気道には通常正常細菌叢と呼ばれる微生物が常在しており，ほかの病原微生物の侵入・定着を防いでいる．**抗菌薬投与**による**菌交代現象**，気管チューブや経鼻胃管など**異物の挿入・留置**などにより**細菌叢**

が変化し，上気道での腸内細菌，MRSA（メチシリン耐性ブドウ球菌）あるいはカンジダなどの保菌率が上昇する．

d 免疫機能の低下

宿主の免疫機能低下は感染リスクを増大させるとともに，通常健常者では病原性を示さない微生物によっても感染症を発症する（**日和見感染症**）．免疫機能障害のタイプにより罹患しやすい疾患のパターンが異なる．

2 感染症の診断

a 感染症診断の基本

発熱，白血球増多，C反応性蛋白（CRP）上昇などは多くの感染症で認められるが，感染症に特異的な所見とはいえないため，感染部位（臓器）を判断できるような特異性の高い所見を得ることが重要である．**高齢者は感染に対する生体反応が乏しくなるため，感染徴候を見逃したり重症度を低く見積もったりする可能性がある**．また，**重症感染症**では**低体温**や**白血球減少**を呈することもあるので注意を要する．
病歴聴取と**身体所見**から感染臓器と原因微生物の可能性を絞り込み，適切な部位から**微生物学的検査の検体**（例：**痰，分泌物**など）を採取する．可能な限り**検体は抗菌薬投与前に実施**する．

b 病歴聴取

病歴聴取では感染経路や患者の危険因子に関する情報収集が重要である．呼吸器感染症における病歴聴取のポイントを表1に示す．

c 一般検査

血算，白血球分画，CRP，赤血球沈降速度（赤沈）などにより炎症の評価を行う．細菌感染症では通常，白血球増多（好中球増多，核の左方移動）を認める．CRPは感染症に特異的ではなく，感染の初期や高齢者，肝不全や免疫不全患者ではCRPが上昇しない場合もあるため注意が必要である．近年，CRPよりも感染症に特異性が高いとされる**プロカルシトニン**が注目されている．
一般生化学検査では感染症に特異的な項目はないが，脱水や臓器障害の評価などを行う．マイコプラズマ肺炎など非定型肺炎では肝酵素上昇を伴うことも多い．レジオネラ肺炎では筋原性酵素の上昇や低ナトリウム血症をみることがある．

d 画像診断

上気道炎，気管支炎の診断においては通常画像診断は必要としない．肺炎，胸膜炎，膿胸，肺結核，肺真菌症などでは，胸部X線撮影，CT

表1　病歴聴取のポイント

- 家族内での流行，旅行歴，温泉入浴など
- ペット飼育，ペットの病気あるいは死，動物との接触歴，野外活動
- アルコール摂取・向精神薬などの服用
- 併存疾患：慢性呼吸器疾患，心疾患，腎疾患，肝疾患，糖尿病，脳血管障害の既往
- 副腎皮質ステロイド，免疫抑制薬の使用，HIV感染
- ワクチン接種歴

プロカルシトニン procalcitonin

プロカルシトニンは分子量約13kDaのペプチドであり，通常は甲状腺C細胞で合成された後，細胞内でカルシトニンに変換される．一方，細菌，寄生虫，真菌による全身感染では，TNF-αなどの炎症性サイトカイン産生に伴い，全身の臓器でプロカルシトニンが合成され，そのまま血中に分泌される．白血球などの血球成分からはほとんど分泌されないため，副腎皮質ステロイドや抗癌剤など薬剤投与の影響を受けにくいとされる．ウイルス感染症ではインターフェロンγがプロカルシトニン産生抑制に作用するためプロカルシトニンは上昇しにくい．臨床で頻用されているCRPと比べ，より発症早期（約3時間後）に立ち上がることや，感染症への特異性が高いことから重症感染症の早期診断の指標として注目されている．

などの画像診断が有用である．

> **simple point**
> - 高熱，白血球増多，CRP 上昇などは感染症の存在を示唆する所見である．しかし重症度とは必ずしも相関せず，特異性も低い．
> - 高齢者では生理機能の低下により感染症状が顕在化しないことが多いので注意する．
> - 病歴聴取と身体所見から感染臓器と原因微生物の可能性を絞り込む．

3 感染症の病原診断

a 微生物学的検査

　原因微生物を同定することは，治療法を決定する上で非常に重要である．特に細菌感染では適切な抗菌薬を選択するために必須の検査といえる．

　通常無菌の部位（胸水，血液，髄液）から細菌が検出されれば，コンタミネーション（検体採取～検査中における細菌の混入・汚染）でない限り原因菌と考えられるが，喀痰など，常在菌が存在する部位からの検体では常在菌との鑑別が問題となり，塗抹検査や定量培養なども含めて総合的に判断する必要がある．特に呼吸器系では MRSA や緑膿菌の「保菌状態」と「感染」との鑑別が問題になっている．

1）塗抹鏡検

　細菌感染を疑う場合には**グラム染色**標本を 1,000 倍の高倍率で観察し，形態や染色性から菌を推定する．**喀痰**などの**気道系からの検体**では菌が多数の**好中球**とともに認められることや**好中球貪食像**が観察されることが原因菌の推定に重要である．膿性が低く口腔内上皮細胞が多い検体は観察に適さない．痰の品質は **Miller-Jones 分類**や，**Geckler 分類**で区分される（表 2，3）．また，**抗酸菌やレジオネラ**などのように，グラム染色で染まらない菌の存在と**特殊染色法**を知っておく必要がある（表 4）．

2）培養・同定検査

　通常臨床では，**一般細菌，真菌，抗酸菌**に対し実施される．一般細菌では数日程度，抗酸菌では最大 2 ヵ月程度の期間を要する．レジオネラやマイコプラズマなど分離培養に特殊な培地が必要なものもある（表 4）．

　細胞培養で分離・培養可能なウイルスでは感染の確定診断法となるが，判定まで時間を要し費用もかかることから一般には行われず，調査・研究目的で実施されることがほとんどである．

3）薬剤感受性試験

　同定された**微生物に対する抗菌薬の感受性**を *in vitro* で検討する

表2 喀痰の肉眼的品質評価（Miller-Jones 分類）

M1	唾液，完全な粘性痰
M2	粘性痰の中に膿性痰が少量含まれる
P1	膿性痰で膿性部分が 1/3 以下
P2	膿性痰で膿性部分が 1/3 ～ 2/3
P3	膿性痰で膿性部分が 2/3 以上

M1，M2 の検体は唾液が多く，通常細菌検査には適さない．

表3 グラム染色による顕微鏡的品質評価（Geckler の分類）

群	細胞数／1 視野（100 倍で観察）	
	上皮細胞	白血球
1	＞25	＜10
2	＞25	10 ～ 25
3	＞25	＞25
4	10 ～ 25	＞25
5	＜10	＞25
6	＜25	＜25

4 ～ 6 群が微生物検査に適する．6 群は検体が経気管吸引法や気管支肺胞洗浄（BAL）で採取されたものあるいは白血球減少患者の場合に限り検査を実施する．

表4 病原微生物の染色法・培養法

染色法	Gram（グラム）染色：細菌全般 蛍光染色 [auramine-rhodamine（オーラミン・ローダミン染色）]：抗酸菌 Ziehl-Neelsen（チール・ネールゼン）染色：抗酸菌 Gimenez（ヒメネス）染色：レジオネラ methenamine silver（メセナミン銀），Grocott（グロコット）染色：真菌 PAS (periodic acid-Schiff) 染色：真菌 Diff-Quick（ディフ・クイック）染色：ニューモシスチス Kinyoun（キニヨン）染色　ノカルジア
特殊な分離培地	PPLO 培地：マイコプラズマ BCYE-α 培地：レジオネラ Sabouraud 培地：真菌 小川培地：抗酸菌 Bordet-Gengou 培地：百日咳菌

ものである．分離・同定よりさらに数日程度の期間を要する．**微量段階希釈法**や**ディスク法**により抗菌薬の**最小発育阻止濃度 minimum inhibitory concentration**（**MIC**）を測定し，主に CLSI (Clinical Laboratory Standards Institute) のカテゴリ分類によってＳ（感性），Ｉ（中間），Ｒ（耐性）の 3 つに分類されたものが報告されている．

b 血清診断

感染者の血清より病原体に特異的な抗体を検出し，その抗体価を比較することにより診断する方法である．通常，急性期と回復期（2 ～ 4 週間後）の**ペア血清で 4 倍以上の抗体価の上昇**があれば「感染あり」と判定される．結果を得るまでに時間がかかり，初期治療における有用性は低い．急性期に診断できなかった症例の診断に用いられるほか，ワクチン接種の抗体価上昇を評価する際にも利用される．

マイコプラズマ，クラミジア，百日咳，ウイルス感染症など培養困難な病原体の診断に有用である．

c 特異抗原の検出による診断

免疫クロマトグラフィーなどにより病原体に特異的な成分を検出する方法で，数分～数十分以内の迅速診断が可能なものが開発されており，迅速診断法として利用が進んでいる．

肺炎球菌，**レジオネラ**，**インフルエンザウイルス**では感度・特異度が高い診断キットが開発され，迅速診断率の向上に寄与している．

気道感染症ではA群溶血性レンサ球菌，インフルエンザウイルス，アデノウイルス，RSウイルス，パラインフルエンザウイルスなどで咽頭や鼻腔拭い液中の抗原検出による早期診断が可能である．

d 遺伝子の検出による診断

PCRなどの**遺伝子（核酸）増幅法**を用いて，**病原体特異的な遺伝子配列**を検出することにより診断する．培養不能な病原微生物に対しても呼吸器系検体から直接検出可能であるほか，分離された病原体の迅速な鑑別にも使用可能である．非常に高感度で迅速性にも優れるが，コストが比較的高いことや定着と感染の区別が困難な場合がある．呼吸器感染症での保険適用は抗酸菌感染症など限定的である．

---

simple point

- グラム染色で鑑別可能な主要な細菌の染色性と形態を知っておく必要がある．
- グラム染色で染色されない細菌：結核菌（抗酸菌）はZiehl-Neelsen染色あるいは蛍光染色，レジオネラはGimenez染色である．
- 培養同定・感受性検査は抗菌薬の選択に重要である．
- 非定型病原体やウイルス感染の診断には血清診断や迅速診断法が用いられる．

---

4 感染症治療薬

a 抗ウイルス薬

呼吸器系ウイルス感染症において抗ウイルス薬が存在するウイルスはごく一部である．現在最も使用されているのは**インフルエンザウイルスに対するノイラミニダーゼ阻害薬**である．そのほか，**サイトメガロウイルス感染**には**ガンシクロビル**，**水痘・帯状疱疹ウイルス感染**には**アシクロビル**が用いられる．表5で代表的な抗ウイルス薬を説明する．

b 抗菌薬

細菌に対する抗菌薬は多くの系統，薬剤が存在しており，その抗菌スペクトラム，組織移行性などの特性を十分理解して使用することが重要である．多くの細菌感染に対してβ-ラクタム系薬が第1選択薬として

表5 呼吸器疾患で用いられる代表的な抗ウイルス薬

ウイルス	薬剤名		作用機序
インフルエンザウイルス	オセルタミビル ザナミビル ペラミビル ラナミビル	ノイラミニダーゼ阻害	感染細胞からのウイルス遊離を阻害する
	アマンタジン	M2蛋白阻害	A型ウイルスのM2蛋白に作用しウイルスの脱核を阻害する．B型には無効
単純ヘルペスウイルス（HSV） 水痘・帯状疱疹ウイルス（VZV）	アシクロビル	DNA複製阻害	感染細胞内で活性型のアシクロビル三リン酸になり，ヘルペスウイルスのDNAポリメラーゼを阻害するとともにウイルスDNAに取り込まれ，DNA鎖形成を阻害する
サイトメガロウイルス（CMV）	ガンシクロビル バラガンシクロビル	DNA複製阻害	感染細胞内でリン酸化されて活性型のガンシクロビル三リン酸になり，DNAに取り込まれることによってDNA複製を阻害する
	ホスカルネット	DNA複製阻害	代謝を受けることなく直接DNAポリメラーゼに作用し，活性を抑制する

表6 代表的な抗菌薬

系統		代表薬	作用機序	特徴
β-ラクタム系			細胞壁合成阻害	共通構造としてβ-ラクタム環を有し，ペニシリン結合蛋白に作用することによって細胞壁合成阻害を発揮し，主に殺菌的な抗菌活性を示す
	ペニシリン系	PCG（ペニシリンG） ABPC（アンピシリン） PIPC（ピペラシリン） SBT/ABPC（スルバクタム/アンピシリン） TAZ/PIPC（タゾバクタム/ピペラシリン）		基本的にグラム陽性球菌に対する活性が強い．作用時間が短く，頻回投与が必要である．ABPC，PIPCではグラム陰性菌へのスペクトラムが拡大している．β-ラクマーゼ阻害薬配合によりさらに抗菌スペクトラムの拡大が期待できる
	セフェム系	CEZ（セファゾリン） CTM（セフォチアム） CTRX（セフトリアキソン） CAZ（セフタジジム） CFPM（セフェピム）		セファロスポリン系，セファマイシン系，オキサセフェム系などに分類される．セファロスポリン系は抗菌スペクトラムにより第1〜第4世代に分けられる．世代が進むほどβ-ラクタマーゼの分解を受けにくく，グラム陰性菌へのスペクトラムが広くなる
	カルバペネム系	IPM/CS（イミペネム/シラスタチン） PAPM/BP（パニペネム/ベタミプロン） MEPM（メロペネム） BIPM（ビアペネム） DRPM（ドリペネム）		結合できるペニシリン結合蛋白の種類が多く，β-ラクタマーゼへの安定性が高いため抗菌スペクトラムが広いのが特徴である．ペニシリン，セフェム系が抗菌活性をもたない細菌による感染症や重症感染症のエンピリック治療に用いられる
	モノバクタム系	AZT（アズトレオナム）		ラクタム環単独の構造を呈し，グラム陰性菌のみに作用する．β-ラクタマーゼに対する安定性が高く，ペニシリン，セフェム系薬アレルギーとの交叉反応を示しにくい特徴を有する
マクロライド系		EM（エリスロマイシン） CAM（クラリスロマイシン） AZM（アジスロマイシン）	蛋白合成阻害	本来肺炎球菌および非定型病原体に抗菌活性を有するため基礎疾患をもたない非重症の市中肺炎に適した抗菌薬であるが，わが国では肺炎球菌の耐性化が進んでおり，高用量ペニシリン系薬との併用で用いられるか，非定型肺炎疑い例に対して単独投与で用いられる
テトラサイクリン系		MINO（ミノサイクリン） DOXY（ドキシサイクリン）	蛋白合成阻害	一般細菌から非定型病原体まで広いスペクトラムを有しているが，エンピリック治療で第1選択として用いられる機会は少なくなっている．β-ラクタム系薬が無効なマイコプラズマ，クラミジア（クラミドフィラ），レジオネラ肺炎の治療薬として用いられる．そのほかリケッチア感染症など人畜共通感染症などで効果を発揮する

(表6続き)

系統	代表薬	作用機序	特徴
キノロン系	CPFX（シプロフロキサシン） LVFX（レボフロキサシン） MFLX（モキシフロキサシン） GRNX（ガレノキサシン）	DNA合成阻害	一般細菌から非定型病原体に抗菌力を有する．従来薬よりも肺炎球菌に対する抗菌力を改善した「レスピラトリーキノロン」と呼ばれる製剤が登場したことにより呼吸器感染症に理想的な抗菌スペクトラムとなり治療において重要な位置を担っている
リンコマイシン系	CLDM（クリンダマイシン）	蛋白合成阻害	グラム陽性菌，嫌気性菌に強いスペクトラムを有する．呼吸器領域ではセフェム系薬のスペクトラム補完やβ-ラクタム系薬アレルギー患者にモノバクタム系薬，キノロン系薬と併用で使用されることがある．副作用として下痢が多く，偽膜性腸炎の原因となりやすい
アミノグリコシド系	TOB（トブラマイシン） GM（ゲンタマイシン） AMK（アミカシン） ABK（アルベカシン）	蛋白合成阻害	主にグラム陰性桿菌に作用し，嫌気性菌はカバーしない．肺への移行性は良くないため単独では用いず，β-ラクタム系薬などとの併用で緑膿菌を含むグラム陰性菌の関与が疑われる院内肺炎などに用いられることが多い．ABKは抗MRSA薬として抗菌活性を有する
ST合剤	ST（スルファメトキサゾール・トリメトプリム）	葉酸代謝阻害	スルファメトキサゾールとトリメトプリムの合剤で，葉酸代謝を2つのステップで阻害することにより相乗的に働き，抗菌作用を発揮する．一般細菌に対しても幅広い抗菌スペクトラムを有しているが，通常，呼吸器領域ではノカルジア症，ニューモシスチス肺炎に対する第1選択薬として用いられることが多い
グリコペプチド系	VCM（バンコマイシン） TEIC（テイコプラニン）	細胞壁合成阻害	グラム陽性菌に有効であるが抗菌作用はβ-ラクタム系薬よりも明らかに劣るため，β-ラクタム耐性のMRSA，腸球菌（*E. faecium*），ペニシリン耐性肺炎球菌などの治療に限定される．治療薬血中濃度モニタリング（TDM）が推奨される
オキサゾリジノン系	LZD（リネゾリド）	蛋白合成阻害	経口薬でも生体利用率が高く，髄腔を含む臓器移行性も良好である．TDMを必要としない．MRSA肺炎ではVCMとともに第1選択薬となる
リポペプチド系	DAP（ダプトマイシン）	細胞膜脱分極	抗MRSA薬であるがレンサ球菌属，腸球菌属など，好気性グラム陽性菌に抗菌力を示す．VCM，LZD耐性のブドウ球菌，腸球菌にも有効．敗血症，感染性心内膜炎，軟部組織感染などに有効であるが，サーファクタントと結合して抗菌活性が低下するため，肺炎には適応がない

用いられる一方で，**細胞壁を有さないマイコプラズマ，細胞内寄生菌であるクラミジア，レジオネラには活性を有さないことは重要である**．以下，**表6**で代表的な抗菌薬を説明する．

> **simple point**
> - 呼吸器感染症で頻用されるβ-ラクタム系薬，マクロライド系薬，テトラサイクリン系薬，キノロン系薬，アミノグリコシド系薬の作用機序と抗菌スペクトラムを理解しておく．
> - β-ラクタム系薬は非定型病原体には無効である．
> - グリコペプチド系薬やアミノグリコシド系薬では治療薬血中濃度モニタリング（TDM）が有用である．

c 抗結核薬

結核の項（**表21**，86頁）を参照．

表7　代表的な抗真菌薬

系統	代表薬	作用機序	特徴
ポリエン系	AMPH-B（アムホテリシンB） L-AMB（リポソーム化アムホテリシンB）	エルゴステロール膜阻害	真菌の細胞膜成分であるエルゴステロールに直接作用する．抗真菌薬の中では最も広いスペクトラムを有する．腎毒性が強く，副作用を軽減させるためリポソーム化アムホテリシンBが開発され，主流となっている
アゾール系	FLCZ（フルコナゾール） ITCZ（イトラコナゾール） VRCZ（ボリコナゾール）	エルゴステロール合成阻害	エルゴステロール合成に関わる酵素を阻害する．VRCZ はアスペルギルス症に，FLCZ は肺クリプトコックス症に，それぞれ第1選択薬として使用される．経口薬が選択できるのも本系の特徴であるが，ITCZ は消化管での吸収に問題がある
キャンディン系	MCFG（ミカファンギン） CPFG（キャスポファンギン）	β-D-グルカン合成阻害	真菌の細胞壁構成成分である β-D-グルカン合成を阻害する．基本的にアスペルギルス症とカンジダ症が治療対象となる．β-D-グルカンを有さないクリプトコックスやムーコルには無効である
フルシトシン	5-FC（フルシトシン）	蛋白合成阻害・DNA複製阻害	真菌細胞内で5-FUに変換され蛋白合成やDNA複製を阻害する．髄液移行性が良好でクリプトコックス髄膜炎においてアムホテリシンB製剤との併用で用いられる

d 抗真菌薬

抗真菌薬はポリエン系，アゾール系，キャンディン系などの登場により治療の選択肢が増加して，治療成績が良くなってきている．表7で代表的な抗真菌薬を説明する．

e 抗菌薬の科学的な投与法：PK-PD 理論に基づく抗菌薬投与法

PK-PD 理論とは薬物動態学 pharmacokinetics（PK），すなわち薬物を投与した後の分布，代謝，排泄などの変化，薬物血中濃度の変化と，薬力学 pharmacodynamics（PD）すなわち薬物量と薬理作用の関係，（つまり抗菌薬の濃度と抗菌作用の関係であり通常は MIC がパラメータとなる）を組み合わせることで薬効や安全性を解析するものである（図1）．PK-PD 理論に基づく解析により，抗菌薬の系統によって最適な投与方法が異なることがわかってきた．特に β-ラクタム系薬，アミノグリコシド系薬，キノロン系薬においては薬剤の投与量，投与回数が従来と変わってきている．

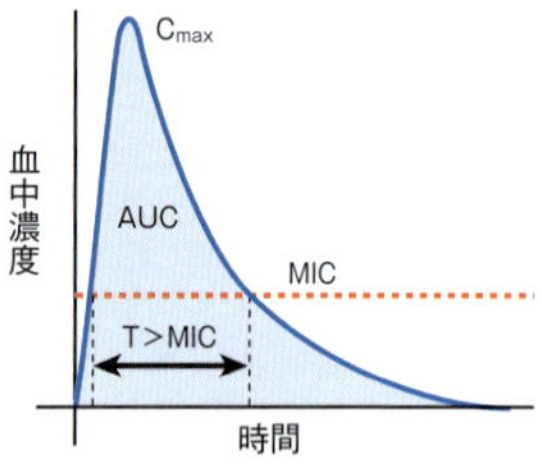

抗菌薬の PK-PD に関連するパラメータとして，主要なものは3つである（表8）．

また，抗菌薬の特性として PAE（post antibiotic effect：抗菌薬血中濃度が MIC 以下に低下しても細菌増殖が抑制される効果）の有無も加味される．

1）β-ラクタム系薬

β-ラクタム系薬では T＞MIC が長いほど抗菌作用が期待できる．カルバペネム系薬を除いて PAE は認められない．一般的に T＞MIC の目標値はペニシリン系で30%以上，セフェム系で40%以上，カルバペネム系では20%以上とされている．したがって，1日総量を分割して頻回に投与するほうが効果的である．

2）アミノグリコシド系薬

アミノグリコシド系薬の効果は最高血中濃度（C_{max}）に相関するとさ

図1　血中濃度-時間曲線とPK-PDパラメータ

C_{max}（最高血中濃度），AUC（area under the curve：血中濃度-時間曲線下面積），MIC（最小発育阻止濃度），T＞MIC（MICを超える血中濃度の時間）のパラメータより抗菌薬の効果的な投与法が決定される．

表8　主要なPK-PDパラメータ

1. Time above MIC（T＞MIC）	薬物血中濃度が標的菌のMIC値を上回っている時間．
2. C_{max}/MIC	最高血中濃度（C_{max}とMIC値の比）
3. AUC/MIC	AUCとMIC値の比

れる.また,PAE を有することから 1 日投与量を分割せずに 1 回で投与したほうが効果的である.

3) キノロン系薬

キノロン系薬の抗菌作用は AUC/MIC に相関するとされ,PAE も有する.キノロン耐性は突然変異で生じる.耐性化防止の観点からも高用量投与が望ましいため,分割回数を減らして高用量を投与することが推奨されており,近年発売されたレスピラトリーキノロンでは 1 日 1 回投与が主流となっている.

> **simple point**
> - 抗菌薬は時間依存性作用と濃度依存性作用の 2 つに大別される.
> - β-ラクタム系薬は時間依存性に作用し,投与間隔を短くし分割投与するほうが効果が高い.
> - ニューキノロン系薬やアミノグリコシド系薬は分割せずに 1 日量を 1 回で投与したほうが効果が高い.

B かぜ症候群とインフルエンザ

1 かぜ症候群

かぜ症候群は上気道の急性ウイルス性感染症の総称であり,ライノウイルス,コロナウイルス感染が大部分を占める(表9).通年性に発症がみられ,年数回繰り返し罹患しうることもかぜ症候群の特徴である.通常,数日から 1 週間以内に自然治癒が認められる.

表9 かぜの代表的な原因ウイルス
- ライノウイルス
- コロナウイルス
- アデノウイルス
- エンテロウイルス
- パラインフルエンザウイルス
- RS ウイルス　　　　　など

a 症 状

微熱,鼻汁,咽頭痛,咳嗽,悪心などを症状とする.38℃以上の高熱が出ることは少ない.

感染経路は接触または飛沫感染によると考えられ,近年の研究で接触感染の比率が高いことがわかってきている.感染者の分泌物が付着した部分に触れた手指で顔面を触ることなどで伝播する.

b 診 断

かぜ症候群に対して病原診断を行うことは一般的でなく,症状・経過による臨床診断が中心である.鑑別疾患としてはインフルエンザ,急性咽頭炎,副鼻腔炎,中耳炎,下気道感染症などがあり,これらを除外することが重要である.1 週間以上症状が遷延したり悪化がみられる場合には続発症や他疾患を疑うべきである(図2).

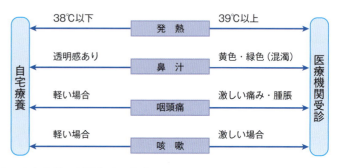

図2 臨床症状・所見とその反応
38〜39℃で，ほかの複数の症状がみられる場合には医療機関受診を勧める．

c 治療

かぜ症候群自体はウイルス性疾患が原因であるため，細菌に対する抗菌薬は無効であり，安静・休養を基本とし，対症療法を行う．細菌感染を合併した場合は合併症に準じて治療を行うが，感染部位を想定しない安易な抗菌薬投与は慎むべきである．

simple point

- かぜ症候群の原因はほとんどがウイルスであり，原則として抗菌薬投与は不要である．
- 咽頭炎，副鼻腔炎，中耳炎，気管支炎などの合併，続発に注意し，その場合は抗菌薬投与を考慮する．

抗原ドリフトと抗原シフト

抗原ドリフトはウイルス遺伝子の突然変異の蓄積により徐々に抗原性が変化するもので，季節性インフルエンザのシーズンごとの抗原性への変化がこれにあたる．
抗原シフトは遺伝子再集合によりインフルエンザウイルスを構成する遺伝子の組み合わせが異なる新たなウイルス株が出現し，流行するもので，従来とは抗原性が大きく異なるウイルスが流行することにより大流行（パンデミック）を招来する．

2 インフルエンザ　influenza

インフルエンザウイルスによる急性感染症であり，通常わが国では冬季を中心とした季節性の流行がみられる．流行ピーク時には学級閉鎖や欠勤などによる社会的な影響も大きい．ヒトで流行するインフルエンザウイルスは主に **A型**および **B型**であり，特にA型は**ウイルス表面抗原**である**ヘマグルチニン（H）**と**ノイラミニダーゼ（N）**の抗原性が遺伝子再集合により大きく変化すること（抗原シフト）による世界的大流行（パンデミック）を十〜数十年程度の間隔で繰り返している．最近では2009年にメキシコを発端にH1N1株のパンデミックが認められ，その後季節性に流行している（表10）．

a 症状

悪寒，高熱（39〜40℃），関節痛，筋肉痛，全身倦怠感などで急激に発症し，鼻汁・咽頭痛などの上気道症状を呈する．悪心・嘔吐などの消化器症状が認められることも多い．肺炎［後述：ウイルス性肺炎の項（75頁）参照］や脳症合併により致死的経過をとることもある．また，インフルエンザ流行期には超過死亡といわれる非流行期より死亡率が上昇す

表10　インフルエンザの世界的大流行

1918	スペインかぜ	H1N1
1957	アジアかぜ	H2N2
1968	香港かぜ	H3N2
1977	ソ連かぜ	H1N1
2009	2009年パンデミック	H1N1

る現象が知られており，特に年少児，高齢者および基礎疾患をもつ者において死亡リスクが高い．

b 診 断

流行状況の把握や症状経過に加え，一般臨床では鼻腔・咽頭のぬぐい液を用いた免疫クロマトグラフィーによる**インフルエンザ迅速診断**が有用である．陽性であれば特異度は高い．発症初期（24時間以内）ではウイルス量が少なく偽陰性となることがあるので注意が必要である．

ウイルス分離培養やPCR法は研究調査目的や**高病原性鳥インフルエンザウイルス**感染症の鑑別が必要な場合など特殊な場合に行われる．血清診断も可能であるが迅速性は乏しい．

c 治 療

ノイラミニダーゼ阻害薬により有熱期間の短縮が認められている．発症早期（48時間以内）の投与開始が原則である．

1）ノイラミニダーゼ阻害薬

ウイルス表面の糖蛋白であるノイラミニダーゼの活性部位に結合し，感染細胞からの新規ウイルスの遊離を阻害する薬理作用をもつ．A型・B型に有効であり，内服薬，吸入薬，注射薬がある．

2）M2蛋白阻害薬（アマンタジン）

A型ウイルス表面の**M2蛋白**に作用し，ウイルスの脱核を阻害する．A型のみに有効であるが，A/H3N2（香港型）やA/H1N1 2009パンデミック株は耐性化しているため使用頻度は減少している．

d 予 防

HA抗原不活化ワクチンが用いられている．シーズン前に毎年流行株を予測してワクチンが製造される．感染は阻止できないが重症化の低減が期待できる．高危険群［小児，高齢者（65歳以上），慢性心・肺・腎疾患，糖尿病，免疫不全患者］と，高危険群を治療介護する医療従事者や家族には積極的な接種が推奨される．

ノイラミニダーゼ阻害薬の予防投与が行われることもある．

高病原性鳥インフルエンザ highly pathogenic avian influenza（HPAI）

2003年末以来，東南アジアを中心に家禽類鳥の間で感染拡大している鳥インフルエンザウイルスである．感染した家禽類はほぼ100％死亡するため，感染被害を受けた養鶏場での全数殺処分などが行われている．このウイルスはトリからヒトへの感染事例が散発的に発生しており，東南アジアなどを中心に世界各地で数百名のHPAIによる感染および死亡が報告されている．特にH5N1亜型の病原性が強く，感染者の致命率が著しく高い点が通常のインフルエンザとは異なっている．現時点では感染事例のほとんどはトリからヒトへの感染であり，ヒトからヒトへの感染に関してはきわめて限定的とされるが，ウイルス変異によりヒトからヒトへの感染能を獲得し，パンデミックとなる可能性が危惧されている．

2013年3月中国上海市などで新たに鳥インフルエンザ（H7N9亜型）による感染例，死亡例が報告された．このウイルスはこれまでのHPAIとは異なり，トリに対する病原性が低く，家禽類のみならず野鳥にも感染が認められている．2013年4月現在の情報ではヒトの感染例の多くでトリとの接触が疑われており，ヒトからヒトへの感染は確認されていないが，野鳥を介した感染の拡大とヒトからヒトへの感染能獲得によるパンデミック招来が懸念されている．

---

simple point

- インフルエンザは悪寒，高熱（39〜40℃），関節痛，筋肉痛，全身倦怠感などで急激に発症する．
- 免疫クロマトグラフィーによる迅速診断法が有用である．
- ノイラミニダーゼ阻害薬による抗ウイルス療法が有熱期間の短縮や重症化の防止に有効である．
- 肺炎や脳症の合併により致命的となることがある．

C 急性気管支炎

1 急性気管支炎

咳嗽を主症状とし，喀痰は伴う場合と伴わない場合がある．健康成人に生じる**急性気管支炎**のほとんどはウイルス感染が原因であり，マイコプラズマ，クラミジアがそれぞれ 5% 程度を示すにすぎないとされる．咳嗽が持続する場合はマイコプラズマ，クラミジア感染に加えて，成人においても百日咳の可能性を考慮する．

a 診 断

胸部 X 線写真では特に異常所見を認めない．インフルエンザウイルスによる急性気管支炎以外では，ウイルス病原診断も一般的ではない．強い咳嗽が持続する場合はマイコプラズマ，クラミジア，百日咳の血清抗体価を測定する．

b 治 療

ウイルス性気管支炎が疑われる場合は対症療法（鎮咳薬，去痰薬，気管支拡張薬など）が中心である．

マイコプラズマ気管支炎，クラミジア気管支炎ではマクロライド系薬，テトラサイクリン系薬が，百日咳ではマクロライド系薬が投与される．

2 急性細気管支炎 acute bronchiolitis

急性細気管支炎は細気管支を主体とした下気道の急性炎症性疾患であり，感染症のほか，吸入による気道の傷害や薬剤なども原因となる．細気管支の狭窄，閉塞により呼気性喘鳴と努力呼吸を呈し，症状の遷延をきたしやすい．感染に伴う急性細気管支炎では RS ウイルスやヒトメタニューモウイルスなどのウイルス感染によるものが多く，パラインフルエンザウイルスおよびインフルエンザウイルス，ウイルス以外では肺炎マイコプラズマなども原因となる．乳幼児から小児での罹患が圧倒的に多いが，成人の発症もみられる．胸部 X 線写真では正常所見または過膨張所見を呈する．治療は原因微生物に対する治療薬がある場合を除けば対症療法が主体となる．細気管支炎における気管支拡張薬，副腎皮質ステロイドの有用性は明らかになっていない．

3 慢性呼吸器疾患の（急性）増悪

慢性閉塞性肺疾患（COPD），気管支拡張症，びまん性汎細気管支炎（DPB）などの患者が感染症状を伴って呼吸状態の悪化を示すことがあり**急性増悪**と呼ばれる．ウイルス感染が契機となることが多いが，二次

性に細菌感染を併発し悪化，遷延をみることもある．

a 症　状

発熱，膿性痰の出現あるいは増加，息切れ，食欲低下などがある．

b 検査・診断

一般検査では**白血球増多（好中球優位）**，**CRP 上昇**，**プロカルシトニン上昇**などを認める．胸部 X 線写真では新たな浸潤影を認めない．膿性痰が出る場合には肺炎球菌，インフルエンザ菌，モラクセラなどの関与が多い．

c 治　療

エンピリック（経験的）治療としてはレスピラトリーキノロン，β-ラクタマーゼ阻害剤配合ペニシリン系薬，ニューマクロライド系薬（AZM）などが使用される．

> **simple point**
> - 健常者が罹患する急性気管支炎の原因はウイルス感染が最多で，一部が非定型病原体による．
> - 慢性呼吸器疾患患者の急性増悪では肺炎球菌，インフルエンザ菌，モラクセラなどによる下気道感染が多い．
> - 近年，成人の百日咳罹患が増加している．

D　肺　炎　pneumonia

肺炎は感染によって生じる急性の**肺実質（肺胞）**の炎症と定義され，**ウイルス**，**細菌**，**真菌**などさまざまな微生物が原因となる．主に経気道的な微生物の侵入によるが，まれな経路として血流を介する侵入もある．肺炎には病原微生物，病理形態や発症機序によりさまざまな分類があるが（表 11），臨床では患者背景（発症の場）によって市中肺炎，院内肺炎，人工呼吸器関連肺炎，医療・介護関連肺炎などに分類した上で，原因微生物の想定，重症度評価および予後予測を行い治療を進めていくことが多い．

1 疫　学

わが国における 1 日あたりの肺炎の受療率は人口 10 万人あたり約 30 と報告され，年間死亡率は人口 10 万人あたり約 100 であり，2011 年度の人口動態統計では脳血管障害を追い抜き死因順位第 3 位となってい

表11 肺炎の分類

発症の場（患者背景）による分類	市中肺炎 community-acquired pneumonia（CAP） 院内肺炎 hospital-acquired pneumonia（HAP） 人工呼吸器関連肺炎 ventilator-associated pneumonia（VAP） 医療ケア関連肺炎 healthcare associated pneumonia（HCAP） 〔わが国では NHCAP（nursing and healthcare associated pneumonia：医療・介護関連肺炎）という名称で提唱されている．〕
病原微生物による分類	ウイルス性肺炎 細菌性肺炎 非定型（異型）肺炎 真菌性肺炎
病理・画像形態による分類	大葉性肺炎 気管支肺炎
特殊な発症機序による呼称	誤嚥性肺炎 閉塞性肺炎

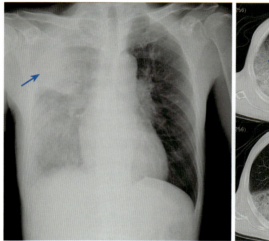
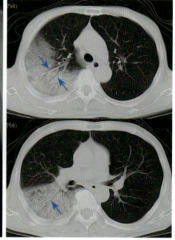

図3　大葉性肺炎
胸部X線写真（左）では，右肺に浸潤影を認める．とりわけ上肺野では，透過性が強く低下して，浸潤の幅が広いと予測される．CT（右）では，上葉（上図）および下葉（Seg6）（下図）に浸潤影が認められair bronchogram（気管支透亮像）が認められる（矢印）．

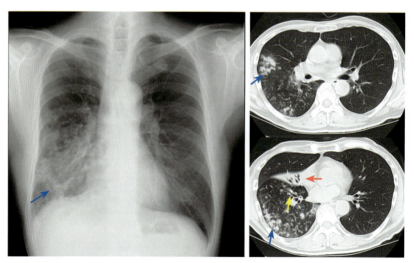

図4　気管支肺炎
胸部X線写真（左）では，右中下肺野に斑状，小粒状影を認める．CT（右）では，気管支の肥厚（黄矢印），気管支の末梢側に粒状影，斑状影（青矢印）を認める．なお，右中葉は浸潤影とair bronchogramが認められる（赤矢印）．

表12 肺炎診断のための検査

胸部聴診所見	coarse cracklesの聴取（非定型肺炎では認めないことが多い）
胸部画像診断	大葉性肺炎では気管支透亮像air bronchogramを伴う均等影が特徴的である 気管支肺炎では気管支周囲に多発性に斑状影（小葉性陰影）を認める
血液検査	ヘモグラム：細菌性肺炎では白血球数増多，分画の左方移動を認める．重篤例では白血球減少を呈することがある．非定型肺炎では白血球数は軽度増加にとどまることが多い 炎症マーカー：CRPやプロカルシトニンの上昇が認められる．CRPは発症直後や免疫抑制患者は上昇しないことがあり，感染症以外の炎症でも上昇するため注意する 一般生化学：脱水所見（BUN上昇など）は重症度の判定に有用．肺炎に伴い電解質異常，筋原性酵素の上昇，肝酵素上昇などをみることがある
動脈血ガス分析または酸素飽和度	呼吸不全の状態や酸塩基平衡の異常を確認する 二酸化炭素貯留リスクのない軽症例ではパルスオキシメータによるSpO_2測定で代用可
抗原検査	肺炎球菌，レジオネラの尿中抗原検査による迅速診断，喀痰を材料とする肺炎球菌の迅速診断キットも発売されている．インフルエンザ流行期には鼻咽頭ぬぐい液からインフルエンザウイルス抗原検査も実施する
喀痰検査	グラム染色は迅速性があり原因菌の推定に有用 培養検体は抗菌薬治療開始前に採取したものが望ましい 痰が喀出できない場合は吸引痰や気管支鏡による採痰が有用である
血液培養	治療前の細菌性肺炎患者の血液培養陽性率は数％〜10％程度 入院治療を要する患者では原則抗菌薬治療開始前に実施する
気管支内視鏡検査	非侵襲的な検査で病原診断が難しい重症例や，間質性肺炎，薬剤性肺炎など他疾患との鑑別を要する症例について実施を考慮する

表13 肺炎との鑑別が問題となる主な非感染性疾患

心不全・肺水腫	両側肺門側優位の浸潤影（蝶形陰影）が特徴である．ピンク色の泡沫痰や浮腫・胸水（両側性）の存在は鑑別ポイントとなる
悪性腫瘍	細気管支肺胞上皮癌では浸潤影と喀痰より肺炎と間違われやすい 悪性リンパ腫でも肺炎様の陰影を呈することがある
間質性肺疾患	薬剤性肺炎，器質化肺炎，好酸球性肺炎などで浸潤影，すりガラス影を呈しやすい
肺梗塞	肺動脈の塞栓により，楔状の陰影を呈する．造影CTによる塞栓の確認が有用である
無気肺	中枢性肺癌や異物誤飲により末梢性の無気肺を呈する．閉塞性肺炎を合併することがある 胸水貯留では，受動的無気肺を生じる（胸水にて肺が圧排されて無気肺になること）
放射線肺炎	照射野に一致した陰影分布が特徴的である．ときに照射野外にも多発性に陰影が出現する
ALI/ARDS	感染以外にも手術，外傷，大量輸血後，急性膵炎などさまざまな原因で生じる 原因として敗血症が多く，肺炎もその原因となるが，肺以外の感染に由来している可能性もあるので注意を要する

る．高齢者になるほど肺炎罹患率，死亡率が高く，死亡率の上昇は高齢者人口の増加によるところが大きい．

2 診 断

急性感染症を示す症状（**発熱，咳嗽，膿性痰，胸痛，呼吸困難**など），および検査所見より肺炎を疑い，胸部X線写真などで新たな**浸潤影**の出現を確認することにより肺炎と診断される（**図3，4**）．さらに，**原因微生物同定**のための検査を追加する（**表12**）．

高齢者では肺炎の症状が潜在性であったり，欠如したりすることが多いため注意が必要である．呼吸数増加，頻脈，食欲減退，不活発などの症状が肺炎の初発症状であることもある．

鑑別診断としては，結核，肺真菌症などの特殊な感染症のほか，肺炎様の陰影を呈しうる非感染性疾患があげられる（**表13**）．肺炎診断時の

表14 身体所見，年齢による市中肺炎の重症度分類（A-DROPシステム）

A-DROPシステム		
A	Age	男性70歳以上，女性75歳以上
D	Dehydration	BUN 21mg/dL 以上または脱水あり
R	Respiration	SpO$_2$ 90%以下（PaO$_2$ 60 Torr以下）
O	Orientation	意識障害あり
P	Pressure	収縮期血圧90 mmHg以下
重症度	項目数	治療の場
軽症	0	外来
中等症	1または2	外来または入院
重症	3	入院
超重症	4または5	ICU

（日本呼吸器学会：成人市中肺炎診療ガイドライン）

みならず抗菌薬治療の反応が乏しい場合にも改めて鑑別が必要となる．

3 市中肺炎 community acquired pneumonia（CAP）

市中肺炎（CAP）は，病院外で日常生活をしていた人に発症した肺炎で，肺炎球菌やインフルエンザ菌などによる細菌性肺炎と肺炎マイコプラズマ，肺炎クラミジア（クラミドフィラ）による非定型肺炎が代表的である．レジオネラ肺炎の頻度は数パーセント以内の報告が多いが，重症化しやすく，β-ラクタム系抗菌薬が無効であるため注意が必要である．

a 重症度判定

市中肺炎の治療方針決定のため重症度（予後）判定が行われる．重症度判定には日本呼吸器学会が提唱したA-DROPシステム（表14）のほか，CURB-65システム（英国），pneumonia severity index：PSI（米国）などがある．重症度により，外来治療か入院治療，あるいはICU管理かの判断をする．

b エンピリック（経験的）治療

市中肺炎のエンピリック治療の原則としては，原因微生物の頻度と重症化リスクから，①肺炎球菌をカバーすること，②非定型病原体をカバーすること，③インフルエンザ菌，モラクセラ，肺炎桿菌（図5）などのグラム陰性菌をカバーすることがあげられる．本来，外来治療においてはマクロライド系薬，レスピラトリーキノロン，テトラサイクリン系薬が合致するが，わが国では肺炎球菌のマクロライド系薬およびテトラサイクリン系薬の耐性化が進み，単独投与での治療が難しくなっている．一方でキノロン系薬は耐性化への懸念から乱用を避けることが推奨されている．これらの状況を踏まえ，日本呼吸器学会の市中肺炎ガイドラインでは中等症以下の肺炎においては細菌性肺炎と非定型肺炎（レジオネラ肺炎を除く）の鑑別（表15）を行い，両者の治療薬を異なる選択

エンピリック（経験的）治療と標的治療

肺炎など重症化が懸念される感染症の治療では抗菌薬投与が必要と判断されれば速やかに抗菌薬投与を開始すべきであるが，治療開始時には原因病原体が判明していることは少なく，耐性菌か否かの判断もできないことが多い．したがって治療開始時には，臨床所見，患者背景および耐性菌の保菌状況などから，経験的に原因微生物を想定し抗菌薬を選択する．これをエンピリック治療 empiric therapyという．原因菌が判明している場合や経過中に判明した場合には標的治療 target therapyとして同定や感受性試験結果にしたがって原因微生物に有効で，かつスペクトラムの狭い薬剤を選択して治療することが原則である．

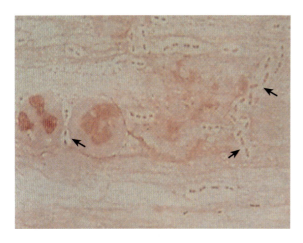

図5 肺炎桿菌 Klebsiella pneumoniae
大型のグラム陰性桿菌で，厚い莢膜を有する．

表15 細菌性肺炎と非定型肺炎の鑑別

判定項目		
1	年齢60歳未満	
2	基礎疾患がない，あるいは軽微	
3	頑固な咳嗽がある	
4	胸部聴診上所見が乏しい	
5	咳痰がない，あるいは迅速診断法で原因菌が証明されない	
6	末梢血白血球数が10,000/μL未満である	
判定		
1〜5の5項目中	3項目以上陽性	非定型肺炎疑い
	2項目以下陽性	細菌性肺炎疑い
1〜6の6項目中	4項目以上陽性	非定型肺炎疑い
	3項目以下陽性	細菌性肺炎疑い

	マイコプラズマ肺炎（感度）	クラミジア肺炎（感度）	細菌性肺炎（特異度）
6項目中4項目以上	86.3%	63.1%	93.0%
5項目中3項目以上	91.8%	69.9%	87.0%

（日本呼吸器学会：成人市中肺炎診療ガイドライン）

にしている．

1) 細菌性肺炎疑いの症例

　治療薬としてペニシリン系薬を投与する場合は，肺炎球菌の**ペニシリン感受性低下**のため**高用量投与**が重要であり，**グラム陰性菌**をカバーする目的で**β-ラクタマーゼ阻害剤配合薬**を選択する．セフェム系経口薬は用量や吸収の問題から肺炎治療には十分でない．注射薬では肺炎球菌，インフルエンザ菌の耐性化から第3世代セフェム系であるCTRX，CTMが頻用される．

2) 非定型肺炎疑いの症例

　治療薬は，マクロライド系薬またはテトラサイクリン系薬が推奨される．**β-ラクタム系薬は非定型肺炎，レジオネラ肺炎には無効**である．**キノロン系薬はグラム陽性菌，グラム陰性菌，非定型病原体を広くカバーし，単独投与で市中肺炎の原因微生物を概ねカバーできる**が，古い世代のキノロン系薬は肺炎球菌に対する抗菌活性が不十分のためエンピリック治療には**レスピラトリーキノロン**と呼ばれる**肺炎球菌を含むグラム陽性球菌**にも抗菌活性をもつ新世代のキノロン系薬が使用される．

> **simple point**
> - 市中肺炎の4大原因菌は肺炎球菌, インフルエンザ菌, 肺炎マイコプラズマ, 肺炎クラミジアである.
> - 肺炎球菌肺炎とレジオネラ肺炎は重症化しやすい.
> - 市中肺炎の重症度判定にはA-DROPなどの指標が有用である.
> - 中等症以下の肺炎では細菌性肺炎と非定型肺炎を鑑別して, 非定型肺炎症例に有効な抗菌薬(マクロライド系, テトラサイクリン系)を選択することが重要である.

4 院内肺炎 hospital aquired pneumonia (HAP)

院内肺炎(HAP)は「入院後48時間以上を経てから発症した肺炎であり, 入院時すでに感染していたものを除く」と定義される. 市中肺炎と比較して耐性菌感染の頻度が高く, 肺炎の重症度, 死亡率が高い. 入院中に発熱, 白血球数の上昇, 膿性物分泌などの出現とともに新たな肺浸潤影の出現をみた場合に院内肺炎と診断する.

a 疫学

院内感染としての発症頻度は尿路感染症に次いで2番目に多く, 死亡の原因として最多である. 発生率は入院1,000人あたり4〜7件程度で院内感染全体の13〜18%とされる. 致命率は20〜50%とされ, 重症度の高い人工呼吸器関連肺炎(VAP)では70%との報告もある.

b 重症度判定とエンピリック治療

日本呼吸器学会成人院内肺炎診療ガイドライン(2008年版)では, 国内で実施された調査結果をもとに重症度分類(I-ROAD)(図6)を新たに設定し, 判定区分と耐性菌のリスクによってエンピリック治療に用いる推奨抗菌薬を提示している(表16). 院内肺炎では治療開始時に有効な抗菌薬が投与されなかった症例で死亡リスクが高いことから, 低リスク症例を除きエンピリック治療として耐性菌のカバーも含めた広域スペ

医療・介護関連肺炎(NHCAP)

従来市中肺炎と分類されていた患者のうち, 施設入所者や継続的に医療行為を受けている患者などでは院内肺炎に類似した原因菌プロファイルおよび死亡リスクを有することが示唆され, 市中肺炎とは独立したカテゴリとして認識されるようになった. わが国では諸外国との医療環境の違いも考慮し, 療養型病棟などの入院患者も対象として医療・介護関連肺炎(NHCAP)いう名称で独自の診療ガイドラインが公表されている. NHCAPの対象患者として
① 長期療養型病床群(精神病床含む)もしくは介護施設に入所している
② 90日以内に病院を退院した
③ 介護を必要とする高齢者, 身体障害者(performance status ≧3)
④ 通院にて継続的に血管内治療(透析, 抗菌薬, 化学療法, 免疫抑制薬などによる治療)を受けている.
が示されている.
NHCAPのカテゴリでは特に高齢者の比率が高く, 誤嚥性肺炎を考慮し嫌気性菌のカバーを意識した抗菌薬選択と, 高齢者の生理機能低下(特に腎機能)を考慮した抗菌薬投与量の設定がなされている.

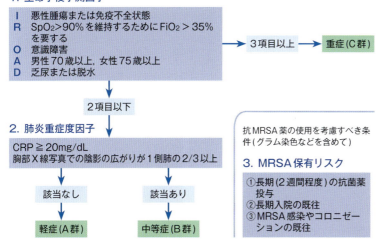

図6 院内肺炎の重症度分類（I-ROAD）
（日本呼吸器学会：成人院内肺炎診療ガイドライン）

表16 院内肺炎に対するエンピリック治療の抗菌薬選択例

A群	B群	C群
耐性菌のリスクが低い患者（緑膿菌のカバーが必要な症例はB群の抗菌薬を選択）	緑膿菌をはじめとする耐性菌のカバー	耐性緑膿菌に対する併用療法
・セフトリアキソン（第3世代セフェム） ・スルバクタム／アンピシリン（β-ラクタマーゼ阻害薬配合ペニシリン） ・パニペネム／ベタミプロン（カルバペネム）	・タゾバクタム／ピペラシリン（β-ラクタマーゼ阻害薬配合広域ペニシリン） ・イミペネム／シラスタチンまたはメロペネム（カルバペネム） ・セフェピム（第4世代セフェム）±クリンダマイシン（リンコマイシン） ・セフタジジム（第3世代セフェム）＋クリンダマイシン（リンコマイシン） ・シプロフロキサシン（ニューキノロン）＋スルバクタム／ピペラシリン（β-ラクタマーゼ阻害薬配合ペニシリン）	B群の薬剤に加えてアミカシン（アミノグリコシド系）またはシプロフロキサシン（ニューキノロン系）を併用する
MRSA感染を疑う場合は抗MRSA薬の併用 ・バンコマイシン，テイコプラニン（グリコペプチド系） ・リネゾリド（オキサゾリジノン系） ・アルベカシン（アミノグリコシド系）		

クトラム薬の投与と作用機序の異なる薬剤の併用療法が行われることが多い．漫然と初期治療薬を継続することは抗菌薬による有害事象や高度耐性菌の出現の観点から望ましくないため，原因微生物や薬剤感受性結果が判明すれば必要のない併用薬を整理し，原因微生物に適した強力かつスペクトラムの狭い抗菌薬へと切り替える **de-escalation** を実施することが重要である．

5 人工呼吸器関連肺炎 ventilator-associated pneumonia（VAP）

人工呼吸器関連肺炎（VAP）は**気管挿管・人工呼吸器開始後48時間以降に新たに発生した肺炎**である．人工呼吸管理下では肺炎発症リスクが6〜20倍に増加するとされる．感染経路としてはほとんどが経気道的と考えられており，気道への細菌侵入を予防するための種々の対策を組み合わせて実施する**VAPバンドル（表17）**が重要視されている．気管挿管後5日未満での発症を早期VAP，5日以降での発症を晩期

表17　VAPバンドルの例

- 上体の挙上
- 鎮静薬投与を毎日中断,鎮静が強すぎないかの確認
- 抜管の可否の評価
- 消化性潰瘍の予防
- 深部静脈血栓塞栓症の予防
- クロルヘキシジンによる毎日の口腔ケア

（米国医療保険改善協会（IHI），2010）

- 手指衛生を確実に実施する
- 人工呼吸器回路を頻回に交換しない
- 適切な鎮静・鎮痛をはかる．特に過鎮静を避ける
- 人工呼吸器からの離脱ができるかどうか毎日評価する
- 人工呼吸中の患者を仰臥位で管理しない

（日本集中治療医学会：人工呼吸器関連肺炎予防バンドル，2010改訂版より抜粋）

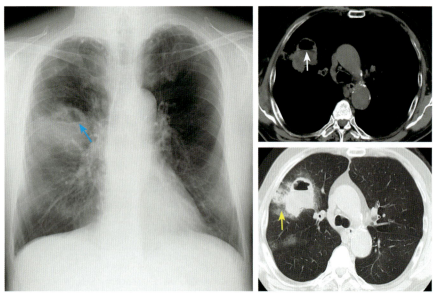

図7　肺膿瘍の画像所見

胸部X線写真（左）：右中肺野に直径5cm大の空洞性陰影を認め，ニボー像（鏡面形成）を伴っている（矢印）．
胸部CT：縦隔条件（右上）では空洞壁と比べて空洞内は低吸収であり，浸潤影は濃淡があり壊死を示唆する（矢印）．肺野条件（右下）では空洞性病変の周囲にすりガラス状濃度上昇を認めている（矢印）．胸部X線写真とCTの撮影体位の違いによって，ニボー像が移動していることにも注意．

VAPとして分類され，晩期VAPにおいては抗菌薬投与歴のある患者も多く，緑膿菌，MRSAのほか *Acinetobacter* 属や *Stenotrophomonas maltophilia* など高度耐性菌が原因となりやすい．治療方針は院内肺炎重症例と同様に広域スペクトラム薬を含む併用療法より開始し，**de-escalation** を行う．

6　肺膿瘍

肺膿瘍は細菌感染を原因とする化膿性炎症による肺組織の壊死性病変であり，壊死性肺炎や肺化膿症もほぼ同義である．通常の細菌性肺炎では肺の解剖学的構築が保たれるのに対し，肺膿瘍では肺実質が壊死に陥ることにより空洞形成や空洞内への膿貯留をきたす（図7）．

リスク因子としては糖尿病，アルコール多飲，歯周病，鎮静薬の使用，誤嚥の反復などがある．

a　症　状

細菌性肺炎と同様に急性に発熱，咳嗽などの症状を呈することが多

い．腐敗臭を伴う痰は嫌気性菌感染を示唆する．胸膜に達すると胸痛を生じやすく，膿胸を合併することもある．

b 原因微生物

市中発症例においては口腔内嫌気性菌，*Streptococcus anginosus* (*milleri*) group などの関与が多い．黄色ブドウ球菌，グラム陰性菌（肺炎桿菌など）も原因となる．大部分は経気道的に感染するが，他部位からの血行性感染もある．

c 画像診断

通常，肺内に浸潤影あるいは腫瘤陰影を呈し，空洞形成を伴うことが多い（図7）．空洞内が空気と液体で満たされるとニボー niveau 像が認められる．空洞を呈するほかの疾患［結核，放線菌症，真菌症，寄生虫感染症，悪性腫瘍，多発血管炎性（Wegener）肉芽腫症など］と鑑別する．

d 微生物学的検査

口腔内嫌気性菌の関与が多いため，喀出痰での起因菌同定は困難である．確定診断のためには経皮的肺穿刺吸引や気管支鏡下でのプロテクション付きブラシ擦過などが用いられる．

e 治 療

現在は抗菌化学療法が主体である．嫌気性菌，レンサ球菌にはβ-ラクタマーゼ阻害薬配合ペニシリン系薬，クリンダマイシンなどが用いられる．肺炎より長期（3～6週間程度）の抗菌薬投与が必要となることが多い．難治例に対してはドレナージや外科的治療が行われることもある．

---

simple point

- 院内肺炎は院内感染による死亡原因として最多である（発症頻度は2位）．
- 院内肺炎は，多剤耐性菌の関与が大きく死亡率が高い．
- 重症例には多剤併用療法で治療開始し，細菌検査の結果をみて抗菌薬を変更する．

---

7 肺炎の代表的な原因微生物と治療薬の選択

a *Streptococcus pneumoniae*（肺炎球菌，肺炎レンサ球菌）

S. pneumoniae はグラム陽性双球菌で，市中肺炎の起炎菌として最も頻度が高く，重症化することも多い（図8）．典型例では大葉性肺炎を呈する（図3）．わが国ではマクロライド系薬は耐性化が進んでおり，近年はペニシリン耐性肺炎球菌（PRSP）が急増し問題となっている．診断にはグラム染色や尿中抗原による迅速診断が有用である．治療薬は

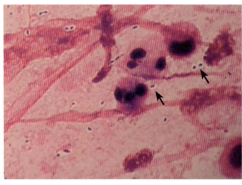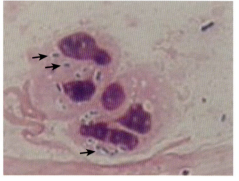

図8 肺炎球菌 *Streptococcus pneumoniae*（グラム染色）
グラム陽性，ランセット型の縦長の配列をなす双球菌で周囲に莢膜による不染像を示す．（右）好中球による肺炎球菌の貪食像．

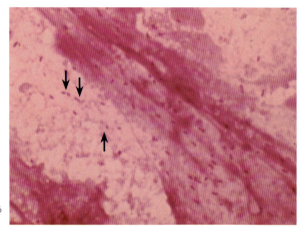

図9 インフルエンザ菌 *Haemophilus influenzae*（グラム染色）
グラム陰性の短桿菌で，球桿菌にみえることもある．また，貪食像は目立たないことが多い．

ペニシリン系（高用量），セフトリアキソン，レスピラトリーキノロン，重症例，耐性が懸念される症例ではカルバペネム系薬，バンコマイシンを用いる．

b *Haemophilus influenzae*（インフルエンザ菌）

H. influenzae はグラム陰性短桿菌であり（図9），軽症から中等症の気管支肺炎を呈することが多い．第2世代以降のセフェム系薬，ピペラシリン，ニューキノロン系薬などが有効である．アンピシリンも有効であったが，近年，わが国ではペニシリン結合蛋白（PBP）に変異をきたしたβ-ラクタマーゼ陰性アンピシリン耐性（BLNAR）株の急増が認められ，アンピシリンや第2世代セフェム系薬の有効性が低下している．

c *Moraxella catarrhalis*（モラクセラ・カタラリス）

M. catarrhalis はグラム陰性双球菌で（図10），腎臓型の形態が特徴的である．喀痰鏡検では著明な好中球貪食像がみられる．冬期を中心に発生し，重症化することは少なく，気管支肺炎のかたちをとることが多い．本菌は90％以上がβ-ラクタマーゼ産生菌である．したがって，治

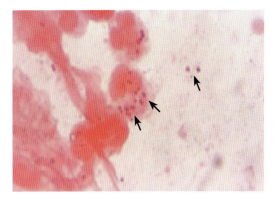

図10 モラクセラ・カタラリス
Moraxella catarrhalis（グラム染色）
腎臓型配列をなすグラム陰性双球菌で、多数の好中球による貪食像が認められる

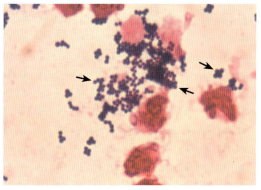

図11 黄色ブドウ球菌
Staphylococcus aureus（グラム染色）
グラム陽性、正円形の球菌がブドウの房状に配列している。形態のみで表皮ブドウ球菌との鑑別は困難である。

療にはβ-ラクタマーゼ阻害剤配合ペニシリン系薬、セフェム系薬（第2から第3世代）などを用いる。ニューキノロン系薬やカルバペネム系薬も抗菌活性は高い。

d *Staphylococcus aureus*（黄色ブドウ球菌）

*S. aureus*はグラム陽性球菌で、ブドウの房状の配列が特徴的である（図11）。元来、鼻粘膜や咽頭粘膜に常在性の高い菌である。肺炎の場合、**肺化膿症**や円形肺炎の形を呈しやすい。市中肺炎ではMSSA（メチシリン感受性黄色ブドウ球菌）、院内肺炎の場合MRSAの頻度が高い。

MSSA肺炎の治療はセファゾリン、スルバクタム・アンピシリンなどを用いる［本来はブドウ球菌治療用のペニシリナーゼ耐性ペニシリン（ナフシリンなど）が第1選択薬となるが、わが国では発売されていない］。MRSA肺炎の治療薬としては、リネゾリド、バンコマイシン、テイコプラニンが有用である。

近年、市中において院内感染でみられるMRSAと特徴が異なる**市中感染型MRSA**の増加が認められている。院内感染型MRSAよりも高い増殖力や毒素産生能力を有し、肺では壊死性肺炎の原因となる。市中感染型MRSAではテトラサイクリンやクリンダマイシンなどβ-ラクタム系薬以外の薬剤に感受性を有している場合がある。

e *Pseudomonas aeruginosa*（緑膿菌）

*P. aeruginosa*は自然環境に広く存在するブドウ糖非発酵グラム陰性桿菌（図12）で、ヒトの上気道や腸管内に定着することもあるが健常者に病原性を示すことはまれである。気管支拡張症やびまん性汎細気管支炎など持続的な下気道感染を呈する疾患では進行とともに緑膿菌の定着率が高くなり、急性増悪や肺炎の原因となる。また、免疫低下

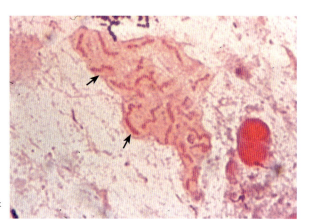

図12 ムコイド型緑膿菌
Pseudomonas aeruginosa
（グラム染色）
緑膿菌のうちムコイド型は，周囲が粘液質の膜で覆われたグラム陰性桿菌が塊状に存在することにより推定しやすい．

> **多剤耐性緑膿菌**
> 近年，カルバペネム（IPM/CS），アミノグリコシド（AMK），ニューキノロン（CPFX）の3系統に耐性を有する多剤耐性緑膿菌の増加がみられ，ますます治療が困難となっている．さらに患者の免疫力低下や低栄養などの宿主側の要因も加わり予後不良因子となる．

宿主や基礎疾患を有する高齢者などでは，抗菌薬投与によって緑膿菌やMRSAなどの耐性菌が常在菌叢と置き換わる**菌交代症**をきたしやすく，院内肺炎の原因菌として特に重要となる．緑膿菌性肺炎では患者の背景にある基礎疾患が重篤であることも多く，肺炎の急速な悪化や多発性の浸潤影を呈しやすい．緑膿菌は多くの抗菌薬に自然耐性を有するため，治療には抗緑膿菌作用を有する β-ラクタム系薬（カルバペネム系薬，セフタジジム，第4世代セフェム，ピペラシリンなど），モノバクタム系薬，アミノグリコシド系薬，ニューキノロン系薬が主に用いられる．

f *Mycoplasma pneumoniae*（肺炎マイコプラズマ）

M. pneumoniae による肺炎は 10～30 歳代と**小児から若年成人に好発**する．感染様式は飛沫感染で，家族や学校などヒトが密接に接触する集団で流行がみられる．

頑固な**咳嗽**を特徴とし，**39℃以上の高熱**を呈することが多い．白血球増多やCRP上昇は軽度にとどまることが多く，一過性の肝障害が約1/3の症例にみられる．画像診断では気管支・細気管支への炎症細胞浸潤を反映して，容積減少を伴った浸潤影や粒状影が複数の肺葉にわたって存在することが多い．また気管支肺動脈周囲間質陰影の拡大（気管支壁の肥厚像）もよく認められる．診断は臨床・画像所見，マイコプラズマHAが急性期と回復期のペア血清で4倍以上，寒冷凝集素の上昇などで総合的に行う．

治療には**マクロライド系薬**，**テトラサイクリン系薬**，または**ニューキノロン系薬**を用いる．近年，マクロライド耐性菌の分離頻度が増加している．

g *Legionella* spp.（レジオネラ）

レジオネラ肺炎の8割強が *Legionella pneumophila* により引き起こされ，その多くは血清型1によるが，ほかの血清型による肺炎も認められる．肺炎全体の数パーセント以内と頻度は高くないが重症化し

やすいため注意が必要である．感染はレジオネラを含有したエアロゾルの吸入による．**冷却塔水・給湯給水タンク**，**循環式浴槽**，**循環式温泉**などが感染源となり，集団感染もみられる．本症の危険因子として，糖尿病，悪性腫瘍，慢性心・肺疾患，腎不全，細胞性免疫不全，喫煙などがある．症状は，**悪寒**，**高熱**，**倦怠感**，**頭痛**，**筋肉痛**などが先行し，乾性咳嗽，喀痰，呼吸困難，胸痛などが認められ，消化器症状（下痢・嘔吐）や中枢神経症状（意識障害）を伴うこともある．画像所見は多様で，重症例では急激に両側性の多発浸潤影へと進行し呼吸不全を呈する．検査所見では，肝機能異常，低ナトリウム血症，高クレアチンキナーゼ血症，血尿などが認められ，病状の進行は急速で，重篤感が強いことが多い．

迅速診断として**尿中抗原検出**が有用であるが，血清型1のみしか診断できないので注意を要する．

治療はニューキノロン系注射薬が第1選択で，代替薬としてはマクロライド系注射薬とリファンピシンの併用療法をする．

h *Chlamydophila*（*Chlamydia*）*pneumoniae*（肺炎クラミジア）

C. pneumoniae は，飛沫感染によりヒトからヒトへ伝播する．家族内感染や集団内流行は小規模で，小児のみならず高齢者（65歳以上）の感染も多い．

乾性咳嗽はほぼ必発で遷延傾向がある．発熱は中等度で，白血球増多や炎症所見上昇も比較的軽い．重症化する症例は少ない．

治療はテトラサイクリン系薬，マクロライド系薬，またはニューキノロン系薬を用いる．

i *Chlamydophila*（*Chlamydia*）*psittaci*（オウム病クラミジア）

オウム病は，*C. psittaci* による人獣共通感染症で，主にトリの排泄物中の菌体を吸入して感染する．問診でトリ（インコ，ハト，オウム）との接触歴やトリの死や病気について聴取することが重要である．

感染後1～2週間の潜伏期の後，突然の発熱（38℃以上），乾性咳嗽，頭痛，全身倦怠感，筋肉痛，関節痛などが出現．比較的徐脈や中等度の肝機能障害を呈することが多い．診断は問診，臨床症状，血清抗体測定（補体結合反応）で行う．

治療はテトラサイクリン系薬が有効である．

8 ウイルス性肺炎

インフルエンザウイルス，アデノウイルス，RSウイルス，水痘・帯状疱疹ウイルスなどさまざまなウイルスが肺炎の原因となる（**表18**）．近年のPCR法を用いた調査では市中肺炎症例の約30％にウイルス検出を認めたとの報告もあるが，気道系ウイルスは健常者でも検出されることがあるため病態にどの程度関与しているかなど未解明の点も多い．臨床ではウイルスの病因診断を実施することは迅速診断法が利用できる一

表18 肺炎の原因となる主なウイルス

- インフルエンザウイルス
- パラインフルエンザウイルス
- RSウイルス
- アデノウイルス
- ヒトメタニューモウイルス
- SARSコロナウイルス
- その他のコロナウイルス
- ハンタウイルス
- 鳥インフルエンザウイルス
- 水痘・帯状疱疹ウイルス

部のウイルスを除いてまれである．治療についてもインフルエンザウイルス，ヘルペスウイルス属以外のウイルスに対しては有効な抗ウイルス薬が存在しないため，呼吸管理などの対症療法が中心となる．細菌との混合感染がみられる場合には細菌感染に対して抗菌薬が投与される．

a インフルエンザウイルス肺炎

インフルエンザ罹患によって発症する肺炎には大きく分けて①インフルエンザウイルスそのものによる純粋なウイルス性肺炎，②インフルエンザ罹患後に続発する細菌性肺炎，③**インフルエンザウイルス肺炎**と細菌性肺炎の合併の3つに分類される．インフルエンザウイルスに対してはノイラミニダーゼ阻害薬などの抗インフルエンザ薬が投与される．

E 結核と非結核性抗酸菌症（抗酸菌感染症）

抗酸菌 *Mycobacterium* は，細胞壁にミコール酸を含有するためフクシンなどの塩基性色素で染色されにくいが，**石炭酸（フェノール）の存在下では強く赤色に染色され，染まった細菌を塩酸アルコールなどの酸で脱色を試みても脱色されない特徴をもつ**．脱色されたその他の菌はその後メチレンブルー染色で青色に染まる．抗酸菌は，**結核菌群**（*Mycobacterium tuberculosis*：ヒト型結核菌，*M. bovis*：ウシ型結核菌など），**らい菌**，**非結核性（非定型）抗酸菌**に分けられる．

1 結　核 tuberculosis

a 日本の現状

わが国の結核罹患率（人口10万人あたりの年間患者発生件数）は2013年に16.0で，多くの先進国の4倍以上のレベル（米国は3.4）である．わが国ではいまなお年間2万人余り（2013年 20,495人）の新規患者が発生している（図13）．

新規結核登録患者の半数以上が70歳以上であり，その割合は増加傾向にある．この世代は，結核が国民病といわれていた高まん延時代を経験し，濃厚に感染を受けているため発病のリスクが高い．

罹患率の低下傾向は，1960～1970年代には対前年比ほぼ11%減ときわめて順調であったが，この傾向は1980年以降鈍化し，1997年には43年ぶりに罹患率の増加を認め，1999年厚生省（当時）が「結核緊急事態宣言」を出すに至った．その後再び減少に転じたが，低下率は3～5%程度である．低下率鈍化の主因は人口の高齢化であるが，高齢患者から若い世代への感染，発病を引き起こしている面もある．20歳代の若年層では，外国籍結核患者の割合が増加傾向にあることも注意を要

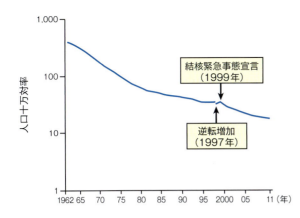

図13　結核罹患率の推移（全結核）
（厚生労働省健康局：結核登録者情報調査年報集計結果（概況），2011）

する．

b 世界の現状

世界の総人口の約3分の1（20億人）が結核に感染しており，毎年約900万人が新たに発病し，180万人が死亡している．その多くはアジア，アフリカ，中東，中南米の発展途上国である．また，HIV感染者の3分の1が結核を発病しており，HIV感染者の増加が結核のまん延を加速させている．

> **simple point**
> - わが国における新規結核患者はいまなお年間約2万人余りである．
> - 結核患者の半数以上は70歳以上の高齢者である．
> - 高齢化の中，結核罹患率低下の鈍化がみられる．

c 感染の様式

結核菌は直径0.3～0.4μm，長さ2～4μmの棍棒状の形をしている．結核の感染は，くしゃみや咳嗽により患者が飛び散らすしぶき（飛沫）を直接吸い込んで感染するのではなく，飛沫の水分が蒸発し，飛沫核である結核菌を吸い込むことによるヒトからヒトへの**飛沫核感染（空気感染）**である（**図14**）．くしゃみ，咳嗽にて飛沫核が空気中を漂い，最も小さな飛沫核ならば数時間も空中に飛散する．そして結核菌が終末細気管支または肺胞まで到達してはじめて感染が成立する．

結核対策を考える上で重要なことは，「感染」と「発病」を明確に区別することである．感染が成立しても80～90％の患者は発病しない．

結核感染のリスク因子を下記にあげる．

1）患者要因

①排菌状況

喀痰結核菌塗抹陽性ならば，喀痰中に大量の結核菌を含んでおり，最

も感染に影響する．喀痰結核菌塗抹陰性，培養陽性ならば，感染性は塗抹陽性例の1/5程度となる．

②症　状

咳嗽が強ければ排菌が多くなり，感染のリスクが高くなる．

2) 被感染者の状況

結核菌感染の既往があれば，再感染は一般的にないので，結核の感染を受けるのは未感染者である．

副腎皮質ステロイドの使用，糖尿病，腎疾患，担癌状態，HIV感染，胃切除後，アルコール依存症，生物学的製剤（抗TNF-α抗体など）の使用においては，結核に感染しやすくなる．

3) 環境条件

結核菌は紫外線にて容易に殺菌される．したがって換気の悪い密閉された空間では感染のリスクが高くなる．

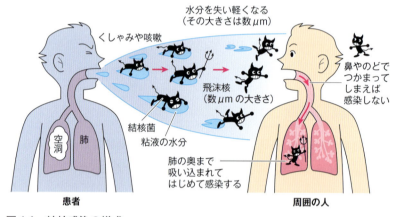

図14　結核感染の様式

（公益財団法人結核予防会：結核の常識2012）

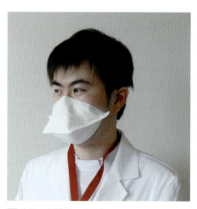

図15　N95マスク

医療スタッフは，N95マスクを装着し空気感染を防ぐ．装着すると空気の通りが悪いため（フィルター機能が高いため）呼吸が重くなる．

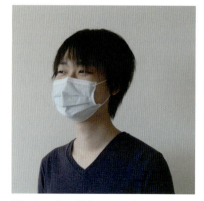

図16　サージカルマスク

患者はサージカルマスクを着用し，飛沫が散布されるのを防ぐ．

4) 予防対策（結核患者の外来あるいは入院患者）

結核菌は，患者の咳嗽・くしゃみによって生じる飛沫核により，ヒトからヒトへ感染（飛沫核感染，空気感染）することから，肺結核が疑われる患者が受診した場合は，医療従事者は，**N95マスク**を使用して診療にあたる．患者には**サージカルマスク**を着用させる（図15，16）．

> **N95マスク**
> 0.3μm以上の粒子を95%以上カットするマスクで空気感染を予防する．

simple point

- 結核の感染様式は飛沫核感染（空気感染）である．
- 感染と発病を明確に区別すべきである．
- 喀痰結核菌塗抹陽性患者は他者への感染のリスクが高く，感染対策の上で最も重要である．そのほか咳嗽の有無，被感染者の状況なども考慮する．
- 感染対策として医療従事者はN95マスクを使用し，患者にはサージカルマスクを着用させる．

d 一次結核と二次結核

1) 一次結核

一次結核とは，はじめて**結核菌** *Mycobacterium tuberculosis* に感染したときの病態である．主に中下肺野の胸膜直下に**初感原発巣**が形成され，その後まもなく菌は**マクロファージ**により**所属リンパ節**に運ばれ**T細胞**に**抗原提示**を行い，T細胞を中心とした**特異免疫応答**が起こることによりリンパ節にも同じ病巣が形成される．この初感原発巣と所属リンパ節病巣は厳密な対をなしており，**初期変化群** primary complex（図17）と呼ぶ．これらの変化は非常に小さく胸部X線写真で必ずしもとらえられない．

この一次結核が拡大する症例があり，感染巣は空洞化を伴う浸潤陰影に加え，肺門・縦隔リンパ節の腫大が生じる（初感染発病，図17）．リ

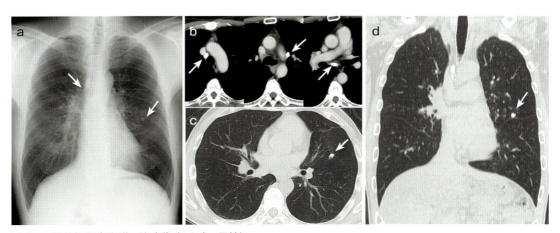

図17　結核初期変化群の治癒像（52歳，男性）

胸部X線写真（a）：左中肺野に境界明瞭な単発性の小結節（矢印）および縦隔リンパ節の石灰化（矢印）を認める．CT縦隔条件（b）：#4R，#5，#7リンパ節の石灰化を認める（矢印）．CT肺野条件（c, d）：左上葉に約1cm大の石灰化巣を認める．葉間胸膜（主裂）直下に存在している（矢印）．

ンパ行性転移により胸膜腔に結核菌が進入すると結核性胸膜炎となる．さらに血行性全身播種をきたし，粟粒結核を合併することがある．

2）二次結核

二次結核は，小児期に肺に取り込まれていた結核菌が再燃性に発症する病態をさす（**既感染発病**）．若い頃，結核が流行していた世代の人は，結核にすでに感染している人が多く，加齢や糖尿病，大きな手術などで体力・抵抗力が低下したときに，眠っていた菌（持続生残菌）が目を覚まし，発病しやすくなる．人口の高齢化に伴って，高齢者の結核の割合が増加傾向にある．また，まれではあるが新たな菌に再び感染し発病するケースもある（再感染発病）．

e 症状・身体所見

発熱，全身倦怠感，寝汗，体重減少，喀痰，血痰などが認められる．

身体所見では，coarse crackles，rhonchi などが聴取されるが，所見がないこともある．

> **simple point**
> ● わが国の結核患者の多くは二次結核（既感染発病）の形式をとる．

f 発病診断

1）画像診断

胸部 X 線写真では，**浸潤影**，**空洞形成**，瘢痕形成（肺門の挙上，葉間胸膜の挙上など）が**肺尖部・上葉背側・下葉背側（Seg 1，2，6）**を中心に観察される（図18）．

CT では，**空洞病変**とその周囲の**浸潤病変**（均一な変化），さらにその周囲には分岐状の陰影を呈する**小葉中心性病変**（**小葉中心性粒状影 tree-in-bud appearance**）を認め，それらの変化が両側肺を含め散在性に認められる特徴をもつ（図18）．

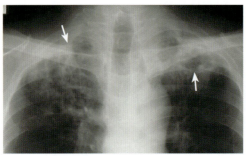 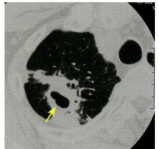

図18 肺結核の典型例
胸部X線写真にて両側肺尖部に浸潤影と空洞を認める．CTは右肺尖部を示し，背側に浸潤影と内部に空洞を認める．

2) 細菌学的診断

　抗酸菌を証明するため, 喀痰を3日連続で, **Ziehl-Neelsen染色**(図19)や**オーラミン染色**(**蛍光染色法**)にて検鏡(評価法は表19)するとともに培養する. また, 喀痰が採取できない場合は, **早朝の空腹時の胃液**から**抗酸菌の塗抹検査**(**検鏡**)と**培養**をすることで検出・同定できることがある.

　塗抹検査では結核菌の同定(結核菌か非結核性抗酸菌か)ができないため, 培養検査または検体から直接**核酸増幅法**(**PCR法**)にて結核菌を証明する必要がある.

　培養検査は一般に**小川培地**が用いられるが, 同定までに通常4～8週間を要するため, 治療, 感染対策に支障をきたしていた. 近年, **液体培地**(**MGIT法**:*Mycobacteria* growth indicator tube法)が使用されるようになり, 2週間程度で同定が可能で, 培養検査の迅速化がもたらされた. また**PCR法**の登場により, 数時間で結核菌と非結核性抗酸菌である**MAC**(*Mycobacterium avium* complex:後述)との鑑別が可能となった.

　胸部異常陰影にて結核を疑いながらも喀痰・胃液にて結核菌を検出することができず診断困難な場合は, 気管支内視鏡にて生検あるいは気管支肺胞洗浄(BAL)を行い, 組織診断, 結核菌の塗抹・培養検査を行う. 組織の特徴は乾酪性肉芽腫である. 乾酪壊死周囲にラングハンスLanghans巨細胞や, 類上皮細胞がみられる.

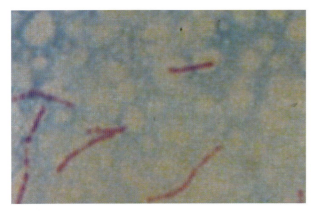

図19　Ziehl-Neelsen染色により赤色に染まった抗酸菌(結核菌)
1,000倍

表19　鏡検における新しい検出菌数記載法

記載法	蛍光法(200倍)	Ziehl-Neelsen法 (1,000倍)	備考* (ガフキー号数)
−	0/30視野	0/300視野	G0
±	1～2/30視野	1～2/300視野	G1
1+	2～20/10視野	1～9/100視野	G2
2+	≧20/10視野	≧10/100視野	G5
3+	≧100/1視野	≧10/1視野	G9

*相当するガフキー号数.
(日本結核病学会抗酸菌検査法検討委員会:結核菌検査指針2007, 結核予防会, p29, 表3-1)

> **simple point**
> - 結核の発病診断は、喀痰などの検体から結核菌を証明することが重要である.
> - 結核菌を同定するためには、培養検査が重要である.小川培地で4～8週間の時間を要する.迅速培養検査法として液体培地（MGIT法）では、2週間で同定できる.PCR法による核酸増幅検査では、数時間で同定できる.

g 感染診断

1）PPD（purified protein derivative：精製ツベルクリン蛋白）による皮内反応テスト（ツベルクリン反応）

ツベルクリン反応（ツ反）の計測方法には、発赤の判定方法と、硬結による判定方法がある（従来わが国では発赤の判定を行ってきたが、国際的には硬結の判定を行っており、判定方法に整合性がとれていない）. 発赤は最大径を、硬結は腕の軸方向に直行する方向の径（横径）をmm単位で測定し、それぞれ48時間後、72時間後に記録する. わが国におけるツ反の判定を複雑にする最大の因子は**BCG**（結核予防ワクチン）接種である. すなわち、ツ反陽性が結核感染によるものか、BCGによるものかの鑑別は困難である.

ツ反の結果に基づく措置のために基準（**表20**）が示されている. 有意の反応の判定基準に該当する場合は結核感染の可能性があるが、明確に結核感染を診断できる精度の高い検査法ではないことを考慮する.

2）結核菌特異的全血インターフェロン-γ遊離測定法 interferon-γ release assay（IGRA）

患者末梢血に結核菌特異的蛋白を加え刺激し、放出されるインターフェロンγ（IFN-γ）の程度を測定する検査法がIGRAである. わが国ではクォンティフェロン® TBゴールド（QFT-3G）とT-SPOT® TBが承認されている.

QFT-3Gは、ヒト型結核菌特異的蛋白であるESAT-6, CFP-10, TB 7.7をペプチドの抗原として患者末梢血に加え、遊離されるIFN-γを測定する. ヒト型結核菌の感染があればIFN-γが上昇する. BCGはこれらの抗原をもたないため、IGRAはBCGの影響を受けない利点がある. 結核の感染診断において感度90%, 特異度98%と高い診断率を示して

BCGについて

BCGとはウシ型結核菌 *Mycobacterium bovis* を継代培養し弱毒化したものである. BCG接種により結核の感染予防が期待されるが、その評価は以下にまとめられる.
① BCGが結核免疫を付与することは確実であるが一定の限界がある.
② しかしBCG接種により菌の転移はかなり抑えられる.
メタアナリシスの結果から、小児の髄膜炎、粟粒結核症は60～80%抑制されると考えられる（→これが乳児にBCGを接種する根拠である）.
このような観点から、わが国におけるBCG接種は生後1歳に達するまでに行うこととされている（予防接種法施行令の一部を改正する政令, 2013）.

表20　有意のツベルクリン反応の判定基準

		接触歴*	
		なし	あり
BCG接種歴	なし	硬結15mm以上または発赤30mm以上	硬結5mm以上または発赤10mm以上
	あり	硬結20mm以上または発赤40mm以上	硬結15mm以上または発赤30mm以上

*原則として喀痰塗抹陽性患者との接触とする. ただしそれ以外でも感染性と考えられる患者との接触を含む.
（日本結核病学会予防委員会：今後のツベルクリン反応検査の暫定的技術的基準. 結核 81：387-391, 2006）

おり，優れた検査法である．しかし，*M. kansasii* などの非結核性抗酸菌の一部も陽性となる．また，結核の既感染率の高い高齢者においては，IGRA 陽性が必ずしも最近の感染ありとは判断できない点も十分考慮する．

> **simple point**
> - わが国では，BCG 接種歴のある患者が多く，その症例はツベルクリン反応が陽性になることから結核感染診断には一定の限界があった．
> - 結核菌特異的全血インターフェロンγ遊離測定法（IGRA）は，成人における結核感染に対して精度の高い検査法である．
> - ツベルクリン反応や IGRA では発病しているかどうかの判定はできない．

2 特殊な結核

a 結核腫 tuberculoma

結核腫は，結核の病巣が硬化するときに収縮凝集して腫瘤状になることにより認められるものである（図20）．肺癌との鑑別が重要であるが，その発生過程で炎症瘢痕が腫瘤にとり残されるために，腫瘤の周囲に**散布巣 satellite lesion（衛星病巣）**があり，結核腫の周囲の気管支が拡張していることがある．この気管支病変は結核の病巣の特徴でもある（腫瘍の場合は，気管支の肥厚とともに内腔が狭小化するが，炎症の場合は一般的に拡張する）．結核腫の中には，まったく散布巣がないこともあり，散布巣のないことにより結核を否定する根拠とはならない．

b 粟粒結核 military tuberculosis

結核菌の血行性全身播種による結核で，1～2 mm の**黄色肉芽腫**が全身臓器に認められる．発熱，寝汗，食欲不振，体重減少などの全身症状が認められる．身体所見では，肝臓・脾臓の肥大，リンパ節腫大が認められ，**眼底検査にて 30% に脈絡膜結節**が認められる．診断は，胸部

> 臨床的に慢性の炎症があり，化膿性病変が存在し一般細菌のない状態（無菌性膿瘍，無菌性膿尿）の場合は，結核を考える必要がある（尿路結核，骨関節結核）．
> 結核はほとんどの臓器において，すべての年代に感染・発症するために，すべての臨床家が認識しておくべき疾患である．

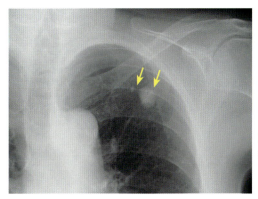

図20 結核腫（80歳，女性）
左肺尖部に非常に濃度が高く石灰化が示唆される約 1 cm の結節およびその内側に 1 mm の結節があり散布巣 satellite lesion と考えられる．結核腫であり 30 年以上にわたり変化がない．早期は肺癌（腺癌）との鑑別が困難なことがある．

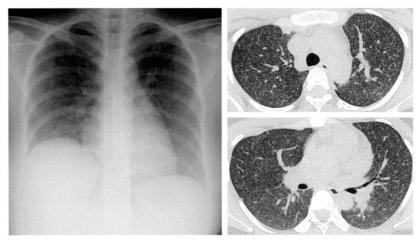

図21　粟粒結核の肺病変（28歳，女性）
胸部X線写真（左）で全肺野びまん性に微細な粒状影を認める．高分解能CT（右）にてびまん性粒状影は無数にみられランダムパターンの分布を示す（総論第1章図32，27頁参照）．

X線写真にて**粟粒大の結節がびまん性（全肺野）**に認められる（図21）．ただし，病初期では胸部X線写真で認められないこともある．ツベルクリン反応は約半数で陰性である．80%の患者で喀痰塗抹検査にて抗酸菌が陰性であるために，確定診断には，**気管支肺胞洗浄（BAL），経気管支肺生検（TBLB），肝生検，骨髄穿刺**にて，**結核菌の検出**ならびに**結核結節を病理診断**する必要がある．副腎皮質ステロイドや免疫抑制薬を長期内服している膠原病，透析中，AIDSなどの基礎疾患をもつ患者に発症しやすい．

c 結核性胸膜炎 tuberculous pleurisy

結核性胸膜炎の症状としては発熱，咳嗽，胸背痛がみられる．胸水は滲出液で，リンパ球優位で80%以上を占めることが多く，**ADA（adenosine deaminase）は50 IU/L以上の高値**を示すことが多い．結核菌の検出率は比較的低く25%程度である．またPCRなどの核酸増幅法においても偽陰性が40%程度認められる．胸膜生検では結核結節や細胞浸潤を25〜75%に認め，組織の抗酸菌培養にて90%以上が陽性という報告もある．

d 脊椎カリエス（結核性脊椎炎）

椎間板から破壊が始まるため**脊椎の破壊は椎間板に接する部分の脱灰**が起こる．進行すると脊髄を圧迫し，しびれや筋力低下をきたす．また，膿汁が流注膿瘍として腸腰筋に沿って尾側に流れ，大腿に膿瘍をつくることがある．

> **simple point**
> - 結核性胸膜炎は，胸水中より結核菌を証明できない場合が多く，リンパ球増多，ADAの上昇，結核感染の可能性などを総合的に判断し診断する場合がある．

菌量
空洞では10^8，被包乾酪巣では$10^2 \sim 10^3$

結核菌には抗結核薬に対する自然耐性菌が認められる．その割合はおおよそ $\dfrac{1}{10^6}$

抗結核薬を2剤使用すれば2剤に対する自然耐性の割合は $\dfrac{1}{10^{12}}$

抗結核薬を3剤使用すれば3剤に対する自然耐性の割合は $\dfrac{1}{10^{18}}$　菌量が10^{18}ないと耐性菌は認められない

図22　多剤療法を行わなければならない理由

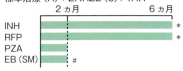

標準治療（A）：2HRZE（S）/4HR

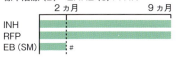

標準治療（B）：2HRE（S）/7HR

図23　初回治療例の標準的治療法
(A) 法：INH＋RFP＋PZAにEB（またはSM）の4剤併用で2ヵ月間→INH＋RFPで4ヵ月間．
(B) 法：INH＋RFP＋EB（またはSM）の3剤併用で2ヵ月間→INH＋RFPで7ヵ月間．
原則として (A) 法を用い，PZA使用不可の場合に限り (B) 法を用いる．
＃：初期強化期のEB（SM）は，INHおよびRFPに薬剤感受性であることが確認されれば終了する．
＊：重症結核（粟粒結核，中枢神経系，広範空洞型など），結核再発，じん肺，糖尿病，HIV感染症など免疫低下をきたす疾患，副腎皮質ステロイドなど免疫低下をきたす治療時には維持期治療を3ヵ月延長する．
（日本結核病学会：結核診療ガイドライン，第2版，p80，南江堂，2012）

3　結核の治療

　結核菌は一定の割合で抗結核薬に対する自然耐性を有している．結核菌は空洞内に大量に存在し，空洞内の結核菌量は10^8に及ぶとされており（図22），単剤治療では耐性菌が殲滅されず治療が失敗する．したがって結核治療の原則は**多剤併用療法**で一定の期間を設定して投与する（図23）．菌量の少ないことが想定される潜在性結核の治療（後述）を除き，決して単剤による治療を行ってはならない．

表21 主な抗結核薬の作用機序，副作用，注意事項

薬剤	作用機序	副作用	注意事項
イソニアジド INH (isoniazid)	ミコール酸の生合成を阻害し，抗酸菌の細胞壁合成阻害作用を有する．増殖中の菌には殺菌的に働き，増殖期でない菌には静菌的に働く	肝障害，皮疹，顆粒球減少，末梢神経炎	肝障害（RFPとの併用で多く出現する）
リファンピシン RFP (rifampicin)	RNA合成阻害作用により，細胞内，あるいは細胞外の菌を殺菌する	肝障害，消化器症状	肝ミクロゾーム酵素の誘導により薬物代謝を早める（ワルファリン，プレドニゾロン，ジゴキシン，シクロスポリンなど）
エタンブトール EB (ethambutol)	増殖中の菌を静菌的に抑制する作用をもつ	球後視神経炎（視力低下，視野欠損，色覚異常）	回復に時間を要するため，未然に防止するための眼科的検査を怠ってはならない
ストレプトマイシン SM (streptomycin)	リボソームの蛋白合成阻害により，細胞外で増殖中の菌に殺菌的に作用する	第8脳神経障害（めまい，ふらつき，耳鳴り，難聴），腎障害	発見の遅れにより非可逆的になる．高齢者は注意
ピラジナミド PZA (pyrazinamide)	壊死巣，細胞内などの酸性の環境で殺菌的に働く	肝障害，高尿酸血症	肝障害のある患者，80歳以上の高齢者，妊婦は使用を避ける

DOTS (directly observed treatment, short-course)
直接監視下短期化学療法：観察のもとに患者に薬を服用させることにより，服薬コンプライアンスを保ち，結核患者の治療成功率を高める戦略のこと．

多剤併用療法に使用される薬剤の作用機序，副作用を**表21**に示す．副作用については治療が9ヵ月にわたるものがあるため定期的なチェックが必要である．

結核治療の基本は計画された薬剤が予定された期間確実に継続投与されることであり，医療側には計画どおり治療を完遂するためのDOTSという特別な指導も求められている．

simple point

- 結核菌は抗結核薬に対する自然耐性を有するため，治療の基本は多剤併用療法である．
- 結核治療で最も重要なことは多剤併用療法を行い，服薬コンプライアンスを保つことである．そのためにDOTSの導入が重要である．
- 抗結核薬の副作用：INH，RFP，PZAは肝障害，さらにINHは顆粒球減少，皮疹，末梢神経炎，EBは球後視神経炎，SMはふらつき，難聴がある．

4 結核の発病予防

結核感染後の発病リスク低下を目的とした化学予防を，**潜在性結核感染** latent tuberculosis infection (LTBI) **治療**という．通常**INHの単独治療を6〜9ヵ月間**行う．活動性結核と比較して菌量が少ないため，単剤治療が可能である．発病予防効果は，6ヵ月投与で50〜70%との報告がある．

対象は結核の感染が明らかで，感染後1年未満の者，糖尿病，HIV感染，じん肺の合併，副腎皮質ステロイド，生物学的製剤の使用，透析，腎機能不全のある患者，臓器移植患者である．

化学予防の適応を決定するにあたっては，問診，胸部X線検査（必要

に応じて過去の所見との比較や結核菌検査，CT 検査なども含む）などで，注意深く活動性結核を除外する．なお，化学予防の対象者に対しては，確実に服用がなされるよう十分な配慮を行うことが重要である．

5 感染症法と結核

2007 年 4 月，50 年ぶりにわが国の結核政策の基本であった結核予防法が廃止され，感染症法に統合された．そのポイントを以下に示す．

①「**入院勧告**」により感染隔離を目的とした入院措置を行う（勧告に応じない場合は強制的な入院措置が可能）．

②**入院対象となる患者**：基本は他者への感染のリスクが最も高い**喀痰塗抹陽性患者**である．そのほか喀痰塗抹陰性でも喀痰以外の検体（胃液や気管支肺胞洗浄液）が塗抹陽性であるか，あるいは喀痰を含めた検体の培養陽性または核酸増幅法（PCR 法）検査陽性の患者で，激しい咳嗽などの呼吸器症状があり，**他者への感染のおそれがあるもの**，外来治療では規則的な服薬が守れない可能性のある患者も入院対象としている．

③結核は 2 類感染症に分類された（その他の 2 類感染症は急性灰白髄炎，ジフテリア，SARS，鳥インフルエンザ）．**結核患者発生の場合，保健所への届出は診断後直ちに行う**．ちなみに診断後直ちに届出が必要な疾患は，1 類から 4 類感染症までである．

> **simple point**
> ● 結核患者発生の場合，保健所への届出は診断後直ちに行う．

6 非結核性抗酸菌症 non-tuberculous mycobacterial infection

非結核性抗酸菌 non-*tuberculous Mycobacteria*（NTM）は，土壌や水などに存在する環境棲息菌で，結核菌よりも病原性が弱く，ヒトからヒトへの感染もないと考えられている．肺のみならず皮膚，骨，関節，リンパ節に感染を起こすが，AIDS や免疫不全のある症例では血行性に播種性全身感染を起こす．

Mycobacterium avium, *M. intracellulare*（この 2 つを合わせて，*Mycobacterium avium* complex：MAC と呼ぶ）（約 70%），*M. kansasii*（非結核性抗酸菌症の約 10〜20% を占め，患者の約 9 割は男性）が主な起炎菌である．

肺 MAC 症は，2 つの病型があることが知られている．1 つは空洞を有して上肺野優位に分布する結核に類似した「**線維空洞型**」であり，患者の大部分は男性である．もう 1 つの病型は，中葉・舌区を中心として気管支拡張があり，拡張気管支の支配領域に**小葉中心性小結節影**が散布する「**結節・気管支拡張型**」である（**図 24**）．この病型は中高年の女

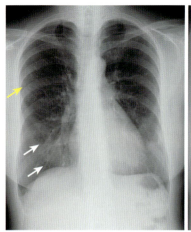
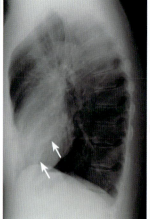
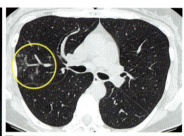
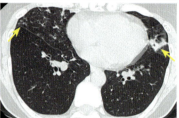
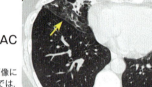

図24　結節・気管支拡張型非結核性抗酸菌症（中葉舌区型MAC症）の胸部X線写真およびCT

胸部X線写真正面像では両側下肺野に不整形陰影を認め（白矢印），その病変は側面像にて心陰影と重なっている．また，右上肺野にも粒状影を認めている（黄矢印）．CTでは，右上葉Seg 3に小葉中心性粒状影，小結節影が散在している（黄円）．中葉・舌区に小葉中心性粒状影，気管支拡張，容積減少を伴う浸潤影を認める（黄矢印）．

性に多く，進行は緩徐で，咳嗽・痰・発熱の症状に乏しく，検診で発見されることも多い．現在わが国で診断する肺MAC症の90％以上は結節・気管支拡張型である．

　非結核性抗酸菌症は，結核に比し有効な薬剤が少なく，完治は困難なことが多い．治療は**CAM（クラリスロマイシン）**高用量・**RFP・EB**の3薬剤による長期間の多剤併用療法が基本であり，必要に応じてSMやKM（カナマイシン）の併用を行う．

　M. kansasii による肺感染症は，結核に類似した画像を呈することが多い．薬剤治療効果が最も高い肺非結核性抗酸菌症である．INH・RFP・EBの3剤併用（1～1年半治療）にて完治が期待できる．

simple point

- 非結核性抗酸菌症は近年増加傾向にある．
- ヒトからヒトへの感染はない．
- 起炎菌はMAC, *M. kansasii* の順に多い．
- MAC症は中高年以降の女性で，中葉舌区に気管支拡張を伴う症例が多く，難治性である．一方，*M. kansasii* による肺感染症は治療による完治が期待できる．

F 肺真菌感染症

　呼吸器内科領域は血液疾患領域とともに深在性真菌症を経験することが多い領域である．一般的に**肺真菌感染症**は何らかの免疫低下など基礎疾患をもつ者に発症することが多く，医療の進歩に伴い，その罹患および死亡が増加している．なお，ニューモシスチス肺炎については「G 日和見感染症」で解説する．

1 肺アスペルギルス症 pulmonary aspergillosis

　アスペルギルス属は**糸状菌**で隔壁をもち，45°の分岐角で分岐する分枝状構造をもつ．環境中にも多数存在している．アスペルギルス症のうち約9割が *Aspergillus fumigatus* によるもので，*A. niger*, *A. terreus*, *A. flavus*, *A. clavatus* などがヒトに対して病原性を示す．

　肺アスペルギルス症には**肺アスペルギローマ**，**慢性壊死性肺アスペルギルス症（CNPA）**，**侵襲性肺アスペルギルス症（IPA）**，および**アレルギー性気管支肺アスペルギルス症（ABPA）**の4つの病型がある（表22）．これらの病型は既存の肺病変の有無に加え，患者の免疫状態が深く関連している．

表22　肺アスペルギルス症の病型

- 肺アスペルギローマ
- 慢性壊死性肺アスペルギルス症（CNPA）
- 侵襲性肺アスペルギルス症（IPA）
- アレルギー性気管支肺アスペルギルス症（ABPA）

a 肺アスペルギローマ pulmonary aspergilloma

1）臨床像

　既存の肺の空洞性・嚢胞性病変に**菌球 fungus ball** を形成するのが特徴である．多くは無症状で経過し，胸部X線写真にて偶発的に，あるいは血痰を契機に発見されることが多い．既存の肺病変として，結核による空洞（最多），気管支拡張症，気管支囊胞およびブラ，サルコイドーシス，肺線維症，肺癌などの悪性腫瘍および肺梗塞などがある．

2）診　断

①画像診断（図25）

　典型例では空洞壁と菌球の間隙に存在する空気の透亮像が三日月状を呈する **air crescent sign**（もしくはメニスカスサイン）を伴う空洞性腫瘤として認められる．胸部X線写真では不明瞭でもCTで菌球の存在が明らかとなる症例もある．

　鑑別診断としては血腫，悪性腫瘍，膿瘍，寄生虫囊胞および多発性血管炎性（Wegener）肉芽腫症などがある．ただし，アスペルギローマはこれらの病変と共存していることがあるので注意を要する．

②喀痰検査

　Aspergillus 属の検出は，アスペルギローマの約半数では陰性である．

③血清アスペルギルス特異抗体

　多くの症例で陽性となるが，*A. fumigatus* 以外の菌種によるものや，

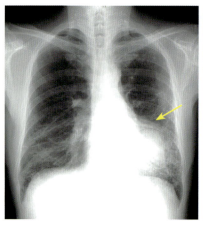 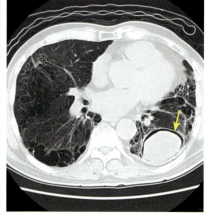

図25 囊胞内に生じたアスペルギローマ
胸部X線写真（左）にて左下肺野に心陰影と重なる菌球像（メニスカスサイン）を認める．CT（右）にても心背側に菌球を認める．

免疫低下患者では偽陰性となりうる．
④気管支鏡による生検・ブラシ・洗浄
　菌体の検出に有用であるが，検査時に出血を起こしやすいので注意を要する．

3）治　療

　外科的治療が考慮されるが，手術関連死亡率が比較的高いという問題がある．薬物療法においては抗真菌薬の全身的投与が有効であるという確実なエビデンスは得られておらず，また，抗真菌薬の吸入や経気管支的注入による治療も一定の成績は得られていない．

　喀血をきたした場合，軽症例では安静，酸素吸入，鎮咳薬および止血薬投与，体位ドレナージなどによる保存的治療が有用である．側副血行路の形成が高度であるため気管支動脈造影による塞栓術で喀血を制御することは困難な場合が多い．大量喀血では緊急手術を考慮する．

4）予　後

　大多数の症例では病変は不変であるか，年単位の経過で進行する．大量喀血では致命的となる（喀血による死亡率は2〜14％）．併存疾患の悪化，副腎皮質ステロイドなどの免疫抑制治療，HIV感染など宿主の免疫低下に伴い進行し，CNPA，IPAへと移行することもある．

b 慢性壊死性肺アスペルギルス症
chronic necrotizing pulmonary aspergillosis (CNPA)

　慢性壊死性肺アスペルギルス症（CNPA） は主として中高年での発症が多く，COPD，非活動性肺結核，肺切除の既往，放射線治療，じん肺症，囊胞性線維症，肺梗塞などの肺疾患を有する患者，糖尿病，栄養不良，低用量副腎皮質ステロイド投与など軽度の免疫不全のある基礎疾患をもつ患者にみられることが多い．

　CNPAは肺組織への局所的な侵襲により発症し，その組織破壊によ

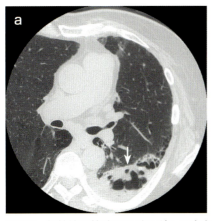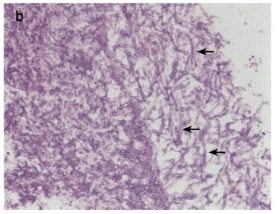

図26　慢性壊死性肺アスペルギルス症患者のCT像と組織中のアスペルギルス菌糸
b：矢印の部分がわかりやすい菌糸．ヘマトキシリン・エオジン染色．

る二次性病変として菌球を伴う空洞を形成することがある．この点，既存の空洞病変に発症する肺アスペルギローマとは異なる．CNPAは血管への侵襲や他臓器への播種を認めないこと，数週間〜年単位の亜急性〜慢性経過をたどることからIPAとも異なる．

1）診　断

臨床症状として発熱，咳嗽，膿性痰および体重減少などが認められるが，無症状のこともある．

一般検査では白血球増多，CRP上昇，赤沈亢進などの炎症反応を伴う．

胸部X線写真，CTでは上葉または下葉上部の浸潤影を呈する（図26a）．約半数の症例で菌球を認める．隣接する胸膜の肥厚が特徴的である．

上記の所見に加えて，血清学的検査での**ガラクトマンナン抗原陽性**あるいは**アスペルギルス抗体陽性**が認められること，細菌に対する抗菌薬治療に不応性であることは診断において重要である．さらに気管支内視鏡検査の検体より**アスペルギルス菌糸の確認**（図26b）あるいは培養陽性が認められれば確定診断となるが，血清診断にて臨床診断される症例が多い．

2）治　療

抗真菌薬としてVRCZ，MCFG，L-AMB，ITCZが用いられる（抗真菌薬の項，表7，58頁参照）．患者の重症度や抗真菌薬による副作用などを考慮し薬剤および投与経路を選択する．長期投与を要する症例では注射薬から経口薬への切り替えも考慮する．

c 侵襲性肺アスペルギルス症
invasive pulmonary aspergillosis (IPA)

侵襲性肺アスペルギルス症（IPA）は免疫力の低下した患者に認められる病型で，好中球減少が最も重要な危険因子とされる．特に**骨髄移植**

や**血液悪性疾患の治療中**に合併することが多い．そのほか，副腎皮質ステロイド大量長期投与中や免疫抑制薬投与中，低栄養状態，長期にわたり抗菌薬を投与されている患者，非侵襲性肺アスペルギルス症を有する患者，慢性肉芽腫症や **AIDS** などの免疫不全宿主が危険因子として考えられる．

1）臨床像

下気道への感染性胞子吸入により発症する．通常，気管支肺炎と合致するような呼吸器症状（急性の発熱，咳嗽，喀痰および息切れ）より発症することが多い．胸膜痛（血管侵襲により二次性に生じる肺梗塞）および喀血をきたすことがある．さらに血行性に他臓器に拡散した場合には播種性アスペルギルス症となる．

2）診　断

①画像診断

胸部 X 線写真では円形の透過性低下，肺梗塞に類似した楔状の浸潤影および空洞病変などが認められる．胸水はまれである．IPA の早期診断においては HRCT が特に有用である．典型的な CT 所見としては多発性結節，**ハロサイン halo sign** および **air crescent sign** がある．ハロサインは病初期にみられる肺結節周囲のすりガラス影領域での出血を反映している．air cresent sign は比較的晩期のサインで二次的な壊死により元来の結節部分に生じるもので，好中球減少の回復に関連している．ノカルジア症やムーコル（接合菌）症でも類似の形態を示すことがあり，微生物学的検査も併用する．

②微生物学的検査

確定診断は肺組織中から鏡検，培養にてアスペルギルスを証明することである．菌糸の観察には Grocott 染色が通常用いられる．しかし *Fusarium* 属や *Scedosporium* 属などで類似の形態を示すことがあり，培養も並行して実施する．

IPA 確定例において喀痰陰性率は約 70% とされ，喀痰陰性の検体でも IPA は除外できない．血液培養にて陽性となることはまれである．

③血清学的診断

血液または BAL で**ガラクトマンナン抗原**あるいは**β-D-グルカン**の上昇が認めれられれば診断上有用である．血清アスペルギルス抗体検査の有用性は乏しい．

④侵襲的検査

BAL は IPA の診断に有用であり，アスペルギルス陽性時の特異度は高く 97% に達するが，感度は 30 ～ 50% と報告されている．経気管支生検は BAL 以上の情報をもたらさず，リスクを増大させる．

3）治　療

最近の治療法の進化にもかかわらず，IPA の治療は困難であり，死亡率も依然として高い．臨床的に IPA が疑われる場合は検査を進めながら，速やかにエンピリック治療を開始すべきである．第 1 選択薬と

してVRCZまたはL-AMB（アムホテリシンB製剤），代替薬としてMCFG，ITCZ注射薬が用いられる．

> **simple point**
> - 肺アスペルギルス症には4病型があり，その病型は宿主の免疫状態に大きく影響される．
> - 抗真菌薬としてVRCZ，アムホテリシンB製剤，MCFGおよびITCZが用いられる．

2 肺クリプトコックス症 pulmonary cryptococcosis

酵母様真菌 *Cryptcoccus neoformans* は，鳥類の糞便や土壌中に存在し，そこから散布した菌体を吸入することにより感染するとされる．鳩糞，鳩巣から高率に分離され（ハトは感染しない），形態的には厚い莢膜をもつことが特徴的である．

臨床的に患者背景から原発性と続発性に区別される．原発性肺クリプトコックス症は，基礎疾患をもたない健常者に発症するもので，続発性肺クリプトコックス症は，何らかの基礎疾患を有する患者（悪性腫瘍，腎疾患，膠原病，血液疾患，副腎皮質ステロイド投与中，HIV感染などが基礎疾患である）に発症するものである．

a 臨床症状

原発性肺クリプトコックス症では無症状の症例が多く，続発性では咳嗽や喀痰，発熱などの症状を伴うことが多い．また，**髄膜に親和性を有する**ため脳髄膜炎の合併には注意を要する．

b 診 断

1) 画像診断

胸部X線写真やCTで**孤立結節影**や**多発結節影**を呈する症例が多く，約半数で経過中に**空洞**を認める（図27）．続発性では浸潤影を呈することも多い．陰影の部位は両側下肺野が多い．画像診断では結核や肺癌などとの鑑別が問題となる．

2) 確定診断

喀痰，BALF，肺生検組織中からクリプトコックスを検出する．周囲に均等な胸膜を有する正円形の酵母細胞を認める．Grocott染色，PAS染色が有用である．血清や気管支洗浄液中の**クリプトコックス抗原**が陽性であれば特異性が高い．**β-D-グルカンは上昇しない**．

3) 髄液検査

中枢神経感染の有無により治療薬の選択が異なるため，治療前の髄液検査が推奨される．

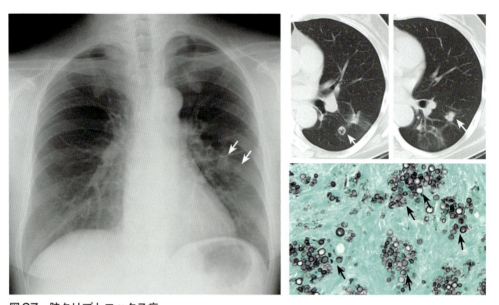

図27 肺クリプトコックス症
胸部X線写真（左）左下葉に多発結節影を認める．CT（右上）では，一部に空洞形成が認められる．
生検組織のGrocott染色で酵母様真菌が確認された（右下）．

c 治 療

患者背景（原発性，続発性）および中枢神経感染の有無により治療薬の選択および治療期間が異なる．

中枢神経系感染を伴わない肺クリプトコックス症では**フルコナゾール**（**FLCZ**）もしくは**ITCZ**，**VRCZ**を6〜12ヵ月投与する．

髄膜炎合併の場合は**AMPH-B**と**5-FC**の併用療法を選択する．なお，β-D-グルカン合成を阻害するキャンディン系抗真菌薬はクリプトコックスに対して無効である

simple point

- クリプトコックス症は健常者にも発症する．
- クリプトコックスは中枢神経感染（髄膜炎）を合併しやすい．
- クリプトコックス症ではβ-D-グルカンは陰性であり，キャンディン系抗真菌薬は無効である．

3 カンジダ症

主に内因性感染である．気道系には定着菌として存在することがほとんどであり，痰からカンジダを検出しても治療対象となることは少ない．カンジダ血症に続発して，肺に多発結節を呈することがある．

a 検 査

鏡検で酵母様真菌，仮性菌糸を認める．*Candida albicans*が主体で

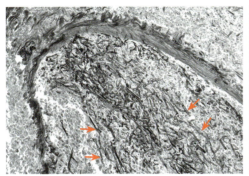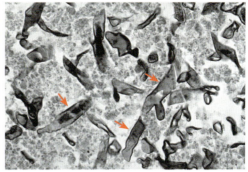

図28 ムーコル症の組織像
左:(Grocott染色)本症の場合も侵襲性アスペルギルス症と同じく伸長した菌糸の強い血管侵襲が観察される.
右:(Grocott染色)本菌は組織内で太い無隔壁性の菌糸として観察され,ときに直角に近い菌糸の分岐を認める.

あるが,近年 *C. albicans* 以外の *Candida* 属(non-*albicans Candida*)による感染が問題になってきている.**血清カンジダ抗原およびβ-D-グルカン**の上昇を認める.

b 治療

播種性カンジダ症の場合 FLCZ,AMPH-B,L-AMB,MCFG の注射薬が用いられる.non-*albicans Candida* の場合 FLCZ 耐性が約半数にみられるため注意が必要である.

4 肺ムーコル症 mucomycosis(肺接合菌症 zygomycosis)

ムーコル症(接合菌症)は免疫低下状態の患者に生じる非常に重篤で比較的まれな真菌感染症であり,全剖検例の0.3%,深在性真菌症例の3〜4%に認められる.本症は *Rhizopus*, *Mucor*, *Absidia* などの接合菌類の感染症を総括したものであるが,わが国ではほぼ *Mucor* 目に限られており,ムーコル症と接合菌症は,ほぼ同義語として使われている.病型として鼻脳型,肺型,皮膚型,消化管型および播種型に分類され,鼻脳型が最多である.感染経路としては経気道感染が主と考えられている.

多くの場合重篤な免疫不全の存在下で発症し,半数以上が白血病などの血液疾患を背景とする.危険因子として,長期間の好中球減少,副腎皮質ステロイド投与,リンパ球減少,骨髄移植,コントロール不良の糖尿病などがある.

a 診断

1)画像診断

肺ムーコル症には特徴的な画像所見も好発部位もなく,斑状影,浸潤影,結節影,空洞形成,菌球様病変,胸水貯留などが認められる.陰影の推移は侵襲性肺アスペルギルス症と類似する.

2) 血清診断

確立された血清診断法はなく，β-D-グルカンは上昇しない．

3) 病理診断

組織，喀痰あるいは BALF からの菌糸の証明は診断意義がある．菌糸はヘマトキシリン・エオジン染色，PAS 染色，Grocott 染色でよく染まり，組織内で隔壁を有さず，ほぼ直角に分岐する幅が不規則な太い菌糸が観察される（図 28）．病理組織像では血管への強い親和性を示す増殖様式と出血性梗塞・壊死が特徴的である．

4) 真菌学的診断

菌糸が証明された検体でも培養は困難である．

b 治　療

抗真菌薬としては，ポリエン系抗真菌薬（AMPH-B, L-AMB）が第 1 選択である．アゾール系抗真菌薬やキャンディン系抗真菌薬は無効であり，これらの薬剤投与中にいわゆるブレークスルー感染症として本症を発症するケースも報告されている．

G 日和見感染症 opportunistic infection

日和見感染とは通常，健常者に対しては病原性を発揮しないか病原性の微生物が，免疫機能の低下した患者（**易感染性宿主 immuno-compromised host**）において病原性を発揮し，感染症を起こした状態である．日和見感染症の原因微生物にはウイルス，細菌，真菌，原虫などさまざまな微生物が存在する．日和見感染症の病原微生物は，健常者においても高率に保菌状態，あるいは潜伏感染状態をとっており，環境中にも常在し抗菌薬に高度耐性を示す．

易感染宿主が有する免疫機能低下の種類に依存して，原因となる病原微生物の種類も変化することから，宿主の免疫機能を十分把握することも重要である．

免疫・感染防御能の低下は大きく分けると好中球，液性免疫（B 細胞

表 23　免疫力低下の種類と感染を起こしやすい病原体

	好中球機能不全	液性免疫不全	細胞性免疫不全
感染を起こしやすい病原体	腸内グラム陰性菌 黄色ブドウ球菌 肺炎球菌 インフルエンザ菌 *Aspergillus* 属 *Candida* 属	（莢膜を有する細菌） 肺炎球菌 インフルエンザ菌 肺炎桿菌 黄色ブドウ球菌	（細胞内増殖細菌，真菌，ウイルス） *Pneumocystis jirovecii* サイトメガロウイルス（CMV） *Cryptococcus* 属 *Candida* 属 *Aspergillus* 属 結核菌 非結核性抗酸菌

系）および細胞性免疫（T細胞系）に分けられ，それぞれ感染症を生じやすい病原体のパターンが異なっている．**表23**に免疫力低下の種類に基づく日和見感染を起こしやすい病原体の代表例を示す．

近年，臓器移植，抗癌化学療法ならびに免疫抑制治療の進歩によりいわゆる易感染宿主が一段と増加しており，感染症の合併が大きな問題となっている．

本項では主に日和見感染症として発症する代表的な呼吸器感染症であるニューモシスチス肺炎とサイトメガロウイルス肺炎について概説する．

1 主な日和見呼吸器感染症

a ニューモシスチス肺炎 pneumocystis pneumonia/カリニ肺炎

ニューモシスチス肺炎は，*Pneumocystis jirovecii* による肺感染症である．*Pneumocystis* 属は従来，真菌か原虫のいずれに属するかの議論が続いていたが，遺伝子学的な解析により真菌として分類され，ヒトに感染する *Pneumocystis* は，ほかの動物に感染する *P. carinii* とは異なることがわかり，新しく *P. jirovecii* と呼ばれるようになった．このため従来のカリニ肺炎という名称は用いられなくなり，現在は**ニューモシスチス肺炎**という名称が用いられる．

1）臨床症状

症状としては乾性咳嗽，労作時息切れ，および発熱が多くみられる．胸部X線所見に比べ，息切れや低酸素の程度が強いことが多い．

2）診 断

胸部X線写真では主にびまん性の淡いすりガラス影を呈することが多い．HRCTでは地図状〜びまん性のすりガラス状濃度上昇域を両側性に認めるものが典型的であるが，結節影や囊胞性陰影，気胸を呈することもある（図29）．詳細は表24に示す．

気管支肺胞洗浄液（BALF）や誘発喀痰などからGrocott染色（図30），Diff-Quick染色（ギムザ染色の簡便法）の鏡検で直接 *P. jirovecii* を証明できれば診断できる．

補助的な検査所見としてはβ-D-グルカン，KL-6，LDHの上昇，末梢血リンパ球（CD4陽性Tリンパ球）減少などがある．**β-D-グルカンは *P. jirovecii* の囊胞壁の主要な構成成分として存在し，PCPで著明に高値となることが多い**．

3）治 療

P. jirovecii は真菌に分類されているが，一般的な抗真菌薬は無効である．**第1選択薬としてST合剤が用いられ**，副作用などでST合剤が投与困難な場合はペンタミジンの点滴静注が行われる．重症例，低酸素（＜70 Torr）を伴う症例では，副腎皮質ステロイドも併用される．

4）予 防

ニューモシスチス肺炎の再発・感染防止のためST合剤の予防内服

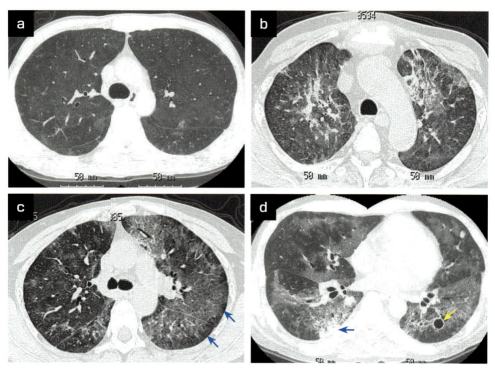

図29 ニューモシスチス肺炎患者の胸部CT画像

a〜dの順に上肺野, 中肺野, 下肺野を示す. 地図状のすりガラス影がびまん性に認められる (表24を参照).
a: 非常に淡いが全体的にすりガラス状濃度上昇がある.
b: 肺野の中央優位にすりガラス状濃度上昇, 浸潤影がある.
c: 左肺優位にすりガラス状濃度上昇が強くなる. 最外層がスペアされている (矢印).
d: 全肺野すりガラス状濃度上昇があるも, 背側優位に病変が強く, 右肺には浸潤影 (青矢印), 左肺には薄壁空洞が認められる (黄矢印).

表24 ニューモシスチス肺炎のHRCT所見

1	地図状, あるいはびまん性の両側性すりガラス状濃度上昇	図29a
2	中枢, 肺門 (最外層がスペアされる) または上葉優位の分布	図29b, c
3	壁の厚い不整な隔壁をもつ空洞または薄壁嚢胞	図29d
4	上記3所見の混合	
5	嚢胞に関連した気胸	
6	浸潤影	
7	網状影および小葉間隔壁肥厚 (回復期)	
8	気管支または細気管支拡張	
9	小葉中心性またはびまん性小結節	

やペンタミジン吸入の実施が推奨される.

b サイトメガロウイルス肺炎

サイトメガロウイルス cytomegalovirus (CMV) は二本鎖DNAウイルスでヘルペスウイルス属に属する. 感染経路としては経胎盤感染, 産道感染, 唾液, 性交, 輸血などである. 日本人は乳幼児期までに大部分が感染を受けているため, 潜伏感染しているCMVの再活性化が原因のほとんどと考えられているが, 新たに再感染を受けることもある.

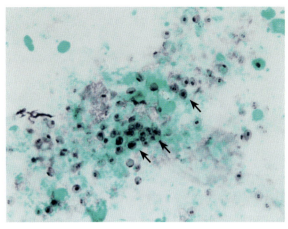

**図30 気管支肺胞洗浄液中の
ニューモシスチス囊子**
Grocott染色で褐色に染まっている.

未感染者の場合,既感染ドナーからの移植片,輸血などで感染する場合がある.日和見感染として肺炎のほか脳炎,網膜炎,肝炎,胃腸炎など多彩な感染症を起こしうる.肺炎を合併した場合の予後は不良である.

1) CMV 感染 CMV infection と CMV 感染症 CMV disease

CMV 感染と CMV 感染症は以下のように区別される.
■ CMV 感染:血液やその他の検体から CMV が同定される状態
■ CMV 感染症:CMV 感染に加え,臓器障害など臨床症状を伴う状態

CMV 感染は,CMV 感染症の前段階にあるが,CMV 感染がすべて CMV 感染症に移行するわけではない.CMV ウイルス感染高危険群では CMV 感染のモニタリングを行い,定量検査で一定量を超えた場合に抗ウイルス薬の投与を開始する先制治療 preemptive therapy が主流となりつつある.

2) CMV 感染の診断

CMV 感染の診断には,現在 CMV 抗原血症あるいは PCR 法が用いられている.国内では CMV 抗原血症が主流である.抗体検査は感染既往の判定に用いられるが CMV 感染の診断には有用性が低い.

① CMV 抗原血症検査

CMVpp65 抗原に対するモノクローナル抗体を用いて,末梢血好中球における CMV 抗原陽性細胞の割合を定量的に検出する方法である.感度,特異度ともに良好で迅速性もある.治療開始や終了の指標としても用いられる.

② 核酸増幅法 (PCR 法)

PCR 法により血漿 (血清) や気管支肺胞洗浄液 (BALF) 中の CMV DNA を増幅し検出する.高い感度,特異性に加えて迅速性がある.リアルタイム PCR 法の導入により有用性が向上している.(欧米では感染モニタリングの主流であるが,わが国では保険適用がなく,CMV 抗原血症検査が用いられている.)

3) CMV 肺炎の診断

CMV 感染に加えて,CMV 肺炎の存在を示す臨床所見,あるいは呼

表25　CMV肺炎のHRCT所見

1	地図状に分布するすりガラス状濃度上昇域〜浸潤影
2	散在性の境界不明瞭な結節影，塊状影あるいはその両方
3	上記2所見の混在
4	網状影および小葉間隔壁肥厚（回復期）
5	びまん性小結節

シェルバイアル法
BALFなどの検体を濾過除菌し，スライドグラス上のヒト胎児肺線維芽細胞に接種・培養後，特異的なモノクローナル抗体によりCMV感染細胞を同定する．1〜2日内に迅速診断できる．

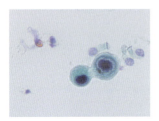

図31　ふくろうの眼（サイトメガロウイルス）
BALF．Papanicoloau染色

吸器系からのウイルス・組織学的変化の証明により診断する．

①症　状

発熱，呼吸困難，乾性咳嗽，低酸素血症などを認める．

②肺炎の画像

胸部X線写真では，びまん性にすりガラス影を呈するが，早期診断にはHRCTが必須となる．HRCT所見を**表25**に示す．ほかの間質性肺炎（ニューモシスチス肺炎，薬剤性肺炎）との鑑別はしばしば困難である．

③気管支肺胞洗浄液（BALF）による診断

BALFを用いたシェルバイアル法でCMVが検出された場合，CMV肺炎の診断的価値は高い．PCR法では臨床症状のない患者から検出されても直ちにCMV肺炎とは診断できない．PCR法でCMV陰性であればCMV肺炎は否定的といえる．

④細胞・組織病理学的検査

肺組織やBALFに「**ふくろうの眼 owl's eye**」と呼ばれる特徴的な封入体細胞を認めればヘルペスウイルス感染症と診断できる（**図31**）．さらに免疫組織染色法や in situ hybridization法を併用しCMV特異性が確認されれば確定診断となる．ただし，検出感度は高くない．

⑤治　療

ガンシクロビルが第1選択薬で，免疫グロブリンも併用される．有効性は明らかではないが，副腎皮質ステロイドが使用されることもある．

c 後天性免疫不全症候群（AIDS）における日和見感染症

後天性免疫不全症候群 acquired immunodeficiency syndrome（AIDS）は1980年代より認識されるようになった**ヒト免疫不全ウイルス** human immunodeficiency virus（HIV）による感染症であり，全世界で5千万人以上のHIV感染者がいると推定されている．HIVは主に**CD4陽性Tリンパ球**に感染し，宿主のCD4陽性Tリンパ球数を減少させることにより細胞性免疫機能が障害され，種々の日和見感染症，あるいは悪性腫瘍などの合併症をきたし死に至らしめる．AIDS指標疾患として23の疾患が指定されており，指標疾患のいずれかを合併した場合AIDS発症と判断される．現在は抗レトロウイルス薬の進歩によってCD4陽性Tリンパ球の減少を防止することが可能となり，先進国においてはHIV感染症患者の予後の改善が認められている．

わが国のHIV感染者，AIDS患者数は諸外国と比較して少ないが，近年では年間約1,000人のHIV感染者，約400人のAIDS患者が新規に報告されており，徐々に増加傾向である．わが国の特徴として診断の時点でAIDSを発症している症例が多いため，臨床の場において日和見感染症などHIV感染の徴候を見逃さないことが重要となる．呼吸器感染症としてはニューモシスチス肺炎（**図32**），サイトメガロウイルス感染症，クリプトコックス症，結核および非結核性抗酸菌症などが認め

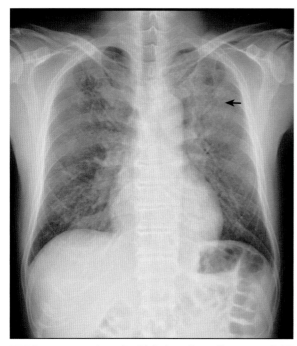
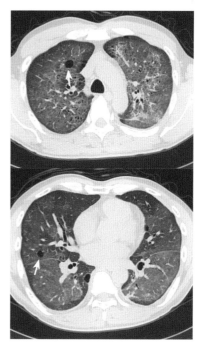

図32　ニューモシスチス肺炎（50歳，男性．AIDS患者）
胸部X線写真（左）では，びまん性にすりガラス影が上肺野および内側優位に認められる（矢印）．CT（右）では，すりガラス影および囊胞状陰影が認められ（矢印），上肺野（右上）は下肺野（右下）に比較して強い病変である．

られやすい．

1）HIV感染者の経過（図33，34）

①急性感染期

　感染後2〜4週で伝染性単核球症様あるいはインフルエンザ様の急性感染症状を示したり，持続性全身性リンパ節腫脹を呈するが気付かれることなく無症候期に入ることが多い．感染後1ヵ月程度で抗体が産生されるとHIVウイルス量が減少する．抗体産生前の感染初期には通常のHIV感染スクリーニング検査で偽陰性となるため注意が必要である．

②無症候期

　急性感染期を過ぎてから発病期までの5〜10年は無症状で経過する．CD4陽性Tリンパ球数は徐々に減少していく．無症候キャリアではCD4陽性Tリンパ球数や合併症などを参考に抗レトロウイルス療法が導入される．

③発症期

　血中CD4陽性Tリンパ球がある程度まで減少していくと，種々の免疫力低下症状を呈するようになる．全身倦怠感，易疲労感，体重減少，感冒症状の反復，慢性的な下痢，難治性口内炎，脂漏性湿疹，帯状疱疹などがみられるようになり，その後，ニューモシスチス肺炎やサイトメガロウイルス感染症などの日和見感染症やカポジ肉腫，悪性リンパ腫，皮膚癌などの悪性腫瘍などを合併しAIDS発症となる．従来，日和見感染症がAIDS患者の予後に大きく影響していたが，抗レトロウイルス療

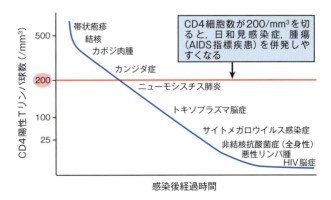

図33　CD4陽性Tリンパ球数と日和見感染症の関係
＊症状の出現には個人差があります
（国立感染症研究所ホームページより）

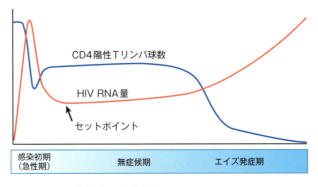

図34　HIV感染症の臨床経過
（HIV感染症治療委員会：HIV感染症「治療の手引き」，第18版，p6，2014）

法の進歩によりHIV感染者の予後が改善するにつれて悪性腫瘍合併への対策が問題となってきている．

> **simple point**
>
> - 免疫低下宿主に低酸素血症や両側性のすりガラス影をみた場合はニューモシスチス肺炎やサイトメガロウイルス肺炎を鑑別にあげる．
> - ニューモシスチス肺炎では染色によるニューモシスチスの検出のほか，β-D-グルカンやKL-6も参考となる．
> - サイトメガロウイルス肺炎では核内封入体の検出のほか，サイトメガロウイルス抗原血症の存在も参考となる．
> - ニューモシスチス肺炎の第1選択薬はST合剤，サイトメガロウイルス肺炎の第1選択薬はガンシクロビルである．

練習問題

【問1】
グラム染色で鑑別可能なものはどれか．2つ選べ．
- a 肺炎球菌
- b マイコプラズマ
- c モラクセラ・カタラリス
- d MRSA
- e レジオネラ

【問2】
組み合わせで誤っているのはどれか．
- a マイコプラズマ——寒天培地
- b 結核菌——小川培地
- c 肺炎球菌——Gram染色
- d 非定型（非結核性）抗酸菌——Ziehl-Neelsen染色
- e 真菌——Grocott染色

【問3】
多剤耐性緑膿菌（MDRP）と判断するために，感受性試験で抵抗性を証明すべき抗菌薬はどれか．3つ選べ．
- a ニューキノロン系薬
- b カルバペネム系薬
- c アミノグリコシド系薬
- d ペニシリン系薬
- e セフェム系薬

【問4】
薬物動態と薬力学理論とを考慮して抗菌薬を使う場合，1日投与総量を同じにした際，分割投与よりも単回投与が治療効果をあげるのはどれか．
- a キノロン系薬
- b ペニシリン系薬
- c テトラサイクリン系薬
- d セファロスポリン系薬
- e アミノグリコシド系薬

【問5】
MRSA敗血症に対してバンコマイシンで治療を開始した．治療5日目に解熱したが腎機能障害が出現した．
バンコマイシンの治療薬血中濃度モニタリングで予想されるのはどれか．
- a 血中濃度-時間曲線下面積減少
- b 蛋白結合率低下
- c トラフ値上昇
- d ピーク値低下
- e 半減期短縮

【問6】
呼吸器感染症と原因菌の組み合わせで誤っているのはどれか．
- a 肺膿瘍——黄色ブドウ球菌
- b 院内肺炎——マイコプラズマ
- c 誤嚥性肺炎——嫌気性菌
- d 重症市中肺炎——レジオネラ
- e 人工呼吸器関連肺炎——緑膿菌

【問7】
両側肺に浸潤影をみることが多い病原体はどれか．2つ選べ．
- a 肺炎球菌
- b 肺炎桿菌
- c レジオネラ
- d 黄色ブドウ球菌
- e 肺炎マイコプラズマ

【問8】
24歳，男性．3日前からの発熱と咳嗽とを主訴に来院した．咳嗽は乾性で頑固である．同様の症状を訴えている会社の同僚がいる．体温38.7℃．呼吸数20/分，脈拍96/分，整．呼吸音に異常を認めない．白血球6,800（桿状核好中球9％，分葉核好中球55％，好酸球2％，単球6％，リンパ球28％）．CRP 7.8 mg/dL．胸部X線写真で左下肺野にすりガラス影を認める．誘発喀痰検査で起炎菌の同定はできなかった．
抗菌薬として適切なのはどれか．2つ選べ．

a ペニシリン系薬
b カルバペネム系薬
c アミノグリコシド系薬
d マクロライド系薬
e テトラサイクリン系薬

【問9】
63歳，男性．高熱．咳嗽および喀痰を主訴に来院した．1週間前に友人5人と一緒に温泉旅行に行っており，うち1人が昨日肺炎で入院したという．呼吸数18回/分．SpO$_2$ 88%．胸部X線写真では両肺に多発性陰影を認めた．保健所に連絡したところ同時期に同じ旅館に宿泊した少なくとも8人が肺炎を発症しており，温泉旅館宿泊以外に接点のない3人と温泉水より同一の菌が検出されているとの報告を受けた．
この肺炎について正しいものはどれか．
a 感染症法の第3類に指定されている
b 尿中抗原による迅速診断法がある
c ペニシリン系薬が著効する
d 患者を陰圧個室に隔離する
e 意識障害を伴うことはまれである

【問10】
68歳，女性．胸部X線検査で異常を指摘されて来院した．特に自覚症状は認めていない．5年前より2型糖尿病のため経口血糖降下薬を服用している．胸部X線写真で左下葉に結節影の多発を認める．2年前よりほぼ連日，近所の神社でハトにえさをやっているという．経気管支鏡的生検組織にて酵母様真菌の菌体を認めた．
この疾患について正しいのはどれか．2つ選べ．
a 髄膜炎を合併することが多い
b キャンディン系抗真菌薬が有効である
c 血中β-D-グルカンは上昇しない
d 液性免疫低下と関連性が高い
e 健常者には発症しない

【問11】
72歳，女性．多発性筋炎に伴う間質性肺炎に対し8ヵ月前にプレドニゾロン50mg/日投与開始され，20mg/日まで漸減されていた．特に息切れの増強は認めていないが1ヵ月前より咳嗽の増強を自覚し，2週間前より血痰を認めるようになったため来院した．胸部CTにて新たに空洞性結節影の出現を認めた．身長150cm．体重51kg．白血球9,600（好中球83%，好酸球1%，好塩基球1%，単球7%，リンパ球8%）．血液生化学所見：総蛋白6.2g/dL．アルブミン3.2g/dL，LD 217 IU/L．免疫学所見：CRP 0.7mg/dL，β-D-グルカン28pg/mL（基準10以下），IGRA（結核菌特異的全血INF-γ遊離測定法）陰性．Gram染色では常在細菌のみでZiehl-Neelsen染色は陰性であった．胸部CT像（写真上）と喀痰のGrocott染色像（写真下）を示す．

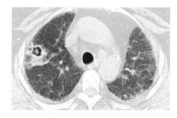

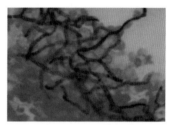

適切な治療薬はどれか．
a ST合剤
b 抗MRSA薬
c 抗結核薬
d 抗真菌薬
e ガンシクロビル

【問12】
65歳，女性．小細胞肺癌に対してシスプラチン，エトポシドによる抗癌化学療法開始後12日．今朝から悪寒戦慄を伴う38.6℃の発熱を認めている．呼吸数15/分．脈拍数105/分，整．血圧83/50mmHg．白血球1,200（好中球14%，好酸球3%，好塩基球1%，単球3%，リンパ球

79%)．CRP 3.4 mg/dL，血中プロカルシトニン 11.6 ng/mL（基準 0.05 未満），β-D-グルカン 6.3 pg/mL（基準 10 以下），

発熱の原因として最も考えられるのはどれか．

 a リステリア
 b ニューモシスチス
 c サイトメガロウイルス
 d 腸内細菌
 e 水痘・帯状疱疹ウイルス

【問13】

28歳，男性．乾性咳嗽，全身倦怠感および呼吸困難を主訴に来院した．2ヵ月前から乾性咳嗽と全身倦怠感が出現し，1ヵ月前から労作時に呼吸困難を感じるようになった．1週前に38.2℃の発熱があり呼吸困難が安静時でもみられるようになった．意識は清明．身長176 cm，体重62 kg，体温37.8℃．脈拍104/分，整．血圧104/64 mmHg．顔面蒼白で口唇にチアノーゼを認める．血液所見：赤血球364万，Hb 10.4 g/dL，白血球13,200（桿状核好中球7%，分葉状好中球78%，好酸球3%，好塩基球1%，単球8%，リンパ球3%），血小板26万．免疫学所見 CRP 6.8 mg/dL，Tリンパ球CD4/CD8比 0.2（基準0.6〜2.9），β-D-グルカン 26.0 pg/mL（基準20以下），寒冷凝集素陰性．動脈血ガス分析（自発呼吸，室内気）：pH 7.42，PaO_2 48 Torr，$PaCO_2$ 32 Torr．

呼吸困難の原因病原体として最も可能性の高いのはどれか．

 a トキソプラズマ
 b マイコプラズマ
 c クリプトコックス
 d ニューモシスチス
 e サイトメガロウイルス

練習問題の解答

【問1】
解　答：a, c

解　説：グラム染色による細菌の形態的な鑑別とその限界を問う問題である．グラム染色では紫色に染色されるグラム陽性菌と赤色に染色されるグラム陰性菌に大別され，さらに形態から球菌と桿菌に大別される．球菌では菌の配列からレンサ球菌，双球菌，ブドウ球菌，陰性菌では菌の大きさや配列，莢膜の有無などを参考に鑑別していく．グラム染色ではマイコプラズマやレジオネラなどの細胞壁を有さない微生物の染色は困難である．

肺炎球菌はランセット型のグラム陽性双球菌であり鑑別は比較的容易である．モラクセラ・カタラリスはグラム陰性菌の双球菌で腎臓型の配列をとり，白血球に貪食されやすい．黄色ブドウ球菌はブドウの房状の配列を示す正円形のグラム陽性球菌であり形態から推測可能であるが表皮ブドウ球菌との鑑別は難しく，また，グラム染色のみで抗菌薬耐性の有無は判別できないため確定には培養同定検査，感受性試験結果を待つ必要がある．

【問2】
解　答：a

解　説：微生物の染色法，培養法についての問題である．微生物検査で一般に行われるグラム染色法や寒天培地による培養法で検出・培養できない微生物について実施される特殊な染色法，培養法を知っておく必要がある．マイコプラズマは通常の寒天培地では発育できないため培養にはPPLO培地が用いられる．しかし臨床では血清診断が中心である．

（第102回医師国家試験問題）

【問3】
解　答：a, b, c

解　説：緑膿菌は抗菌薬に対する自然耐性が強く，有効な抗菌薬は非常に限られており，臨床では抗緑膿菌作用を示す一部の広域β-ラクタム系薬，アミノグリコシド系薬，ニューキノロン系薬が使用される．近年これらの3系統の薬剤すべてに耐性を示す緑膿菌が数パーセント程度分離されており，有効な薬剤がほとんどなく問題となっている．MDRPはわが国ではイミペネム，アミカシン，シプロフロキサシンの3薬剤に耐性を示す株と定義されている．

（第105回医師国家試験問題）

【問4】
解　答：a, e

解　説：抗菌薬のPK/PD理論に基づいた効果的な投与法についての問題である．PK/PD理論では抗菌薬は時間依存性と濃度依存性に大別される．濃度依存性薬ではピーク濃度を高くするために総量が同じであれば分割回数を少なくするほうが効果を期待できる．濃度依存性に作用する代表薬はキノロン系薬とアミノグリコシド系薬である．一方β-ラクタム系薬は時間依存的に作用するため，分割回数を多くしたほうが効果的とされる．近年この理論に基づいた用法・用量で承認される抗菌薬が増加している．

（第104回医師国家試験問題類題）

【問5】
解　答：c

解　説：バンコマイシンの有害事象による薬物動態の変化についての問題である．バンコマイシンは腎排泄型の薬剤であり，バンコマイシンの有害事象として腎障害の頻度は高く，血中トラフ濃度上昇との関連が高い．また，腎障害に伴い排泄が遅延するため半減期が延長し，トラフ濃度が上昇する．ピーク値はトラフ値上昇に依存して上昇し，血中濃度-時間曲線下面積（AUC）は増加する．蛋白結合率の変化は認められない．

（第105回医師国家試験問題類題）

【問6】
解　答：b

解　説：呼吸器感染症の病態と原因微生物の対

応を問う問題である．黄色ブドウ球菌は菌体外毒素などにより組織破壊性が強く，壊死性肺炎や膿瘍形成をきたしやすい．マイコプラズマは市中肺炎の主要な原因微生物であり，院内肺炎ではメチシリン耐性黄色ブドウ球菌(MRSA)，緑膿菌などの耐性菌の頻度が高い．したがってbが誤りである．誤嚥性肺炎では口腔内嫌気性菌の関与が大きい．重症市中肺炎は肺炎球菌とレジオネラによるものが多い．人工呼吸器関連肺炎は院内肺炎よりもさらに重症度が高く，耐性菌の関与が大きい．

(第105回医師国家試験問題)

【問7】

解　答：c, e

解　説：病原微生物による肺炎画像所見の違いを問う問題である．一般的に細菌性肺炎では片側性の病変をみることが多く，ウイルス性肺炎や非定型病原体による肺炎では多発性陰影をとることが多いが，細菌性肺炎においても両側に病変を認めることはまれではない．誤嚥による肺炎では背側に多発性の陰影をとることも多い．この設問では肺炎球菌，肺炎桿菌，黄色ブドウ球菌が細菌性，肺炎マイコプラズマ，レジオネラが非定型病原体であるためc, eが正答となる．臨床では多発性陰影をみた場合に単純に細菌性肺炎を否定するのではなく，非定型病原体やウイルス感染の関与を疑う姿勢が重要と思われる．

(第103回医師国家試験問題)

【問8】

解　答：d, e

解　説：症状，病歴，検査データから市中肺炎の原因微生物を推定し治療薬を選択させる問題である．市中肺炎の抗菌薬選択においては細菌性肺炎と非定型肺炎の鑑別が鍵となる．日本呼吸器学会のガイドラインでは6項目の鑑別項目を用いた鑑別法を提唱している．（表15, 67頁参照）この症例では6項目中4項目以上合致しており，職場内の流行も示唆されることから非定型肺炎の可能性が高い．したがって非定型肺炎にも有効な抗菌薬としてマクロライド系薬またはテトラサイクリン系薬を選択することが妥当である．類似問題が繰り返し国家試験に出題されている．

(第104回医師国家試験問題)

【問9】

解　答：b

解　説：温泉施設における肺炎患者の多発からレジオネラによる肺炎が推定される．レジオネラ症の場合，2週間程度の潜伏期間をとることもある．この患者も病歴，両肺の多発性陰影，低酸素からレジオネラ肺炎として矛盾しない．レジオネラ肺炎は感染症法の第4類に指定されている．診断法として尿中抗原による迅速診断法があるが血清型1のみしか検出できないので注意が必要である．塗抹鏡検にはGimenez染色が有用である．治療はニューキノロン系薬が第1選択でありβ-ラクタム系薬は無効である．感染経路としてヒトからヒトへの感染は否定的であり，隔離の必要はない．レジオネラ症では細菌性肺炎と比較して意識障害，電解質異常，肝酵素上昇，筋原性酵素上昇などの頻度が高い．

(第102回医師国家試験問題類題)

【問10】

解　答：a, c

解　説：病歴，患者背景および組織所見から肺真菌症の原因真菌を推定させ，その疾患の特徴を問う問題である．酵母様真菌が検出されていることからアスペルギルス症やムーコル症は否定できる．糖尿病の病歴から軽度の免疫低下が疑われ，ハトとの濃厚接触歴を認めることから肺クリプトコックス症と考えられる．クリプトコックス症は神経系との親和性が高く髄膜炎の原因となる．肺クリプトコックス症と診断した症例でも髄液検査の実施が推奨されている．クリプトコックスは菌体構成成分としてβ-D-グルカンを有さないため，β-D-グルカンを標的とするキャンディン系抗真菌薬は無効であり，血中β-D-グルカンは上昇しない．発症は細胞性免疫低下との関連が高いが，基礎疾患のない健常者での発症（原発性クリプトコックス症）もみられる．

(第107回医師国家試験問題類題)

【問11】

解　答：d

解　説：副腎皮質ステロイド長期内服治療中に生じた肺の空洞性結節の診断と治療薬の選択を問う問題である．肺に空洞性結節をつくりやすい感染性疾患としては細菌性の肺膿瘍，肺結核などの抗酸菌感染症，アスペルギルス症，クリプトコックス症などの肺真菌症などがある．CT画像では空洞内に菌球様の遊離物を認め，空洞壁の周囲に浸潤影を認めている．Grocott染色では糸状真菌を認めており，慢性壊死性肺アスペルギルス症を最も疑う．β-D-グルカン値が上昇していることも矛盾しない．結核は結核菌特異的全血INF-γ遊離測定法や抗酸菌染色が陰性でCT像で細気管支領域の粒状影なども認めないことから積極的には考えにくい．したがってdの抗真菌薬を選択するのが妥当である．

(第107回医師国家試験問題類題)

【問12】

解　答：d

解　説：免疫低下のタイプから感染症の原因微生物を想起させる問題である．患者は小細胞肺癌に対する抗癌化学療法を施行された12日後から突然発熱を認めており，好中球減少症を伴っている．好中球減少時の発熱ではまず細菌感染症を疑う．特に局所症状を認めない場合には大腸菌，肺炎桿菌，緑膿菌などのグラム陰性菌や黄色ブドウ球菌の菌血症を想定し，カバーする抗菌化学療法を開始する．抗菌薬投与後も解熱が認められない場合にはアスペルギルスなどの真菌感染も考慮される．リステリアは細菌であるが細胞内寄生菌であるためリンパ球減少との関連が強い．ニューモシスチス感染やウイルス感染もリンパ球減少と関連する．

【問13】

解　答：d

解　説：若年成人に生じた呼吸困難の原因を問う問題である．症状出現は2ヵ月前で亜急性経過をとっており高度な低酸素血症を呈していることからマイコプラズマ肺炎は考えにくい．検査データをみると末梢血リンパ球数とTリンパ球CD4/CD8からCD4陽性Tリンパ球数が100以下に低下していることがわかる．口腔内のカンジダ症の有無や性感染症の病歴は不明であるが，この患者はAIDSを発症している可能性が高い．したがってニューモシスチス肺炎やサイトメガロウイルス肺炎が鑑別疾患となる．AIDS症例においてはサイトメガロウイルス肺炎が主因となることは少ないとされており，ニューモシスチス肺炎がより疑われる．β-D-グルカンも軽度上昇しており矛盾しない所見である．HIV感染や免疫抑制治療に伴うニューモシスチス肺炎は国家試験でもよく出題されている．

(第102回医師国家試験問題類題)

2章 気道・肺胞疾患

A 気管支喘息 bronchial asthma

　気管支喘息（喘息）の有症率は小児10％以上，成人6〜10％程度と非常に高い．したがって，喘息の診断と治療の正確な知識は必須である．現在，**吸入ステロイド薬を中心とした治療により入院患者，喘息死は大幅に減少している．**

　喘息の定義における3つのポイントは，**気道の炎症，気道狭窄と可逆性，気道過敏性亢進**である．

1 喘息の診断

　喘息の診断は，喘息の定義に合致したものであればよい．喘息の診断には，喘息予防・管理ガイドラインに示されている「成人喘息での診断の目安」を利用するとよい（表1）．

a 病歴・症状

　呼吸困難，息切れ，咳嗽，喘鳴の病歴を詳しく聞き，それらの症状の可逆性を確認する．

　呼吸困難感の問診では，「息の出入りが悪くてきついですか」（気道閉塞症状を示唆），「呼吸はできているのに胸のひらきが悪いのですか」（拘束性換気障害，拡散障害，血流障害を示唆）といった聞き方で質問すると気道系と肺胞系間質肺疾患の鑑別ができる．

表1　成人喘息での診断の目安

1. 発作性の呼吸困難，喘鳴，咳（夜間，早朝に出現しやすい）の反復
2. 可逆性気流制限：自然に，あるいは治療により寛解する．PEFR（peak expiratory flow rate）の日内変動20％以上，β_2刺激薬吸入によりFEV$_{1.0}$（1秒量）が12％以上増加かつ絶対量で200 mL以上増加
3. 気道過敏性の亢進：アセチルコリン，ヒスタミン，メサコリンなどに対する気道収縮反応の亢進（実臨床では，煙，排気ガス，冷房や冷気で咳あるいは喘鳴）
4. アトピー素因：環境アレルゲンに対するIgE抗体の存在（家族歴が重要）
5. 気道炎症の存在：喀痰，末梢血中の好酸球数の増加，ECP（eosinophilic cationic protein）高値，クレオラ体の証明，呼気中一酸化窒素濃度上昇
6. 鑑別診断疾患の除外：症状がほかの心肺疾患によらない

（日本アレルギー学会：喘息予防・管理ガイドライン2012より一部改変）

b 身体所見

中等度から高度の発作では，横になれないあるいは動けない状況の呼吸困難で来院する．呼吸音は，**連続性ラ音（乾性ラ音）**で「ピーピー」や「ヒューヒュー」などの高音性連続音（wheezes），「ギーギー」などの低音性連続音（rhonchi）を呈する．軽症の場合，最大呼出にて，呼気終末にのみ背側肺底部で wheezes を聴き得ることがある．それでも聴取できない場合は**強制最大呼出させることで wheezes を誘発**できることがある．しかし，**聴診で異常がなくても喘息があり気流制限が存在することもある**．

患者が咳をするとき，あるいは笑うときに声が濁る場合には，気道狭窄があることを示唆する．また，深呼吸により咳が誘発されることも喘息の悪化時に経験される．

c 検査所見

1) 肺機能

スパイロメトリーにて 1 秒量，1 秒率（正常 70% 以上）の低下が認められる．しかし，すでに自然寛解している症例や気道狭窄が軽度の症例では，異常値を示さないこともある．喘息の診断では気道狭窄の可逆性の証明が必要である．β_2 刺激薬（気管支拡張薬）吸入前後の肺機能検査は有用で，**1 秒量が 12% 以上，かつ，200 mL 以上改善**する場合に有意とされている（総論第 2 章図 7，37 頁参照）．長期罹患した喘息患者では，気道リモデリングにより気道狭窄が固定化して常に PEFR や 1 秒量が低値を示し，β_2 刺激薬の吸入や吸入・内服ステロイドによっても有意な改善を示さず日内変動も少ないことがある．

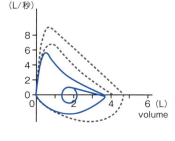

気管支喘息のフロー・ボリューム曲線

気道狭窄のある場合は，下行脚は下に凸の曲線となる

2) アレルギーの検索

皮膚テスト（プリックテスト，皮内テスト）にて，特定の環境アレルゲンに対する即時型反応が認められれば，それが喘息の原因抗原である可能性が強くなる．また，血中の**抗原特異的 IgE 抗体**の存在も臨床的意義がある．原因抗原の中で特に重要なものは，ハウスダストである．その主な成分としては，コナヒョウヒダニとヤケヒョウヒダニの消化酵素（糞に含まれていて，それがハウスダストの抗原の 1 つとなっている）および死骸組織である．その他，そばがら，カビ（アスペルギルスなど），ペット（猫，ハムスターなど）も原因抗原となりうる．これらの抗原が検出できた喘息をアトピー型喘息，検出できないものを非アトピー型喘息と呼んでいる．

3) 喀　痰

喘息の診断が明確でない場合，**喀痰あるいは誘発喀痰中の好酸球増多**があれば喘息を強く疑ってよい（図 1）．好酸球が喀痰中に検出される疾患としては，喘息，咳喘息，好酸球性肺炎，肺吸虫症がある．

4) 呼気中一酸化窒素濃度

呼気中の一酸化窒素（NO）濃度を測定することにより，喘息による気

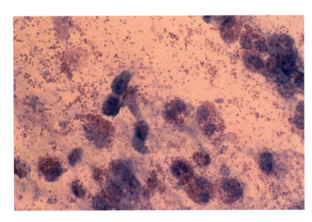

図1 喀痰中の好酸球
喘息の診断がはっきりしないときに，喀痰中に好酸球が3%以上存在すれば喘息の可能性が高く，吸入ステロイド薬の適応となる．好酸球は，ギムザ染色で2核のものが多く，赤いビーズ様の顆粒が特徴で，この症例は顆粒が細胞外に放出されている．

道炎症を発見できることがあり，診断が困難な症例では，喀痰中の好酸球の確認とともに有効な検査手段である．

d 病型分類

喘息はアトピー型，非アトピー型に分類される．アトピー型は，IgEを介するアレルギー反応を原因とするもので，主に，小児期に発症しやすく，家族内，親族にも喘息患者が認められることが多い．非アトピー型は，小児期を過ぎて発症する原因不明の喘息である．

また，アトピー型，非アトピー型の分類のほかに，原因別にも分類されており，アスピリン喘息，職業性喘息，運動誘発喘息，アルコール誘発喘息などがある．

1) アスピリン喘息

非ステロイド抗炎症薬 (NSAIDs：アスピリン，インドメタシンなど) の内服，坐薬挿入，湿布貼付後30分から1時間後に，急激な悪化を示す重篤な喘息である．喘息患者の約10%に存在し，主に，非アトピー型で，鼻ポリープがある人や女性に多い．アスピリン喘息は，喘息患者であることを知らないまま処方されたり，市販のかぜ薬を内服することによって誘発されることが多い．喘息患者には，NSAIDs 使用後の喘息の既往がないことを確認することが必須である．

2) 職業性喘息

勤務により喘息が起こりやすく，日曜日あるいは休日には改善する特徴をもつ．主な原因としては，小麦粉，木屑，パパイン，実験動物，カキ oysters，金属類，有機溶媒 (トルエンジイソシアネート：自動車の塗装に使用する)，医薬品 (抗生物質，イソニアジドなど粉末の薬品) などがあり，患者の職業，環境，症状発現の特徴に注意して問診しなくてはならない．

3) 運動誘発喘息

運動中あるいは終了直後に喘息をきたす．発症機序は明らかではないが，運動による気道の冷却あるいは水分の減少，気道温の再上昇によるものと考えられている．

表2 喘息と鑑別すべき疾患

1. 上気道疾患	喉頭炎, 喉頭蓋炎, vocal cord dysfunction (VCD)
2. 中枢気道疾患	気道内腫瘍, 気道異物, 気管軟化症, 再発性多発軟骨炎, 気管支結核, サルコイドーシス
3. 気管支〜肺胞領域の疾患	COPD, びまん性汎細気管支炎, 感染性細気管支炎, 肺線維症, 過敏性肺炎
4. 循環器疾患	うっ血性心不全, 肺血栓塞栓症
5. 薬剤	ACE阻害薬などの薬物による咳嗽
6. その他の原因	自然気胸, 迷走神経刺激症状, 過換気症候群, 心因性咳嗽
7. アレルギー性呼吸器疾患	アレルギー性気管支肺アスペルギルス症, 好酸球性多発血管炎性肉芽腫症 (EGPA), 好酸球性肺炎

(日本アレルギー学会：喘息予防・管理ガイドライン2012より一部改変)

4) アルコール誘発喘息

飲酒によって増悪する喘息の呼称である．日本人において約半分の喘息患者が飲酒によって増悪するが，アセトアルデヒドが貯留し肥満細胞を刺激してヒスタミンが遊離されるためであることが確認されている．抗ヒスタミン薬で抑制できるが，喘息の治療を十分コントロールすることによりアルコールで喘息は誘発されにくくなる．

e 鑑別診断

喘息の鑑別診断は，気道閉塞をきたす疾患である（表2）．それらの疾患の病変部位や特徴を分類して記憶しておくと臨床応用において有効である．

simple point

- 症状の変化の激しい呼吸困難発作でwheezesを聴取するならば喘息である．
- 気管支拡張薬で1秒量が12%かつ200 mL以上改善すれば有意な可逆性としてとらえる．
- NSAIDs使用で喘息発作が誘発されていないか，アスピリン喘息の問診は必須である．

2 喘息の治療

喘息の症状がほとんどでないことをコントロール良好と定義し，治療目標をコントロール良好として治療にあたることが重要である．そのために，**長期管理と急性増悪期（発作時）の治療に分類して診療にあたる**．

喘息の治療薬はコントローラー（長期管理薬）とリリーバー（発作治療薬）に分けて分類し治療方針を決める．すなわちコントローラーをベースに使用して症状を安定させ（基礎化粧品にたとえられる），症状が発現したときだけにリリーバーを使用して症状を取り去ると考えればよい．図2に喘息の最新治療を模式的に示す．

a 発作治療：急性増悪期（発作時）への対応

発作時には，短時間作用性β_2刺激薬の吸入と酸素飽和度（SpO$_2$）

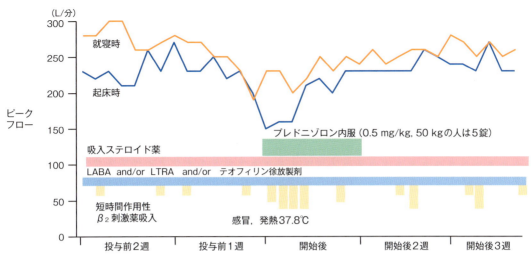

図2 喘息の最新治療
発作時の治療薬と長期管理の治療薬を分けて理解しておくことが重要である.
LABA：長時間作用性吸入β₂刺激薬，LTRA：ロイコトリエン受容体拮抗薬
発作時： ・酸素（SpO₂：95%を目指す），短時間作用性β₂刺激薬吸入，改善なければステロイド全身投与，アドレナリン0.1%
　　　　　0.1〜0.3mL皮下注射
　　　　・症状が落ち着いたら，長期管理に戻る．

を95%を目標に酸素を投与し，改善が不十分ならばステロイドの全身投与（内服あるいは点滴でメチルプレドニゾロン40〜125mg程度）をする．以後，それらの治療を減量させて長期管理に移行する．

テオフィリンの注射薬であるアミノフィリンも点滴で使用するが，すでにテオフィリン徐放製剤が投与されている場合は，有効血中濃度を得られている可能性が高いので避けたほうがよい．使用する場合は治療薬血中濃度モニタリング（TDM）を行うべきである．

苦しくて横になれないような中等度以上の発作で短時間作用性β₂刺激薬吸入が無効の症例では，アドレナリン皮下注射が有効なことがある．

b 長期管理治療：コントロール良好を目指す

長期管理の第1選択薬は吸入ステロイド薬であり，これに併用する薬剤として**長時間作用性吸入β₂刺激薬（またはβ₂刺激薬の貼付薬），ロイコトリエン受容体拮抗薬，長時間作用性抗コリン薬，テオフィリン徐放製剤，抗IgE抗体**などがあげられる．

①吸入ステロイド薬

吸入ステロイド薬は，気道局所の薬剤濃度を高め，全身性副作用が圧倒的に少なく，有効性が高度であり，すべての喘息患者に対して**長期管理薬の第1選択薬**として処方する．嗄声，口腔・食道カンジダ症などの**局所副作用を予防するため吸入後のうがいが必須**である．

②長時間作用性β₂刺激薬 long acting β₂ agonist（LABA）

長時間作用性吸入β₂刺激薬とβ₂刺激薬貼付薬があるが，一般的には吸入薬が使用され，中等症および重症喘息も吸入ステロイド薬との併用にて有効性がより高まることが確認されている．**喘息患者において，長**

時間作用性 β_2 刺激薬は単独で投与したときに喘息の急性増悪が起こりやすくなるため吸入ステロイド薬との併用療法をすることが必須である.

③ロイコトリエン受容体拮抗薬 leukotriene receptor antagonist (LTRA)

気管支拡張作用, 抗炎症作用の両作用をもつ. 抗炎症作用はステロイド薬に及ばず, また, 気管支拡張作用は β_2 刺激薬に及ばないが, 内服薬であることが利点でもある. 喘息長期管理において, 軽症例で吸入ステロイド薬の使用を希望しない患者に処方可能である.

④長時間作用性抗コリン薬 long acting muscarinic antagonist (LAMA)

LAMA は COPD の吸入治療薬だが, 喘息にも有効性が証明され, 喘息でも使用が認められることになった.

⑤テオフィリン徐放製剤

テオフィリン徐放製剤の薬理作用は, cAMP の分解酵素, ホスホジエステラーゼ phosphodiestelase (PDE) の阻害といわれているが, 真の作用機序はいまだ不明である. テオフィリンの**副作用としては悪心・嘔吐などの消化器症状, 頻脈, 不整脈があり, 高度の血中濃度上昇では痙攣から死に至ることがある**. 血中濃度が 5〜15 μg/mL であれば有効で副作用が少ないことが確認されている. テオフィリンは, 内服および点滴静注で使用されるが, 吸入では有効性がない.

⑥抗 IgE 抗体 (オマリズマブ), 内服ステロイド薬

抗 IgE 抗体はヒト化抗ヒト IgE モノクローナル抗体皮下注射製剤であり, IgE が肥満細胞, 好塩基球, 樹状細胞などの FcεR (IgE 受容体) に結合することを阻害し, アレルギー反応を抑制する作用がある. 重症持続型喘息で吸入ステロイド薬, LABA, LTRA にて改善が得られない場合, アトピー型喘息症例にのみ使用する.

抗 IgE 抗体が無効な場合や非アトピー型重症持続喘息でコントロール不十分な症例には, 内服ステロイド薬を使用する.

c 喘息に対する禁忌薬

β 遮断薬は喘息患者には禁忌である. アスピリンをはじめ酸性非ステロイド抗炎症薬 (NSAIDs) はアスピリン喘息の既往がないことを確認して慎重に投与する. また, ACE 阻害薬は, 数パーセントに咳嗽の副作用があることを認識しながら投与すべきである.

d 喘息の治療としての環境整備

喘息の原因の中でアトピー型は, 環境抗原が関与しているので, その抗原に接する機会を少なくすればよい. 原因抗原として最も多いハウスダストは, 部屋の掃除, 寝具の水洗い (布団に非常に多く存在する) あるいは掃除機による片面 2 分間吸引を週に 2〜3 回施行し, じゅうたんの使用をやめ, また, 空気清浄器を使用して, 抗原量を少なくする. 特に小児では効果が期待できる. そのほか, 動物による喘息や職業性喘息では, 抗原や原因物質からの回避が必要である.

e 吸入指導，患者教育と自己管理

 喘息の治療は，吸入薬が主体であり，内服薬と異なり技術が必要である．高齢者では吸入指導が困難なことが多く，根気強く指導することにより改善がみられる．

 また，ピークフローメータ（図3）にて簡易的に呼吸機能を測定し，自覚症状を**喘息日誌**に記載してもらうことは，喘息の状況を把握でき患者のケアに非常に良い手段である．

 吸入後のうがい：吸入薬の欠点は口腔から吸収された薬剤（主にβ_2刺激薬）で振戦や動悸などが誘発されることがあり，また，吸入ステロイド薬で嗄声，口腔内カンジダ症を発症させることである．よって，吸入後は必ずうがいをすることを指導することが重要である．

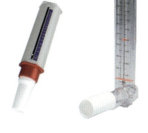

図3　ピークフローメータ

3 喘息の診断・治療において忘れてはならない疾患

 喘息を呈する疾患の中でステロイド全身投与を要する疾患群がある．このような疾患では吸入療法に執着してはならない．

a 好酸球性多発血管炎性肉芽腫症
eosinophilic granulomatosis with polyangiitis (EGPA)

 好酸球性多発血管炎性肉芽腫症（EGPA）は，喘息症状が数年先行した後に多発性単神経炎を中心とした血管炎症状と好酸球浸潤による肺障害を発症する疾患である．旧称はアレルギー性肉芽腫性血管炎 allergic granulomatous angiitis（AGA），チャーグ・ストラウス Churg-Strauss 症候群である．

1）症　状

 発熱，体重減少，多発性単神経炎（四肢の部分的知覚運動麻痺が多い），皮膚症状（紫斑，皮下出血），消化器症状（腹痛，下血），心症状（狭心症，心筋梗塞，心不全），を認めるが，腎所見は少ない．ロイコトリエン受容体拮抗薬の使用患者に本疾患が出現したことが報告されているが，ロイコトリエン受容体拮抗薬使用によってステロイド全身投与が減量されるなどして隠されていた本疾患が出現したのではないかとも考えられている．

2）検査・病理所見

 好酸球増多，血清総 IgE 値の著増，CRP 上昇を認め，**血中の MPO-ANCA（anti-neutrophil cytoplasmic antibody）が上昇**する．病理所見は血管壁に著明な好酸球浸潤あるいはフィブリノイド動脈炎，内弾性板の断裂を示す瘢痕性血管炎，血管外肉芽腫である．

3）治　療

 ステロイドパルス療法，内服ステロイド薬を使用する．重症例では免疫抑制薬も併用する．

> MPO-ANCA が上昇する疾患として顕微鏡的多発血管炎 microscopic polyangiitis（MPA）（191頁参照）も覚えておくこと．

b アレルギー性気管支肺アスペルギルス症
allergic bronchopulmonary aspergillosis (ABPA)

アレルギー性気管支肺アスペルギルス症（ABPA）は，好酸球増多を伴う喘息であるが，肺に浸潤影を伴う．つまり，**PIE症候群**（pulmonary infiltration with eosinophilia syndrome）の1つである．原因として，気管支壁および分泌物内にアスペルギルスが存在し，そのアレルギー反応として気管支および肺に病変をきたす．アスペルギルス菌体が組織浸潤することはない．

1) 検査所見

胸部X線写真，あるいはCTにて，**中枢気管支（葉気管支，区域気管支）の拡張像**，その末梢肺野の浸潤影（**一過性**）を認める．肺浸潤影の原因として，気管支入口部に粘液栓が付着し無気肺を呈する場合と，肺内に好酸球が浸潤する好酸球性肺炎の場合とがある．

痰は，ときに**気管支の鋳型を示す粘液栓**をみることがあり，**顕微鏡で好酸球増多とアスペルギルス菌糸**をみる．また，培養でも陽性にでることがある（陽性率50％以下）．

2) 血液所見

好酸球増多，総IgEの上昇を認める．

3) 免疫学的検査

アスペルギルス抗原による皮内テストで**即時型反応**（15分以内の反応）とアルサスArthus型反応（4～6時間後に発赤，腫脹，硬結がでる）を認める．また，**アスペルギルス特異的IgE抗体が陽性**で，免疫沈降反応でアスペルギルスIgG抗体が陽性となる．

4) 治療

プレドニゾロンを経口投与する．治療の例として，「プレドニゾロン0.5 mg/kgを2週間連日投与し（胸部X線写真が改善しない場合継続），以後，約3ヵ月同量を隔日投与する．その後，3ヵ月をかけて減量中止する」といった方法がある．イトラコナゾール（抗真菌薬）内服やアムホテリシンBの吸入による治療が有効なこともある．

---

simple point

- 喘息治療は発作治療と長期管理に分けて実施する．
- 発作治療は，短時間作用性β_2刺激薬吸入，SpO_2を95％を目標に酸素投与，ステロイド全身投与で実施する．
- 長期管理の第1選択薬は吸入ステロイド薬である．
- 喘息治療はコントロール良好を目指す．コントロール良好とは，喘息症状がほとんどないことである．
- 喘息が先行した後に，痛み，しびれ，腹痛，皮疹，狭心痛などがあれば好酸球性多発血管炎性肉芽腫症（EGPA）を疑う．肺炎像や気管支粘液栓があればアレルギー性気管支肺アスペルギルス症を疑う．

B COPD (慢性閉塞性肺疾患 chronic obstructive pulmonary disease)

慢性閉塞性肺疾患（COPD）とは，**タバコ煙**を主とする有害物質を長期にわたり吸入曝露することで生じる肺の炎症性疾患である．徐々に進行する**労作時呼吸困難**や**慢性の咳嗽**，**喀痰**を主な症状とし，最重症例では慢性呼吸不全の状態となる．COPDの基本病態は**気流制限**であり，**治療後も正常化しない気流制限（1秒率＜70％）**を示すことにより診断される．予防と治療が可能な疾患であり，また，近年，全身性炎症性疾患としてとらえられている．

1 危険因子と病因

a 危険因子（表3）

最大の危険因子は**タバコ煙**であり，患者の約90％には喫煙歴がある．**受動喫煙**も危険因子となる．一方でCOPDの発症率は喫煙者の15〜20％程度であり，遺伝的素因があると考えられている．ほかの外因性因子として大気中の汚染物質，有機燃料（バイオマス）などがある．

内因性因子（遺伝素因）として明らかなのはα_1-アンチトリプシン欠損症のみであるが，わが国ではきわめてまれである．

b 病因

COPDではタバコ煙などの有害物質による気道や肺の炎症が増強しており，好中球やマクロファージ，リンパ球などの炎症細胞や上皮細胞が関与している．

炎症反応の増強はプロテアーゼ・アンチプロテアーゼ不均衡，オキシダント・アンチオキシダント不均衡をもたらし，気道や肺を傷害する．近年，アポトーシスの関与も考えられている．

表3 COPDの危険因子

	最重要因子	重要因子	可能性の指摘されている因子
外因性因子	タバコ煙	大気汚染物質 [ディーゼル排気粒子などの粒子状物質，窒素酸化物（NOx），硫黄酸化物（SOx），一酸化炭素，オゾンなどのガス状物質] 受動喫煙 職業上の粉じんや化学物質への曝露 バイオマス燃焼煙	呼吸器感染 小児期の呼吸器感染 妊娠時の母体喫煙 肺結核の既往 社会経済的要因
内因性因子	α_1-アンチトリプシン欠損症		遺伝子変異 気道過敏性 自己免疫 老化

（日本呼吸器学会：COPD(慢性閉塞性肺疾患) 診断と治療のためのガイドライン 第4版, p9, メディカルレビュー社, 2013）

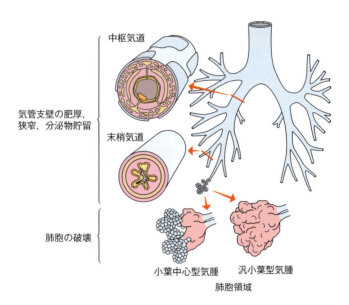

図4　COPDによる肺の構造変化
気管支壁の肥厚，狭窄，分泌物の貯留ならびに肺胞壁の破壊による気腫性病変，肺毛細血管網が破壊される．

2　病　理（図4）

　炎症により中枢気道，末梢気道，肺胞，肺血管の構造変化が起こる．気管支壁は線維化・肥厚し，気道は狭窄し，また，杯細胞過形成や粘膜下腺増大により気道分泌が亢進し，分泌物が貯留する．肺胞領域では肺胞壁が破壊され，気腫性病変となり，同時に毛細血管網も破壊される．
　気腫性病変は，小葉中心型肺気腫，汎小葉型肺気腫，遠位小葉型肺気腫に分けられる（図4）．呼吸細気管支を中心に肺胞が破壊される小葉中心型と小葉全体の肺胞が破壊される汎小葉型が気流制限の原因となる．

3　分　類

> 以前は患者の外見から分類されたこともある．
> - blue bloater（青ぶくれ）：末梢気道病変優位型に相当．進行例ではチアノーゼや右心不全を伴いやすい．
> - pink puffer（赤やせ）：肺気腫病変優位型に相当．やせを伴うことが多い．

　症例により末梢気道病変と気腫性病変の割合が異なり，その割合により非気腫型（末梢気道病変優位型）と気腫型（肺気腫病変優位型）に分類される．

4　気流制限の機序（図5）

　COPDの気流制限は末梢気道病変（末梢気道狭窄）と，気腫性病変による肺弾性収縮力（肺が縮もうとする力）の低下により起こる．肺胞は呼気時に弾性収縮力により収縮するが，同時に肺胞が付着している気道を牽引し，気道を開存しておく作用をもつ（図5）．COPDでは肺胞壁の破壊により弾性収縮力が低下し気道は虚脱しやすくなる．末梢気道の狭窄と虚脱により，呼気が十分に吐き出せなくなり（エアトラッピング air trapping），肺は過膨張となる．体動時には呼吸が速くなるため

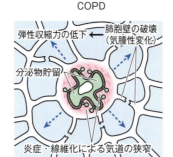
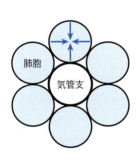
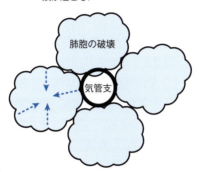

図5 COPDの気流制限の機序

air trappingはさらに顕著となり，肺はますます過膨張（**動的肺過膨張 dynamic hyperinflation**）となり，吸気も十分にできなくなる．気流閉塞と動的肺過膨張がCOPDの体動時呼吸困難の主な原因である．

> **simple point**
> - COPDはタバコ煙を主とする有害物質の長期吸入曝露による肺の炎症性疾患である．
> - COPDの基本病態は末梢気道狭窄と気腫性病変による気流制限である．
> - COPDの体動時呼吸困難の主な原因は気流閉塞と動的肺過膨張である．

5 疫学

2000年に行われた大規模疫学調査で40歳以上の日本人のCOPD有病率は8.6％，約530万人と推定されているが，2005年の厚生労働省患者調査ではCOPDと診断されている患者数は約22.3万人であり，患者の多くは診断されていないのが現状である．また，COPDによる死亡者数は増加傾向にあり，2010年には1.6万人を超え，全死亡原因の第9位である．

6 症状・身体所見

主な症状は，**慢性の咳嗽，喀痰と労作時の呼吸困難**であり，呼吸困難

奇異呼吸
吸気時に胸部が拡張するのに対し腹部が陥没し，呼気時にはその逆になる．

表4 COPDの全身性影響
- 全身性炎症：炎症性サイトカインの上昇，CRPの上昇
- 栄養障害：脂肪量，除脂肪量の減少
- 骨格筋機能障害：筋量・筋力の低下
- 心・血管疾患：心筋梗塞，狭心症，脳血管障害
- 骨粗鬆症：脊椎圧迫骨折
- 消化器疾患：消化性潰瘍，胃食道逆流症
- 抑うつ
- 糖尿病
- 睡眠障害
- 緑内障
- 貧血

は徐々に進行する．COPDは中高年になって発症するため，「年のせい」などととらえられて気付くことが遅れがちである．感冒罹患時の喘鳴や呼吸困難，長引く咳嗽や喀痰を契機に受診し，診断されることも少なくない．

身体所見は重症になるまで出現しないことが多く，異常がなくてもCOPDを否定できない．進行すると**口すぼめ呼吸**や**樽状胸郭 barrel chest**，吸気時の肋間や鎖骨上窩の陥入，呼吸補助筋（特に胸鎖乳突筋）の肥大，吸気時の下部肋間の内側への陥凹（フーバー Hoover 徴候）や奇異呼吸などを認める．打診では鼓音を示し，聴診では呼吸音の減弱，呼気延長，連続性ラ音（wheezes, rhonchi），気道分泌物の増加などにより水泡音（coarse crackles）が聴取されることもある．呼吸不全を呈する症例ではチアノーゼを認めることがある．また，頸静脈の怒張，肝腫大，下腿浮腫などがあれば右心不全（肺性心）の合併を疑う．

COPDでは喫煙や加齢に伴う併存症に加え，COPD自体が全身への影響をもたらし，全身性炎症，栄養障害，骨格筋機能障害，心・血管疾患，骨粗鬆症など種々の併存症を誘発することから全身性疾患としてとらえる必要がある（表4）．また，肺癌，気胸，肺炎，肺血栓塞栓症などの肺合併症にも注意する必要がある．

7 検査所見

a 画像診断

1) 胸部X線写真（図6）

胸部X線写真は他疾患の除外や進行したCOPD病変の診断のために用いる．しかし，COPDに特徴的な所見は疾患が進行しなければみられず，早期病変の検出は困難である．

気腫性病変の所見として**肺過膨張**や**肺野の透過性亢進**などがみられる．

2) 胸部CT（図7）

高分解能CT high resolution CT（HRCT）は気腫性病変の描出に有用である．気腫性病変は明らかな**壁のない低吸収域 low attenuation area（LAA）**として認められる．また，気道病変として気道壁の肥厚や内腔の狭小化を認める．

b 呼吸機能検査（総論2章Aを参照）

1) スパイロメトリー（図8a）

スパイロメトリーはCOPDの診断に必須の検査である．COPDでは気流制限のために，1秒率（FEV_1/FVC, $FEV_1\%$）が低下する．**気管支拡張薬吸入後も1秒率が70％未満の場合，正常化しない気流制限**と判断され，COPDの診断に必須の条件である．

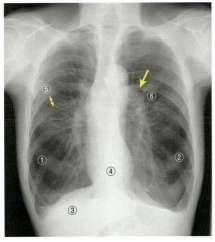
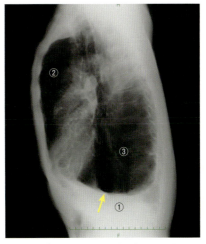

正面像：①肺野の透過性亢進，②肺野末梢血管影の狭小化，③横隔膜の平低化，④滴状心 tear drop heart，⑤肋間腔の開大，⑥肺動脈本幹部の拡大（肺高血圧を疑う）

側面像：①横隔膜平低化（高度になると下に凸），②胸骨後腔の拡大・透過性亢進，③心臓後腔の拡大・透過性亢進

図6　重症COPDの胸部X線写真

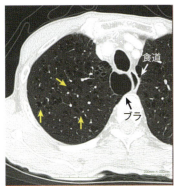
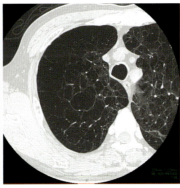
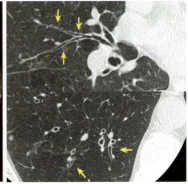

早期の気腫性病変
壁のない低吸収域 low attenuation area (LAA) が散在している．

進行した気腫性病変
気腫性病変が癒合し，健常肺はほとんど消失．肺血管影も著明に減少している．

気道病変
気管支壁の肥厚，内腔の狭窄を認める．肺の比較的末梢まで内腔が追える．

図7　COPDの高分解CT像

2) フロー・ボリューム曲線（図8b）

　フロー・ボリューム曲線の下降脚はそれぞれの肺気量位での最大呼気速度（V_{max}）を表している．COPDでは気流制限のために V_{max} が低下し，特に末梢気道の気流制限のために呼気後半（50%肺活量や25%肺活量）での V_{max}（V_{50}, V_{25}）での低下が著しく，フロー・ボリューム曲線の下降脚は下に凸の曲線となる．

3) 肺気量分画（図8c）

　気流制限と肺弾性収縮力の低下により，全肺気量，機能的残気量，残気量が増加し，それに伴って最大吸気量，肺活量は低下する．進行すると閉塞性換気障害に見かけ上の拘束性換気障害（%VC＜80%）が加わり，混合性換気障害を呈する（図9）．

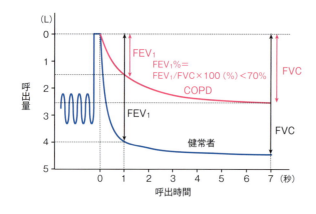

図8a　努力呼気曲線

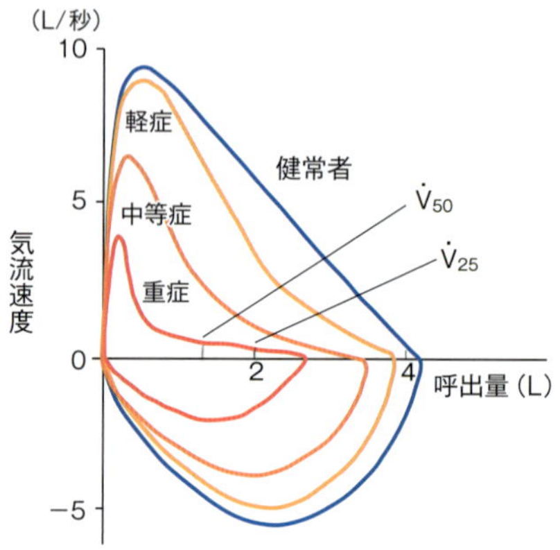

図8b　フロー・ボリューム曲線

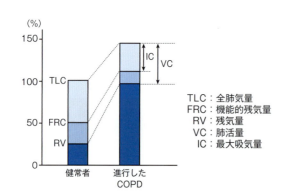

図8c　COPDの呼吸機能

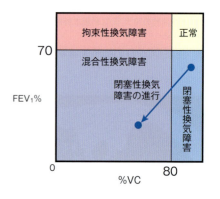

図9　見かけ上の拘束性換気障害

4）肺拡散能（CO肺拡散能：DLco）

　肺胞壁の破壊により肺胞ガス交換面積が減少し，また，肺毛細血管網も破壊されるため肺のガス交換能が低下し，DLcoは減少する．特にCOPDでは全肺気量が増加するため，肺胞あたりの拡散能をみるDLco/VAの低下が顕著となる．

c 動脈血ガス分析

　COPDの早期には安静時の動脈血ガス分析では異常は認めないが，徐々に**低酸素血症**が進行し，最重症例では慢性呼吸不全となる．**換気血流不均等**，**拡散障害**により**肺胞気動脈血酸素分圧較差（A-aDO$_2$）**は開大する．また，換気不全を伴うと高二酸化炭素血症を伴う．

8　診断方法

a 診断基準

　慢性に咳嗽，喀痰，体動時呼吸困難などがみられる患者に対してCOPDを疑う．患者の90％には長期の喫煙歴があり，危険因子の確認

表5 COPDの病期分類

病期	特徴
Ⅰ期 軽度の気流閉塞	FEV₁%＜70% %FEV₁≧80%
Ⅱ期 中等度の気流閉塞	FEV₁%＜70% 50%≦%FEV₁＜80%
Ⅲ期 高度の気流閉塞	FEV₁%＜70% 30%≦%FEV₁＜50%
Ⅳ期 きわめて高度の気流閉塞	FEV₁%＜70% %FEV₁＜30%

(日本呼吸器学会:COPD(慢性閉塞性肺疾患) 診断と治療のためのガイドライン,第4版,p30,メディカルレビュー社,2013より一部改変)

表6 COPDとの鑑別を要する疾患

鑑別疾患	鑑別のポイント
気管支喘息	発作性呼吸困難・喘鳴・咳嗽(早朝・明け方),アトピー素因,喀痰中好酸球増多など
びまん性汎細気管支炎	慢性の膿性痰・咳嗽,慢性副鼻腔炎合併 胸部X線写真:肺過膨張とびまん性粒状影 胸部CT:びまん性小葉中心性粒状影など
先天性副鼻腔気管支症候群	若年期からの慢性の膿性痰・咳嗽,副鼻腔炎合併など
気管支拡張症	胸部X線写真・CTにて気管支壁の肥厚,気管支の円筒状・嚢胞状の気管支拡張など
うっ血性心不全	胸部X線写真での心陰影の拡大・肺うっ血,coarse crackles,ピンク色泡沫状痰,起坐呼吸,下腿浮腫など
肺結核	胸部X線写真・CTにて経気道散布性病変,空洞性病変など
じん肺症	職歴,胸部X線写真・CTにて肺過膨張,両側性粒状影,結節影,縦隔石灰化リンパ節,胸膜病変など
肺リンパ脈管筋腫症	妊娠可能年齢の女性,気胸・血痰などの既往,胸部HRCTにて両側びまん性に散在する境界明瞭な薄壁を有する囊胞など
間質性肺炎	乾性咳嗽,胸部X線写真にて肺容積減少・粒状網状影・すりガラス影,fine cracklesなど
肺癌	胸部X線写真・CTにて,合併の鑑別

が重要である.COPDの診断は**スパイロメトリー**によって行う.**気管支拡張薬吸入後の1秒率(FEV₁/FVC, FEV₁%)70%未満**で,気流閉塞をきたすほかの疾患(気管支喘息,びまん性汎細気管支炎など)を除外できれば,COPDと診断される.また,COPDの診断には気流制限の可逆性の有無やその程度は問われない.さらに胸部X線写真,胸部CTといった画像診断も肺過膨張所見や気腫性病変などの検出や鑑別診断には重要であるが,診断の基準とはならない.

b 病期分類(表5)

COPDの診断には1秒率を用いるが,COPDが進行するとFVCも低下するため,1秒率は必ずしも気流閉塞の程度を反映しない.気流閉塞の程度の評価には対標準1秒量(%FEV₁:1秒量予測値に対する患者1秒量のパーセント値)を用い,この気流閉塞の程度による分類を病期分類という.

9 鑑別診断

COPDの鑑別疾患には**表6**のような疾患があるが,最も重要なのは気管支喘息との鑑別である.典型的な喘息との鑑別は容易であるが,可逆性の大きいCOPD,可逆性の乏しい喘息,COPDと喘息の合併例では病態を明確に判定することはしばしば困難である.

simple point

- 慢性に咳嗽,喀痰,体動時呼吸困難などがみられる患者に対してはCOPDを疑う.
- 気管支拡張薬吸入後のスパイロメトリーで1秒率が70%未満であれば,COPDと診断する.
- 気流制限の程度は対標準1秒量(%FEV$_1$)で判断する.
- 身体所見は重症になるまで出現しないことが多い.
- 胸部X線写真では,COPDの早期病変の検出は困難である.

10 治療

COPDでは薬物療法のみならず,**禁煙指導**,**呼吸リハビリテーション**,**酸素療法**,**換気補助療法**など多方面からの包括的な取り組みが必要となる.

安定期のCOPDは病期分類(FEV$_1$の低下)と,息切れや運動耐容能,身体活動性,栄養状態など症状の程度から重症度を総合的に判断して段階的に治療を増強していく(図10).

すべてのCOPD症例において**禁煙**,**インフルエンザワクチン接種**,**全身併存症の管理**が勧められ,体動時などの呼吸困難に対しては**短時間作用性気管支拡張薬**(通常,β$_2$刺激薬)を使用する.禁煙(禁煙支援の項,138頁参照)はCOPDの発症予防,進行抑制のために最も有用であり,かつ,重要である.

> インフルエンザワクチンは増悪時の死亡率を50%低下させる.
> また,65歳以上,および65歳未満で%FEV$_1$ 40%未満の症例には肺炎球菌ワクチン接種も推奨されている.

a 薬物療法

薬物療法の中心は**気管支拡張薬**である.**長時間作用性抗コリン薬**,または,**長時間作用性β$_2$刺激薬**の定期使用が第1選択となり,**吸入薬**が最も推奨される.テオフィリン徐放製剤もあるが,抗コリン薬やβ$_2$刺激薬に比べ効果は劣る.治療効果が不十分なときは多剤併用を行う.

増悪を繰り返す症例では,増悪頻度を減らし,QOLの悪化を抑制する目的で**吸入ステロイド薬**を考慮する.**吸入ステロイド・長時間作用性β$_2$刺激薬配合剤**は,それぞれを単剤で使用するよりも効果に優れている.また,長時間作用性抗コリン薬や吸入ステロイド・長時間作用性β$_2$刺激薬配合剤は,気流閉塞の進行や死亡率を抑制する可能性がある.

COPDと喘息の合併例や鑑別が困難な例では喘息の治療を優先し,吸入ステロイド薬を使用する.

b 呼吸リハビリテーション

COPDでは自覚には乏しいものの早期からADLが障害されており,**呼吸リハビリテーション**を早期から導入することが推奨される(135頁参照).COPDではリラクゼーション,排痰法,運動療法や,口すぼめ呼吸や腹式呼吸などの呼吸訓練が有用である(図11).

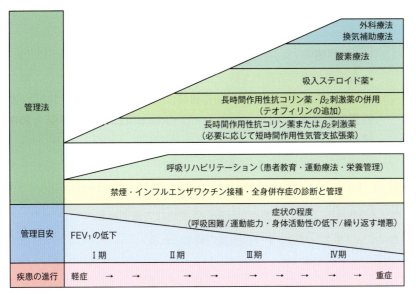

図10　安定期COPDの管理

重症度はFEV₁の低下だけではなく，症状の程度や増悪の頻度を加味し，重症度を総合的に判断した上で治療法を選択する．
*増悪を繰り返す症例には，長時間作用性気管支拡張薬に加えて吸入ステロイド薬や喀痰調整薬の追加を考慮する．
(日本呼吸器学会：COPD (慢性閉塞性肺疾患) 診断と治療のためのガイドライン 第4版, p64, メディカルレビュー社, 2013)

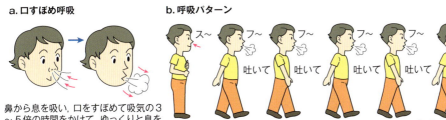

a. 口すぼめ呼吸

鼻から息を吸い，口をすぼめて吸気の3〜5倍の時間をかけて，ゆっくりと息を吐く(呼吸数10回/分程度を目標)．呼気時に圧をかけ気道内圧をあげることで気道の虚脱を防ぐ．

b. 呼吸パターン

図11　COPDの呼吸訓練

c 酸素療法

慢性呼吸不全を伴う重症例には**長期(在宅)酸素療法**(LTOT, HOT)を行う(135頁参照)．酸素療法はQOLを改善し，1日15時間以上のLTOTはCOPDの生命予後を改善する．

d 換気補助療法 (136頁参照)

薬物療法や呼吸リハビリテーション，栄養療法などの治療を最大限に行っても，高二酸化炭素血症や夜間低換気などの睡眠呼吸障害がある症例，あるいは増悪を繰り返す症例では**在宅人工呼吸** home mechanical ventilation (HMV) の導入が考慮される．換気補助療法には導入が容易で侵襲度の低い**非侵襲的陽圧換気** non-invasive positive

NPPV
気管挿管をせずに，鼻マスクやフェイスマスクを用いて行う陽圧換気療法．COPDでの主な目的は呼吸筋疲労と睡眠呼吸障害の改善である．

pressure ventilation (NPPV) が第 1 選択である.

e 外科療法

最大限の内科的治療を行っても，その効果が限界に達している場合には外科的療法が考慮されるが，適応は慎重に判断する必要がある．**肺容量減量手術 lung volume reduction surgery（LVRS）**と**肺移植**がある．

> **肺容量減量手術**
> 上葉有意に気腫性病変が偏在し，運動能力が低下した症例が適応となり，1秒量の改善効果が術後3年程度認められる．

simple point

- 禁煙はCOPDの発症リスクを減らし，進行を抑制する最も効果的な方法である．
- すべてのCOPD患者にインフルエンザワクチンの接種が勧められる．
- 薬物療法の中心は気管支拡張薬である．
- 増悪を繰り返す症例では吸入ステロイド薬の使用を考慮する．
- 1日15時間以上のLTOTは慢性呼吸不全を伴うCOPDの生命予後を改善する．

11 COPDの増悪と治療

呼吸困難，咳嗽，喀痰などの症状が日常の生理的変動を超えて急激に悪化した状態を**COPDの増悪**という．ただし，心不全や気胸，肺血栓塞栓症など他疾患の合併によるものは除く．増悪の原因としては**呼吸器感染症**や**大気汚染**が多いが，約30％症例では原因が特定できない．

COPDの増悪時の薬物療法の基本は**ABCアプローチ**（**抗菌薬 antibiotics，気管支拡張薬 bronchodilators，副腎皮質ステロイド corticosteroids**）である．呼吸不全のある場合は酸素吸入を行うが，**換気不全（高二酸化炭素血症）**のある患者では，**高濃度酸素投与**により**CO_2 ナルコーシス，呼吸性アシドーシス**を誘発する可能性があり，**低濃度酸素**から開始する．

薬物療法や酸素療法では呼吸状態が改善しない場合や換気不全のある症例ではNPPVを第1選択として換気補助療法を考慮する．誤嚥や喀痰喀出困難など気道確保が必要な場合は気管挿管下に侵襲的陽圧換気 invasive positive pressure ventilation（IPPV）を行う．しかし，これらの適用については患者や家族の希望，これまでの治療経過，増悪原因の改善の見込みなどを考慮し，総合的に判断する必要がある．

12 予　後

COPDの進行により生命予後は悪化するが，適切な管理を行うことで予後の改善が期待できる．わが国でのCOPD死亡者数は増加傾向にはあるが，統計学的に年齢調整を行った年齢調整死亡率は近年むしろ低下傾向にあり，COPDの予後は改善傾向にある．

> **simple point**
> - COPDの増悪とは呼吸困難,咳嗽,喀痰などの症状が日常の生理的変動を超えて急激に悪化した状態をいう.
> - COPDの増悪時の薬物療法の基本はABCアプローチ(抗菌薬antibiotics, 気管支拡張薬bronchodilators, 副腎皮質ステロイドcorticosteroids)である.
> - COPDの進行により生命予後は悪化するが,適切な管理を行うことで予後の改善が期待できる.

C その他の気管支・細気管支疾患

1 びまん性汎細気管支炎 diffuse panbronchiolitis (DPB)

びまん性汎細気管支炎(DPB)は,わが国で疾患概念と治療法が確立した東アジアのみに存在する難治性の呼吸器疾患で,両肺にびまん性に存在する**呼吸細気管支領域の慢性炎症**を特徴とし,副鼻腔炎を高率に合併する.原因は不明であり,近年,新たな発症例は減少している.その理由として,生活水準の改善,栄養状態の良好化と副鼻腔炎のみの段階で治療が行われていることが考えられる.

a 病態生理

呼吸細気管支壁のリンパ組織の増生,リンパ球,形質細胞の浸潤で壁が肥厚し,呼吸細気管支内腔の狭小や閉塞をきたし,進行すると病変部より中枢側にある末梢気管支の拡張を生じる.気道感染の持続化と気道炎症の進行は悪循環となり疾患を悪化させる.

b 臨床症状・所見

持続する咳嗽と喀痰,労作時息切れを主症状とする.喀痰は膿性で痰量は多い.高率に**慢性副鼻腔炎**を合併し鼻閉,膿性鼻汁,嗅覚低下などの症状をきたす.

聴診所見で両側の肺底部に喀痰貯留によるcoarse cracklesが聴かれる.連続性副雑音(wheezes, rhonchi)を伴う.ばち指がみられる.

c 検査所見

診断上重要な検査は,①胸部画像(胸部X線写真,CT),副鼻腔X線検査,②呼吸機能検査,③動脈血ガス分析,④血液検査(特に寒冷凝集素価,できればHLA抗原),⑤喀痰細菌学的検査である.

1)胸部画像検査(図12)

胸部X線写真では,両側の中下肺野優位に**びまん性粒状影**,気管支の壁肥厚(tram line)や輪状影が認められる.肺野は**過膨張**を示し,横

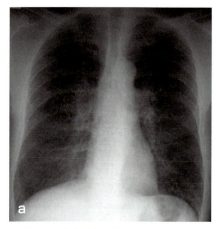
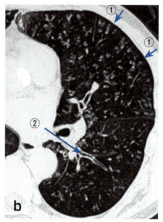

図12 びまん性汎細気管支炎の画像
a:胸部X線写真．肺の過膨張と全野に粒状影を認める．
b:全肺に小葉中心性粒状影（矢印①），気管支壁肥厚（矢印②）を認める．

表7 びまん性汎細気管支炎の診断の手引き

(1) 必須項目	①持続性の咳嗽，喀痰，労作時息切れ ②慢性副鼻腔炎 ③画像所見（胸部X線像：両側びまん性粒状影） 　　　　　（CT像：両側びまん性小葉中心性病変）
(2) 参考項目	①聴診：断続性ラ音：多くは水泡音 (coarse crackles) 　　　　ときに連続性ラ音 (wheezes, rhonchi) ②1秒率低下（70％以下）および低酸素血症（80Torr以下） ③寒冷凝集素価高値（64倍以上）
確　実	(1) + (2) の2項目以上
ほぼ確実	(1) を満たすもの
可能性あり	(1) のうち①②を満たすもの

（厚生労働省難病情報センター）

隔膜の低下，平低化がみられる．胸部CTでは，呼吸細気管支領域の病変により**小葉中心性の粒状影**がびまん性に認められる．進行すると細気管支・小気管支の拡張像・壁肥厚像がみられる．

2) 呼吸機能検査
1秒率低下，進行すると肺活量が減少して残気量（率）が上昇する．

3) 動脈血ガス分析
PaO_2 の低下が比較的早期よりみられ，病変の進行により $PaCO_2$ が増加する．

4) 血液検査
寒冷凝集素価の上昇がみられる．CRPの増加，赤沈亢進とともに，IgG，IgA，CD4/CD8の増加する例が多い．50～60％でHLA抗原B54が陽性となる．

5) 喀痰細菌学的検査
初期の気道主要感染菌はインフルエンザ菌で，初診時70％以上の例にみられる．進行すると緑膿菌に菌交代する．

d 診 断

表7に厚生労働省の診断の手引きを示す.

e 経過・予後

エリスロマイシン療法の導入で，5年生存率は90%以上に改善した．

f 治 療

エリスロマイシンなど14員環マクロライド系薬を**少量で6ヵ月～2年以上長期間投与**する．抗菌目的でなく，過剰分泌抑制，IL-8などを介した好中球集積抑制などの気道炎症の改善を目的としている．

急性増悪時は，インフルエンザ菌や肺炎球菌が起炎菌のことが多く，β-ラクタム系薬（ペニシリン系およびセフェム系）かニューキノロン系薬を投与する．緑膿菌が起炎菌の場合は，抗緑膿菌抗菌薬を投与する．

> **simple point**
> - びまん性汎細気管支炎は，両側びまん性の呼吸細気管支の慢性炎症でCTにて小葉中心性粒状影を示す．副鼻腔炎の合併率が高い．
> - エリスロマイシンの少量長期投与が有効である．

2 副鼻腔気管支症候群 sinobronchial syndrome (SBS)

副鼻腔気管支症候群（SBS）は，慢性・反復性の好中球性気道炎症を上気道と下気道に合併した病態であり（表8），咳嗽，喀痰を主症状とする慢性下気道炎症性疾患（慢性気管支炎，びまん性汎細気管支炎，気管支拡張症）と鼻漏，鼻閉，嗅覚異常などを訴える慢性副鼻腔炎，もしくはX線写真上認められる副鼻腔形成不全などの副鼻腔異常を合併する．アレルギーによるものは除く．わが国において提唱された疾患概念であり，気道壁が脆弱化すると気管支拡張を生じる．

a 臨床像

上気道炎症状後に湿性咳嗽が出現・増悪する．喀痰で好中球が多数認められ，培養で肺炎球菌，インフルエンザ菌，モラクセラなどが検出

表8 副鼻腔気管支症候群の簡易診断基準（下記1～3のすべてを満たす）

1	呼吸困難発作を伴わない咳嗽（しばしば湿性）が8週間（3週間）以上継続
2	①後鼻漏，鼻汁および咳払いといった副鼻腔炎に伴う自覚症状 ②上咽頭や中咽頭における粘液性ないし粘液膿性の分泌物（後鼻漏）の存在ないし敷石状所見 cobblestone appearance といった副鼻腔炎に伴う他覚所見 ③副鼻腔炎を示唆する画像所見 の3つの所見のうち1つ以上を認める
3	14, 15員環マクロライド系抗菌薬や去痰薬による治療が有効

（日本呼吸器学会：咳嗽に関するガイドライン，第2版, p40, メディカルレビュー社, 2012）

される.

b 治療

中枢性鎮咳薬,気管支拡張薬,吸入ステロイド薬,H_2受容体遮断薬,プロトンポンプ阻害薬に反応しない咳嗽である.軽症例では去痰薬が有効な場合がある.エリスロマイシンなど14, 15員環マクロライド系薬単独投与か去痰薬の併用療法を行う.

> **simple point**
> - 副鼻腔気管支炎症候群は,わが国で提唱されている疾患概念で,慢性・反復性の好中球性気道炎症を上気道と下気道に合併し,咳嗽が持続する.
> - マクロライド系抗菌薬や去痰薬が有効である.

3 気管支拡張症 bronchiectasis (BE)

気管支拡張症(BE)は,気管支の非可逆的拡張を示す.限局性のものとびまん性のものとに分かれる.Reid は,円柱状拡張 cylindrical BE,数珠状拡張 varicose BE,囊胞状拡張 saccular or cystic BE の3つのパターンに分類した.一方,病因から分類すると,**表9**のようになる.

後天性では,繰り返す感染症でエラスターゼやプロテアーゼが気管支壁の弾性線維および筋層を破壊し,気管支周辺の肺組織が気管支を牽引し,気管支が拡張するといわれる.気道分泌亢進,気道クリアランス低下のため感染が発生し,遷延するため,病態はさらに悪化する.炎症が繰り返されると気管支壁の毛細血管が発達し喀血しやすくなる.

a 症状

遷延,反復する咳嗽と膿性喀痰.痰は黄色粘稠で1日100 mLを超える場合もある.血痰や喀血を生じる場合がある.

b 画像所見

単純X線写真では,拡張・肥厚した気管支壁を示す,**気管支の走行に一致した線状影,索状影がみられる(tram line)**.診断にはCTが有用で**拡張した気管支が認められる(図13)**.

c 喀痰培養

感染の起炎菌は肺炎球菌やインフルエンザ菌が多い.緑膿菌が常在化する.

d 診断

CT所見が重要.気道感染の繰り返し,慢性副鼻腔炎,慢性滲出性中

表9 気管支拡張症の病因からの分類

1. 先天性	先天性気管支拡張	Williams-Campbell症候群（気管支軟骨欠損症） Mounier-Kuhn症候群（巨大気管気管支症）
2. 後天性	先天性素因	黄色爪 yellow nail症候群 線毛不動症候群（カルタゲナー症候群） 囊胞性線維症 cystic fibrisis 低（無）γグロブリン血症
	後天性素因（続発性）	小児期の重症気道感染症後 結核，非結核性抗酸菌症，補充胸郭形成術後，アレルギー性気管支肺アスペルギルス症 びまん性汎細気管支炎に続発

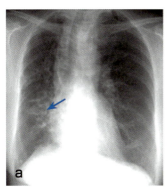 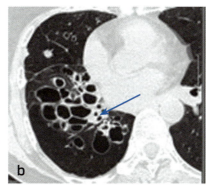

図13 右側下葉の気管支拡張症
a 胸部X線写真：右下肺に線状影，索状影を認める（矢印）．
b 胸部CT：右下葉に輪状の拡張した気管支（矢印）と内部に喀痰の貯留を認める．

耳炎，男性不妊などがあれば線毛不動症候群 immotile cilia syndromeを疑う．限局気管支拡張所見は小児期の重症肺炎など呼吸器感染症の既往を聴取する．

e 治 療

治療は，基礎疾患の治療，気道分泌物のクリアランスの改善，急性増悪時の感染の制御である．

1) 理学療法

痰の喀出を物理的に促す方法で，喀痰のある部位（喀痰部位）を高くして重力を利用して喀出させる（体位ドレナージ）．

2) 抗菌療法

慢性気道感染の急性増悪時には抗菌薬投与を行う．終局的には緑膿菌が検出されるようになり，感受性のある抗菌薬の投与が必要となる．

マクロライド系薬（エリスロマイシンなど）の少量持続投与により，喀痰量の減少，感染悪化の頻度の低下が認められることがある．

3) 外科手術

限局性で，適切な内科的治療で効果を認めない場合は，外科的に病変部位を切除する場合がある．

線毛運動の減少の場合は，後にびまん性に気管支拡張をきたすため，喀血のコントロールがつかない場合などに手術は限定される．

> **カルタゲナー Kartagener 症候群**
> 内臓逆転症，気管支拡張症，慢性副鼻腔炎を3主徴とする常染色体劣性遺伝疾患．ダイニンアームの欠損による線毛運動機能障害であり男性不妊などを伴う．

> **simple point**
> - 気管支拡張症は，限局性とびまん性に分かれ，気管支の非可逆的拡張を示す．
> - 気道感染の繰り返し，慢性副鼻腔炎，慢性滲出性中耳炎，男性不妊などがあれば線毛不動症候群を疑う．
> - エリスロマイシンなどの少量持続投与により，喀痰減少，感染悪化の頻度の低下が認められることがある．

4 閉塞性細気管支炎 bronchiolitis obliterans（BO）

a 誘因・原因

関節リウマチなど膠原病に合併，喫煙，薬物・有毒ガスや有機粉じんの吸入，細菌・ウイルス・マイコプラズマ感染，骨髄移植・幹細胞移植・臓器移植後に発症する．

b 病態

膜性気管支の内腔が肉芽組織，線維化組織により狭窄，閉塞をきたしている．進行すると高度の閉塞性換気障害を呈する．この変化は，不可逆性で，予後不良の疾患である．

c 病理

病理像は次の2つを認める．
①絞扼性閉塞性細気管支炎：細気管支上皮や粘膜下筋層の瘢痕化を示す．
②細胞性細気管支炎：気管支壁が炎症細胞の浸潤によって破壊される．

d 検査所見

1）呼吸機能検査
呼吸機能検査で高度の閉塞性換気障害を示す．
2）画像検査
感染を原因として分泌物がある症例では，胸部CTにおいてびまん性小葉中心性粒状影（図14a）を認める．細気管支の病変のため，吸気・呼気の画像比較でのair trappingがみられる．これは，呼気時に気道が閉塞し空気が肺胞内に取り残されて，濃度上昇がみられず，周囲の肺野と異なり低くみえる状態（mosaic attenuation）である（図14b）．また，肺野の過膨張や気管支拡張がみられることもある．

e 治療

副腎皮質ステロイド，気管支拡張薬，マクロライド系薬投与が行われ

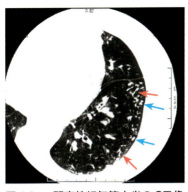
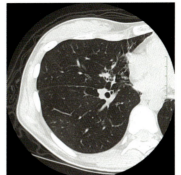

図14a 閉塞性細気管支炎のCT像
びまん性小葉中心性粒状影（青矢印），鳥趾状あるいはtree-in-bud appearance（芽のついた樹枝のような像：赤矢印）が認められる．

図14b 腫瘍随伴天疱瘡に合併した閉塞性細気管支炎
吸気時CT（左図）ではほぼ正常像であるが，呼気時CT（右図）では呼出された肺（青矢印），air trappingで呼出が不十分な肺（黒矢印）がmosaic attenuationとして認められる．

ているが効果に乏しい．症例によっては肺移植も考慮される場合がある．

> **simple point**
> - 閉塞性細気管支炎は，膠原病，有毒ガスや有機粉じんの吸入，細菌・ウイルス・マイコプラズマ感染，骨髄移植・幹細胞移植・臓器移植後に発症する．
> - 細気管支が高度の閉塞を示す予後不良疾患である．

D 囊胞性肺疾患

肺内の囊胞・囊胞様構造で正常気管支肺胞系に一致しないものをいう．気管支性と肺胞性に分かれる．

1 気管支性囊胞 bronchogenic cyst

先天性異常で気管支上皮で覆われた囊胞である．多くの場合，気管支との交通はなく，単発性，単房性で内部に液体貯留をきたすことが多い．中縦隔に好発するが，肺内にも発症する．二次感染をきたし，肺炎症状が生じることもある．

2 肺胞性囊胞 alveolar cyst

a 気囊腫 pneumatocele

肺胞壁の破壊を伴わない過膨張性気腔である．
小児期の黄色ブドウ球菌性肺炎に続発することが多い．

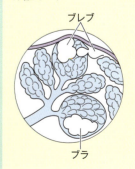

1. ブラ bulla
臓側胸膜内弾性板の中に生じた気腔をいう．特に10cm以上のものは巨大肺囊胞と呼ばれる．
2. ブレブ bleb
臓側胸膜外弾性板の下に生じた気腔をいう．

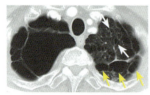
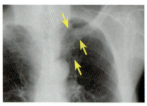

図15 ブラと低吸収領域

COPDの症例のCTにて右肺尖に大きなブラと左肺尖に内径が2〜3cmのブラ（黄矢印）と低吸収領域（白矢印）が認められる。胸部X線写真では、肺野全体の透過性が亢進しているが、ブラは左肺尖部で確認できる（黄矢印）。

b 進行性気腫性囊胞 vanishing lung

進行性気腫性囊胞は、囊胞が巨大化し、残存健常肺を圧迫していくものである。

1) 画 像

血管など構造物のない囊胞状透過性亢進を示す。

気胸では肺の辺縁が外側に凸となり、気腫性囊胞では無血管野の肺紋理消失が肺門に向かって凸となる。

2) 治 療

対症療法で、繰り返す感染の合併や、増大の傾向があれば、手術適応となる。

---

simple point

- 肺胞性囊胞には、ブラ、ブレブ、気囊腫、進行性気腫性囊胞がある。
- 肺胞性囊胞に感染を繰り返す場合、増大傾向を示す場合は手術適応となる。

E 慢性呼吸不全と在宅酸素療法

1 慢性呼吸不全

a 定義と診断基準

慢性呼吸不全とは安定期に呼吸不全の状態（$PaO_2 < 60\,Torr$）が1ヵ月以上持続している状態であり、高二酸化炭素血症を伴わないⅠ型（$PaCO_2 \leqq 45\,Torr$）と高二酸化炭素血症を伴うⅡ型（$PaCO_2 > 45\,Torr$）に分類される（147頁参照）。また、室内気でPaO_2が60 Torrを超え70 Torr以下の場合を準呼吸不全という。

b 基礎疾患

呼吸器疾患：COPD、肺結核後遺症、肺線維症、間質性肺炎、肺癌、じん肺、気管支拡張症など
神経筋疾患：筋ジストロフィー、筋萎縮性側索硬化症、脊髄性筋萎縮症、高位脊髄損傷など
胸郭疾患　：脊椎後側彎症など
肺循環障害：肺高血圧症、肺血栓塞栓症、慢性心不全など

表10　修正MRC質問表

Grade 0	激しい運動をしたときだけ息切れがある
Grade 1	平坦な道を早足で歩く，あるいは緩やかな上り坂を歩くときに息切れがある
Grade 2	息切れがあるので，同年齢の人よりも平坦な道を歩くのが遅い，あるいは平坦な道を自分のペースで歩いているとき，息切れのため立ち止まることがある
Grade 3	平坦な道を約100m，あるいは数分歩くと息切れのために立ち止まる
Grade 4	息切れがひどく家から出られない，あるいは衣服の着替えをするときにも息切れがある

c 息切れのスケール：修正MRC質問表

体動時の呼吸困難の程度を知る簡便な方法として修正MRC（British Medical Reseach Council）質問表が用いられる（表10）。

2 治療

慢性呼吸不全に対する治療は基礎疾患に対する治療と呼吸不全に対する治療に分けられる。

禁煙はすべての症例に行うべきであり，各基礎疾患に応じて気管支拡張薬や去痰薬，エリスロマイシン少量長期投与，副腎皮質ステロイド，利尿薬などを使用する。呼吸不全に対する治療としては呼吸リハビリテーション，在宅酸素療法，換気補助療法（特に，非侵襲的陽圧換気 non-invasive positive pressure ventilation：NPPV）が行われる。また，インフルエンザワクチンは増悪によるCOPD死亡率を低下させ，肺炎球菌ワクチンは1回の接種で5年の効果が期待できる。

a 呼吸リハビリテーション

呼吸リハビリテーションとは，呼吸器疾患によって生じた障害をもつ患者に対して，可能な限り機能を回復あるいは維持させ，患者自身が自立できるように継続的に支援していくための医療である。

呼吸リハビリテーションは，呼吸理学療法，患者教育，栄養カウンセリングより構成され，個別化してチーム医療により提供される必要がある。下肢トレーニングを中心とした運動療法は呼吸リハビリテーションの中核となる構成要素である（表11）。

b 在宅酸素療法 home oxygen therapy（HOT）

1）適応

わが国では，在宅酸素療法は1985年に社会保険の適用となって以降，急速な勢いで普及してきた。近年，長期酸素療法 long term oxygen therapy（LTOT）とも呼ばれる。1986年は5,400人であったHOT患者数は現在では十万人余りに達している。

現在，HOTの社会保険適用疾患は高度慢性呼吸不全，肺高血圧症，慢性心不全，チアノーゼ型先天性心疾患である。また施行症例の基礎疾

> **慢性呼吸不全例のHOT適用基準**
> PaO_2が55 Torr以下の者，およびPaO_2 60 Torr以下で睡眠時または運動・負荷時に著しい低酸素血症をきたす者で，医師が在宅酸素療法が必要であることを認めた者。

表11 呼吸理学療法

呼吸理学療法		主な項目
コンディショニング	リラクセーション	頸や肩の呼吸補助筋のマッサージ・ストレッチ 楽な体位 呼吸介助法
	呼吸訓練	口すぼめ呼吸 腹式呼吸
	胸郭可動域訓練	徒手胸郭圧迫法 徒手胸郭伸張法 関節モビライゼーション ストレッチなどの柔軟体操
排痰法		体位排痰法 ハッフィングなど
運動療法		全身持久力トレーニング 筋力トレーニング

表12 HOT施行症例の基礎疾患とその割合

COPD	45%
間質性肺炎	18%
肺結核後遺症	12%
肺癌	6%
慢性心不全によるチェーン・ストークス呼吸	3%

(参考　日本呼吸器学会:在宅ケア白書, 2010)

> **呼吸同調装置(デマンドバルブ)**
> 携帯用小型酸素ボンベの連続使用時間の延長を目的としている.患者の吸気開始の鼻腔内陰圧を鼻カニューラを介して感知し,約0.1秒後に一定量の酸素をごく短時間(0.3秒前後)のみ供給する.その結果ボンベの連続使用時間を2〜3倍に延長することが可能となる.1回の酸素供給量固定型(呼吸数により1分間の酸素供給量は変動)と変動型(呼吸数に関係なく1分間の酸素供給量は固定)の2つのタイプがある.通常の鼻カニューラを用いた連続流の場合と異なるので,デマンドバルブ使用時の酸素流量を別に検討する必要がある.

患の割合は,表12のようになっている.近年,Ⅱ型の呼吸不全をきたすような肺結核後遺症や多くの神経筋疾患では,積極的に在宅NPPVが導入されるようになり,生命予後やQOLが改善してきた.

2) 在宅酸素療法の実際

酸素供給装置には酸素濃縮器と液体酸素とがある.液体酸素では親容器を自宅に設置し,外出時には子容器に酸素を移し替えて使用する.酸素濃縮器では携帯用として酸素ボンベを使用する(**表13**, **図16**).

酸素流量は多くの場合,経鼻カニューラで安静時 PaO_2 が60〜80Torrとなるように設定する.運動時には酸素需要が増し,また,睡眠中には特にREM睡眠期に換気量の低下による低酸素血症の増悪を認める症例があるため,それぞれに酸素流量を設定する必要がある.高二酸化炭素血症を伴っている症例では,酸素吸入後には必ず動脈血ガスを測定し,$PaCO_2$ が上昇していないかを確認する必要がある(次頁: CO_2 ナルコーシス参照).

3) 有効性

以前は症状が安定していても酸素吸入が必要というだけで長期入院をせざるをえなかった患者が,在宅酸素療法により自宅で過ごし,外出も可能となり,患者のQOLやADLは大きく改善した.HOTによりCOPDや肺結核後遺症の生命予後は改善している.

c 換気補助療法

拘束性換気障害や高度の閉塞性換気障害のため換気不全となり高二酸化炭素血症($PaCO_2 \geq 55Torr$)のある症例や夜間低換気などの睡眠呼吸障害がある症例,あるいは慢性呼吸不全の増悪を繰り返す症例では在宅人工呼吸 home mechanical ventilation(HMV)の導入が考慮される.換気補助療法には導入が容易で侵襲度の低いNPPVが第1選択である(**表14**).

表13 酸素供給装置の特徴

システム	長所	短所
酸素濃縮器（普及率約90%）	電気により連続使用が可能 操作が簡単で安全性が高い 酸素ボンベは長期保存が可能	電気代が必要 停電時に使用不能 機械の運転音と熱の発生あり 携帯用酸素ボンベの交換が必要
液体酸素	電気代不要 停電時も使用可能 高流量の酸素投与が可能 必要時に親容器から子容器へ液体酸素追加が可能 静粛（機械音なし）	子容器への充填操作がやや困難 設置場所など使用に制限 定期的に親容器の交換が必要 自然蒸発によるロスがある

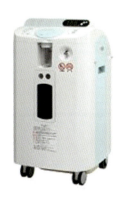
a. 酸素濃縮器

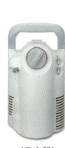
（子容器）

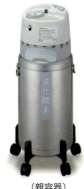
（親容器）

b. 液体酸素

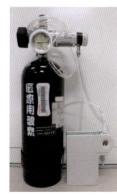
c. 携帯酸素ボンベ

図16 酸素供給装置

3 慢性呼吸不全の増悪

肺炎や気道感染，気胸，心不全などの増悪因子により代償機構が破綻し，呼吸不全が急激に悪化することがある．特にCO_2ナルコーシスには注意を要する．

4 CO_2ナルコーシス

高二酸化炭素血症により重度の呼吸性アシドーシスとなり中枢神経系の異常を呈する病態である．意識障害の発生機序として，$PaCO_2$の中枢神経への直接作用よりも脳脊髄液中のpH値およびその低下速度が重要と考えられている．

CO_2ナルコーシスの原因は肺胞低換気であり，病初期には手のぬくもり，発汗，頭痛，羽ばたき振戦が出現し，重症化すると自発呼吸減弱，傾眠，縮瞳，うっ血乳頭，痙攣，さらには昏睡状態となる．

急性増悪時にCO_2ナルコーシスとならないようにするには，低流量の酸素から投与し，SpO_2を90%前後に保つように酸素投与量を調節する．このときベンチュリマスクを使用したり微量酸素流量計を用いたりすると調節しやすい．それでもCO_2ナルコーシスに陥った場合には，NPPVを施行する．意識障害が高度な場合や喀痰が多く排痰困難なと

表14 NPPV施行症例の基礎疾患とその割合

COPD	26%
肺結核後遺症	23%
神経筋疾患	18%
睡眠時無呼吸症候群	14%
後側彎症	5%

きには，気管挿管下での人工呼吸が必要である．

> **simple point**
> - 慢性呼吸不全とは安定期に呼吸不全の状態（PaO_2 60Torr 以下）が1ヵ月以上持続している状態をいう．
> - 呼吸リハビリテーションはチーム医療として行う必要がある．
> - 呼吸理学療法では歩行など下肢運動による全身持久力トレーニングが最も有効である．
> - 在宅酸素療法は慢性呼吸不全を伴うCOPDや肺結核後遺症の生命予後を改善する．
> - 慢性呼吸不全に対する換気補助療法ではNPPVが第1選択である．
> - II型呼吸不全に対する酸素療法ではCO_2ナルコーシスに注意する．

F 禁煙支援

a 喫煙とは

タバコ煙はニコチンのほか，タール，一酸化炭素などの発癌物質，心血管・呼吸器などに対する毒性成分を多数含んでおり，重大な健康被害を起こす．**喫煙はニコチンに対する薬物依存症**であり，喫煙関連疾患を引き起こすため，すべての喫煙者が禁煙治療の対象者である．

b ニコチン依存症（図17）

タバコ煙に含まれるニコチンは，急速に肺から血液内に吸収され，容易に血液-脳関門を通過する．ニコチンがニコチン性アセチルコリン受容体に結合すると，ドパミンが放出され，一時的な快感や報酬感をもたらす．ニコチンは急速に代謝され，その作用は短時間で失われる．多くの喫煙者は明らかな快感や報酬感を自覚してないが，少なくとも「タバコは自分にとって利得がある」と感じさせられ，また吸うよう仕向けられている（嗜癖 addiction）．喫煙により受容体が繰り返し刺激されることでニコチン依存症が形成され，ニコチンが不足すると，不快感や不安感，イライラ感が現れ，それを避けるために喫煙を続けてしまう．

禁煙前に，まず喫煙本数を減らし節煙しようとする喫煙者が多いが，これは不快感を長く強くさせ，ニコチン依存をさらに強くすることになり，良い手段とはいえない．

c 喫煙関連疾患（表15）

喫煙は全身に影響を及ぼし，世界で年間500万人，日本では年間11

タール
タバコ煙には，タバコにもともと含まれている成分やその成分が燃焼して生じた化学物質が4,000種類以上含まれる．このうちの粒子成分を総称してタールという．

わが国のタバコ対策
わが国は「タバコ規制に関する世界保健機関枠組条約」を批准しており，未成年の喫煙は「未成年者喫煙禁止法」で禁止されている．また，「健康増進法」により受動喫煙防止対策が規定されている．
（第106回医師国家試験出題）

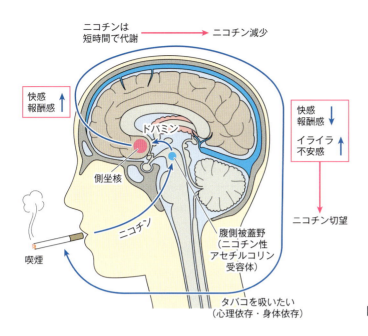

図17　ニコチン依存のメカニズム

表15　喫煙関連疾患

癌	喉頭癌：33倍，肺癌：5倍，食道癌：2倍，咽頭・口腔癌，膀胱癌，膵臓癌，肝臓癌，胃癌
呼吸器疾患	COPD，気管支喘息，自然気胸，特発性間質性肺炎，ランゲルハンス細胞組織球症，急性好酸球性肺炎
循環器疾患	狭心症，心筋梗塞，高血圧症，動脈硬化，バージャーBuerger病
消化器疾患	胃・十二指腸潰瘍，逆流性食道炎
精神疾患	ニコチン依存症
産婦人科疾患	不妊，早産，流産，低出生体重，周産期死亡
代謝疾患	糖尿病，脂質異常症
神経疾患	脳梗塞，くも膜下出血，アルツハイマー病
整形外科疾患	骨粗鬆症，椎間板ヘルニア
耳鼻科疾患	副鼻腔炎，聴力障害
眼科疾患	白内障，黄斑変性症
皮膚科疾患	乾癬，掌蹠膿疱症
歯科疾患	歯周病，口内炎，口臭

　万人が喫煙関連疾患により死亡している．喫煙により肺癌のみならず，胃癌や肝臓癌，大腸癌などの全身の癌も増える．また，虚血性心疾患や脳血管障害など心血管疾患に及ぼす影響はきわめて大きく，その危険因子であるメタボリックシンドロームにも関連する．そのほかにも消化器系，歯科，脳神経系，耳鼻科，眼科，皮膚科，整形外科，産婦人科，泌尿器科など，あらゆる分野の疾患に大きく関与している（**表15**）．

　COPD症例の90%以上には喫煙歴があり，喫煙量に応じて肺機能（1秒量）の低下を生じるが，禁煙により肺機能の低下は抑制できる（**図18**）．

　タバコ煙中の有害物質は，副流煙中により多く含まれるため，**受動喫**

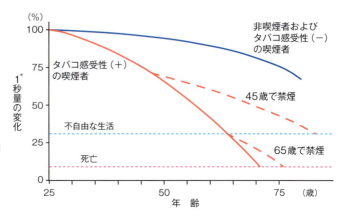

図18　喫煙による肺機能の低下と禁煙の効果

*25歳時の1秒量を100とした比率
(Fletcher C et al : Br Med J 1 : 1645, 1977 より引用)

医師と喫煙

医師は禁煙を勧める立場にあり，WHOでも医師は喫煙すべきでないと提唱している．わが国の医師の喫煙率は男性12.5%，女性6.8%（2012年日本医師会喫煙意識調査）まで低下しているが，なお先進諸外国に比較すると高い．医師の喫煙の問題点としては，①タバコの最大の広告となる，②喫煙する医師は院内禁煙化の最大の抵抗勢力となる，③喫煙する医師は喫煙リスクの否定や過小評価があり，健康増進の専門家としての正しい情報提供ができない，といった点がある．

学会や団体の取り組み

日本呼吸器学会，日本循環器学会など各種学会より禁煙宣言が出されている．さらに各種医学会や保健医療団体が提携し，医師・医療関係者のみならず，未成年者を含めた市民への喫煙防止・禁煙啓蒙活動，また受動喫煙防止活動が行われている．

煙も健康被害への影響は大きい．わが国では毎年5,000人以上が受動喫煙により死亡している．あらゆる癌，心臓病，脳卒中などの喫煙関連疾患のリスクとなるばかりでなく，乳幼児突然死症候群（SIDS）や低出生体重，小児悪性疾患，気管支喘息の発症・悪化など家族や職場の同僚の健康上のリスクとなる．

受動喫煙の対策としては換気扇の下やベランダでの喫煙，喫煙室の設置などの対策では不十分であり，**受動喫煙を完全に防止するには建物内を完全に禁煙とする以外に手段はない**．

d 禁煙指導の基本

喫煙者すべてが禁煙指導の対象となる．医療者は喫煙者に正しい情報を提供して喫煙による健康被害の危険性，禁煙のメリットを伝え，診療のたびに禁煙を勧めるべきである．禁煙に無関心な者にとっても，医療機関受診や健診は禁煙の動機づけの好機となる．日常診療の場で短時間に実践できる方法としては，「**5Aアプローチ**」(Ask, Advise, Assess, Assist, Arrange) が世界各国で採用されている．

喫煙者が禁煙を考える過程（**表16**）は，無関心期，関心期，準備期，実行期，維持期の5つのステージに分類され，患者が現在どのステージであるかを認識しながら，それに合わせた禁煙支援のアプローチを行うことが必要である．

e 禁煙治療

喫煙者が禁煙を自己決定し実行するには多くの要素があるが，特に医師による喫煙・禁煙に対する正確な情報提供，心理的サポート，薬物療法が効果的である．面接では1回の面接時間をより長く，回数を多く，かつできるだけ長い期間行ったほうが禁煙率は高くなる．外来受診のたびに禁煙ができていることを確認し，続いているときは賞賛し，吸ってしまったときも努力は認め，再挑戦を勧める．

禁煙治療は行動療法と薬物療法を組み合わせて行うことで，成功率を高めることができる．

表16 喫煙者が禁煙を考える過程

無関心期	今後6ヵ月以内に禁煙しようと考えていない時期
関 心 期	今後6ヵ月以内に禁煙しようと考えているが，1ヵ月以内には予定がない時期
準 備 期	今後1ヵ月以内に禁煙しようと考えている時期
実 行 期	禁煙を始めて6ヵ月以内の時期
維 持 期	禁煙を始めて6ヵ月以上の時期

1）行動療法

　自分の行動を振り返って，タバコにとらわれている気持ちや行動に気付き，タバコにとらわれない行動に置き換える方法である．禁煙開始にあたり，喫煙の危険性の増加を予測しうる状況（ストレス，睡眠不足など），環境，行動を確認し，それに対する対処法あるいは問題解決方法を確認し，実践するようにアドバイスする．たとえば，行動パターン変更法（食後早めに席をたつことなどを勧める，コーヒーやアルコールを控えるなど），代償行動法（口寂しいときにガムを噛む，深呼吸をするなど），環境改善法（身近な喫煙具を処分する，タバコを吸いたくなる場所を避けるなど）がある．

2）薬物療法

　禁煙補助薬にはニコチン置換療法と脳内ニコチン性アセチルコリン受容体部分作動薬とがある．

①ニコチン置換療法

　喫煙時にタバコから摂取していたニコチンを一時的にニコチン製剤に置換し，口腔粘膜や皮膚からニコチンを吸収させる治療法である．ニコチンガムとニコチンパッチがある．ニコチン離脱症状を軽減する薬理作用があり，市販認可されている．

②脳内ニコチン性アセチルコリン受容体部分作動薬（バレニクリン）

　ニコチン受容体に弱く作用するように設計されており，それによって喫煙したいという欲求とニコチンからの離脱症状を緩和する．同時に，ニコチン受容体を遮断する作用によって，喫煙によって得られる満足感を抑える．これらの効果があいまって，ニコチン依存を断ち切ることが可能となる．

禁煙治療は2006年より保険適用になった．
保険診療を適用するには，敷地内禁煙，専任看護師配置，呼気中一酸化炭素測定器の常備，禁煙治療の結果報告義務などの施設基準がある．
また，患者側にも適用要件があり，以下をすべて満たす必要がある．
1. 直ちに禁煙しようと考えていること．
2. 質問表［タバコ依存症スクリーナー the tabacco dependence screener（TDS）］によりニコチン依存症と診断されていること（TDSで5点以上）．
3. ブリンクマン指数（喫煙本数／日×喫煙年数）が200以上．
4. 禁煙治療を受けることを文章により同意していること．

---

simple point

- 喫煙はニコチンに対する薬物依存症である．
- 受動喫煙も健康被害の原因となる．
- 受動喫煙を完全に防止するには建物内を完全に禁煙とする以外に手段はない．
- 禁煙治療は行動療法と薬物療法を組み合わせて行う．

練習問題

【問1】

47歳，女性．歩行困難を主訴に来院した．最近，全身倦怠感，発熱，下肢のしびれ感および下肢遠位部の筋力低下による歩行困難が出現した．約2年前から気管支喘息の治療を受けている．体温37.2℃，白血球数12,000（桿状核好中球3％，分葉核好中球38％，好酸球30％，好塩基球1％，単球2％，リンパ球3％），CRP 1.2 mg/dL，IgE 1,200 IU/mL（基準120以下），胸部X線写真に異常を認めない．考えられる疾患はどれか．

- a 過敏性肺炎
- b 顕微鏡的多発血管炎
- c 好酸球性多発血管炎性肉芽腫症（EGPA）（Churg-Strauss症候群）
- d 多発性筋炎・皮膚筋炎
- e アレルギー性気管支肺アスペルギルス症

【問2】

40歳，女性．喘鳴を主訴に来院した．9週前に発熱，咽頭痛，咳嗽および喀痰が出現し，自宅近くの医療機関で治療を受けて改善した．2週前から夜間に喘鳴が出現したが，睡眠が妨げられるほどではなかった．喫煙歴はない．呼吸数16/分，SpO₂ 98％（室内気），心音に異常を認めない．強制呼気時に背部でwheezesを聴取する．白血球7,200（桿状核好中球8％，分葉核好中球45％，好酸球16％，好塩基球1％，単球6％，リンパ球24％）．血液生化学所見：IgG 1,610 mg/dL（基準960〜1,960），IgA 232 mg/dL（基準110〜410），IgM 82 mg/dL（基準65〜350），IgE 540 IU/mL（基準250未満），CRP 0.3 mg/dL，心電図と胸部X線写真とに異常を認めない．

1) 治療薬として適切なのはどれか．
   - a β遮断薬
   - b 吸入抗コリン薬
   - c 抗アルドステロン薬
   - d マクロライド系薬
   - e 吸入ステロイド薬

2) 末梢血で好酸球増多が特徴的なのはどれか．2つ選べ．
   - a アレルギー性気管支肺アスペルギルス症
   - b びまん性汎細気管支炎
   - c 好酸球性多発血管炎性肉芽腫症（EGPA）（Churg-Strauss症候群）
   - d アミロイドーシス
   - e 肺胞蛋白症

【問3】

55歳，女性．歯痛のために夫のもっていた痛み止めを内服した．30分過ぎた頃から動けなくなるほど呼吸が苦しくなってきたため救急車で来院した．

既往歴：45歳時に喘息と鼻炎を指摘されたことがある．

身体所見：喘鳴が強く，会話がやっとできる程度である．心拡大，肝腫大，下肢の浮腫はなし．SpO₂ 88％，血圧120/88 mmHg，脈拍数114/分

正しいものを2つ選べ．

- a 自宅で内服した薬剤は，非ステロイド抗炎症薬である．
- b 身体所見では，fine crackles（捻髪音）を聴取する．
- c 酸素投与は，なるべく控える．
- d 短時間作用性β₂刺激薬を吸入させる．
- e ステロイドの点滴治療は禁忌である．

【問4】

60歳，男性．数年前から坂道をのぼるときに息切れするようになり来院した．軽度の咳嗽や喀痰も以前からあった．喫煙歴は25本/日を40年間．体温36.4度．呼吸数12/分．脈拍62/分，整．SpO₂ 97％．結膜 貧血・黄疸なし．呼吸音・心音異常なし．神経所見異常なし．四肢浮腫なし．血液所見異常なし．呼吸機能検査ではVC 2.98 L，％VC 110％，FVC 2.80 L，FEV₁ 1.64 Lであった．

本症例の診断において，必須の検査所見はどれか．

- a 胸部X線写真での過膨張所見

b 不可逆性の気流制限
c 気管支拡張薬吸入後，1秒率（FEV₁%）70%未満
d 対標準1秒量（%FEV₁）80%未満
e 胸部CTでの気腫性病変の存在

【問5】

60歳，男性．数年前から坂道をのぼるときに息切れするようになり，軽度の咳嗽や喀痰もあった．数日前より，鼻汁，咽頭痛，黄色痰が出現し，息切れが強くなり安静時にも自覚するようになったため受診した．喫煙歴は25本/日を40年間．意識清明．体温37.8℃．呼吸数22/分．脈拍94/分，整．結膜貧血・黄疸なし．咽頭発赤軽度あり．扁桃腫大なし．胸部聴診にて呼気時に低音性連続性ラ音を聴取．心音異常なし．腹部異常なし．神経所見異常なし．下肢浮腫なし．胸部X線写真では異常陰影は認めなかった．室内気下での動脈血ガス分析ではpH 7.36，PaO_2 67.2 Torr，$PaCO_2$ 44.0 Torr，HCO_3^- 24.1 mEq/Lであった．

本症例の治療として適切なのはどれか．3つ選べ

a 気管支拡張薬の吸入
b 高濃度酸素投与
c 副腎皮質ステロイド全身性投与
d 抗菌薬の投与
e 非侵襲的陽圧換気（NPPV）

【問6】

51歳，女性．3年前より咳嗽と黄色痰があり，半年前より症状が増強してきた．副鼻腔炎の既往あり．両側肺野にcoarse crackles聴取する．喀痰グラム染色で貪食像を認めない緑膿菌を認める．CRP，白血球の上昇なし．胸部CT参照のこと．

治療として適当なものはどれか．

a カルバペネム系薬点滴
b エリスロマイシン少量長期内服
c 吸入ステロイド薬開始
d 抗ウイルス薬内服
e 抗結核薬内服

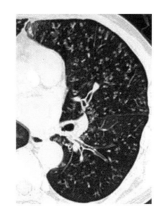

【問7】

動脈血ガス分析（室内気）

A）pH 7.38，$PaCO_2$ 77.6 Torr，PaO_2 48.0 Torr，HCO_3^- 42.3 mEq/L，BE +14.2，A-aDO_2 5 Torr

B）pH 7.15，$PaCO_2$ 78.4 Torr，PaO_2 49.0 Torr，HCO_3^- 28.1 mEq/L，BE +0.2，A-aDO_2 3 Torr

上記のA），B）について正しいものを3つ選べ．

a A），B）ともに低酸素血症の原因は肺胞低換気であり，II型の呼吸不全である．
b A），B）ともに低酸素血症の原因はシャントである．
c A）は慢性的な病態であり，酸素吸入などが必要である．
d B）は急性変化であり，CO_2ナルコーシスに陥っている可能性があるため緊急処置が必要である．
e A），B）ともに基礎疾患は間質性肺炎である．

【問8】

タバコの害について正しくないのはどれか．

a タバコ煙に関連してわが国では年間11万人が死亡している．
b 受動喫煙は乳幼児突然死症候群（SIDS）の危険性を高める．
c 受動喫煙を完全に防止するには建物内を完全に禁煙とする以外に手段はない．
d 喫煙は歯周病の危険因子である．
e 主流煙は副流煙よりも多種の有害物質を含

んでいる.

【問9】

65歳男性. 20本/日, 45年間の喫煙歴があり, 妻に禁煙を勧められ, 受診した. この患者に対する説明として正しくないのはどれか. 2つ選べ.

a 少しずつタバコの本数を減らしてみましょう.
b 喫煙はニコチンに対する薬物依存症です.
c 喫煙は家族の健康も害します.
d 禁煙治療は公費援助が受けられます.
e 薬物療法も可能です.

練習問題の解答

【問1】
解　答：c

解　説：受診時の下肢のしびれと筋力低下による歩行困難，発熱，全身倦怠感の主訴であり，末梢血好酸球の増多，IgE の上昇が重要なキーワードであるが，気管支喘息が存在することが隠された問題である．この診断基準を満たすものは，好酸球性多発血管炎性肉芽腫症である．難しい問題であるが，これが医師国家試験のレベルと認識しなければならない．以前はアレルギー性肉芽腫性血管炎（Churg-Strauss 症候群）と呼ばれていたが，2013 年に名称が変更された．

（平成 22 年医師国家試験類似問題）

【問2】
解　答：1) e, 2) a, c

解　説：主訴は，夜間の喘鳴で，強制呼気で背部に wheezes を聴取する．末梢血好酸球が増加し，IgE が上昇している．9 週間前に発熱，咽頭痛，咳嗽および喀痰が出現しているが，今回，CRP の上昇もなく，胸部 X 線写真も異常がないことより，問題視する必要はない．診断は，喘息であり，発作で来院していないために長期管理薬を選択すべきである．よって，第 1 選択薬である吸入ステロイド薬が解答となる．発作でないために内服あるいは点滴静注は不要である．

末梢血で好酸球増多がある疾患は多く存在するが，ここでは喘息に合併する好酸球増多をきたす疾患が出題されており臨床を重視した良い問題といえる．

（平成 24 年医師国家試験類似問題）

【問3】
解　答：a, d

解　説：喘息の病歴のある患者が痛み止め内服 30 分後に喘鳴，呼吸困難を呈した症例であり，アスピリン喘息に典型的な病態である．症例の多くは鼻ポリープを伴う．注射用ステロイドには，コハク酸系とリン酸系があり，アスピリン喘息ではコハク酸系で発作増悪を起こすため，リン酸系を使用する．まれにリン酸系でも添加剤により発作を起こすことがある．特に急速静注は危険であり，点滴静注による治療を行う．

気道の拡張のため，短時間作用性 β_2 刺激薬の吸入が必要である．

（平成 22, 23, 24 年医師国家試験類似問題）

【問4】
解　答：c

解　説：本症例では高度の喫煙歴，労作時息切れ，慢性の咳嗽，喀痰があり COPD が疑われる．

COPD の診断はスパイロメトリーで行い，気管支拡張薬吸入後の 1 秒率（FEV_1%, FEV_1/FVC）70％未満であることが診断基準である．COPD 症例の多くは気管支拡張薬による気流制限の部分的改善が得られ，診断には可逆性の有無，および，その程度は問われない．また，気流制限の程度（病期分類）は %FEV_1 によって分類され，軽度の気流制限では %FEV_1 80％以上である．胸部 X 線写真は進行した COPD 病変の診断には有用であるが，早期の COPD 病変の診断は困難である．また，HRCT は早期気腫病変の検出に有用であるが，診断の必須要件ではない．

【問5】
解　答：a, c, d

解　説：本症例は病歴，喫煙歴から COPD 症例と考えられ，発熱，気道感染徴候，息切れの急速な増強から，COPD の増悪と考えられる．COPD 増悪時の治療の基本は ABC プロトコール（antibiotics 抗菌薬，bronchodilators 気管支拡張薬，corticosteroids 副腎皮質ステロイド）である．酸素療法の目標は動脈血酸素分圧 PaO_2 60 Torr, SpO_2 90％の維持であるが，増悪時には安全を見込んで PaO_2 80 Torr 以上，SpO_2 95％以上を目標に酸素投与を行うことも多い．本症例も酸素投与が考慮されるが，頻呼吸にもかかわらず，$PaCO_2$ は 40 Torr を超えており，換気不全の傾向がみられ，低濃度酸素投与から開始すべきである．一方，呼吸性アシドーシスの状態でもなく，NPPV を直ちに開始すべき状態ではない．

【問6】
解　答：b

解　説：症状から慢性疾患を考える．画像にて小葉中心性陰影所見を読影できるかの問題．びまん性汎細気管支炎と診断し，その治療を尋ねる問題．

（106 回医師国家試験類似問題）

【問7】
解　答：a, c, d

解　説：非常に難しい問題である．これが解析できればプロ級である．動脈血ガスは，pH が正常範囲内であれば，何らかの形で代謝は代償されており，そのほかのデータがある程度悪くても超緊急ではなく冷静に対応してよい．

a. A)，B)ともに，$PaCO_2$ が 45 Torr を超え異常に上昇していることから低換気があり，II 型呼吸不全である．

b. A)，B)ともに低酸素血症はあるが，シャントならば低酸素血症による過換気が起こるため $PaCO_2$ がむしろ低下する．

c. A)は，$PaCO_2$ 77.6 Torr であるが，pH が正常で BE +14.2 mEq/L であることから，腎臓で HCO_3^- が多く産生されて BE も高くなって呼吸性アシドーシスが代謝性アルカローシスで代償されている．よって，慢性的な病態であり，酸素を少量投与することで経過をみることができる．

d. B)は，pH 7.15 でアシドーシスが進んでおり重篤である．また，$PaCO_2$ 78.4 Torr と高いにもかかわらず HCO_3^- 28.1 mEq/L，BE +0.2 mEq/L と貯留していないことから，COPD などの慢性の呼吸不全が急に悪化して，腎臓でつくられていた HCO_3^- が，代謝性アシドーシスのために消費されたことが示唆される．よって，B)は急性変化であり，CO_2 ナルコーシスに陥っている可能性がある．

d. A)，B)ともに $PaCO_2$ が異常に高いために閉塞性肺疾患が考えられる．間質性肺炎は，低酸素血症のために二次的に過換気になり $PaCO_2$ が低下する．

【問8】

解　答：e

解　説：喫煙は全身に影響を及ぼし，世界で年間 500 万人，日本では年間 11 万人が死亡している．副流煙には主流煙よりも多種の有害物質が含まれ，受動喫煙が健康に与える影響は大きい．受動喫煙の対策としては換気扇の下やベランダでの喫煙，喫煙室の設置などの対策では不十分である．

(第 104 回，106 回医師国家試験類似問題)

【問9】

解　答：a, d

解　説：喫煙はニコチンに対する薬物依存症であり，節煙はニコチン依存をかえって高める可能性があり，推奨されない．禁煙治療は保険診療の適用となっているが，公費援助のしくみはない．

(第 103 回，104 回，106 回医師国家試験類似問題)

3章 呼吸不全

A 総論

呼吸不全とは「室内気吸入時の PaO_2 が 60 Torr 未満となる呼吸障害，またはそれに相当する呼吸障害を呈する異常状態」と定義される．呼吸機能が障害され，生体が正常な機能を営むことができなくなった状態である．

1 分類

呼吸不全を $PaCO_2$ の上昇の有無により，以下の 2 型に分類する．

① Ⅰ型呼吸不全：$PaCO_2 \leq 45$ Torr：ガス交換不全
② Ⅱ型呼吸不全：$PaCO_2 > 45$ Torr：換気不全

また，呼吸不全の状態が少なくとも 1 ヵ月持続するものを，**慢性呼吸不全**と分類する．

2 病態生理

低酸素血症の機序としては，①**肺胞低換気**，②**シャント**，③**拡散障害**，④**換気血流不均等**の 4 つがあり，特殊なケースとして⑤**吸入酸素分圧の低下**がある（表 1）．Ⅰ型呼吸不全はガス交換障害に伴う低酸素血症を呈し，主として②〜④が原因である（図 1）．一方，Ⅱ型呼吸不全は換気障害に伴う低酸素血症と高二酸化炭素血症を呈し，①が主たる原因となる．

表 1　低酸素血症の病態と原因

肺胞低換気	換気障害により肺胞気酸素分圧が低下した状態．高二酸化炭素血症を伴い，Ⅱ型呼吸不全を呈する．多くの神経筋疾患や胸郭変形（脊柱後側弯症など），肺結核後遺症（胸郭形成術後など），COPD重症例などの呼吸器疾患，睡眠時無呼吸症候群など．低酸素血症の原因が肺胞低換気のみの場合には，A-aDO₂ は正常である
シャント	右室から拍出された血液が肺胞気に触れず，酸素化されずに左心系に流入する状態．右-左シャントを伴う先天性心疾患．肺内血管シャント，肺胞虚脱（無気肺）や肺胞内充満（肺炎，肺水腫）など．高濃度酸素吸入によっても PaO_2 の改善に乏しい
拡散障害	肺胞気から赤血球までの酸素の拡散過程に障害が生じた状態．肺胞壁の肥厚・浮腫（間質性肺炎，肺水腫など），ガス交換面積の減少（広範な無気肺，COPD，肺切除後など），肺毛細血管血液量（多発性肺血栓塞栓症，肺門部腫瘍による肺動脈の狭窄・閉塞など），ヘモグロビン量減少（貧血）など
換気血流不均等	肺胞換気量と血流比の均衡が崩れた状態．低酸素血症を生じる．呼吸不全をきたす呼吸器疾患で最も一般的な原因．多くの気道疾患や間質性肺疾患，肺循環障害など
吸入気酸素分圧低下	気圧が低い高地では，大気の酸素含量が少ないため低酸素血症を引き起こす

★これらの機序は共存していることが多い．

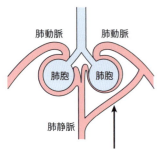
a. シャント

肺胞に接することなくガス交換できずに肺静脈にシャントする。肺胞が無気肺になった場合もシャントが起こる。

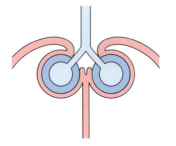
b. 拡散障害

肺胞壁の肥厚, 浮腫, 肺毛細血管の肥厚により肺胞から血流に酸素の運搬が障害される。

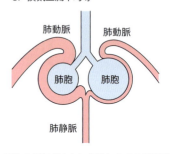
c. 換気血流不均等

肺胞の換気が少ない部位に多くの肺動脈血が流入し, 肺胞換気が大きい部位に少しの肺動脈血が流入してガス交換の比率が悪くなる。

図1 低酸素血症の機序

表2 呼吸不全の原因疾患

呼吸器疾患	神経・筋疾患	肺循環障害
1. 気道障害 　気管支喘息, COPD など 2. 肺実質障害 　肺炎, 誤嚥, ARDS など 3. 胸膜・胸郭系障害 　気胸, 胸水, 胸膜炎など	重症筋無力症 ギラン・バレー症候群	肺血栓塞栓症 心原性肺水腫 非心原性肺水腫

3 基礎疾患

呼吸不全を呈する疾患は, 呼吸器疾患, 神経・筋疾患, 肺循環障害に大別される (**表2**).

4 臨床症状

呼吸不全の症状は低酸素血症によるものと高二酸化炭素血症によるものに分けられる.

低酸素血症の臨床症状としては PaO_2 60 Torr 以下では頻脈, 動悸, 血圧上昇, 頻呼吸, 失見当識, 40 Torr 以下ではチアノーゼ, 不整脈, 重度の呼吸困難, 血圧低下, 乏尿, 不穏, 30 Torr 以下では意識消失, 20 Torr 以下では昏睡, 徐脈, ショック状態, 心停止などが認められる.

高二酸化炭素血症の臨床症状としては, 頭痛, うっ血乳頭, 振戦, 意識障害 (混迷, 昏睡), 縮瞳などを認める.

5 検査所見

血液検査や画像検査は呼吸不全の原因検索に重要である. その検査所見は呼吸不全の原因疾患によりさまざまである.

呼吸不全の診断においては動脈血ガス分析が最も重要である. 低酸素血症の診断のほか, **高二酸化炭素血症 ($PaCO_2$ > 45 Torr) の有無により呼吸不全の病態が鑑別される**.

6 治療

まずは原因疾患に対する治療を行う.

低酸素血症に対しては**酸素吸入療法**を行う. 高度の二酸化炭素貯留を認める場合や, 酸素吸入のみでは十分な酸素化が得られない場合は**非侵襲的陽圧換気** non-invasive positive pressure ventilation (**NPPV**) や**気管挿管**による人工呼吸管理の適応を検討する.

> **simple point**
> - 呼吸不全とは室内気吸入時のPaO_2が60 Torr未満となる状態である.
> - 呼吸不全では, $PaCO_2 \leqq 45$ TorrをI型呼吸不全, > 45 TorrをII型呼吸不全と分類する.
> - 呼吸不全の機序としては, ①肺胞低換気, ②シャント, ③拡散障害, ④換気血流不均等, の4つの因子がある.
> - 肺胞低換気では, $PaCO_2$が上昇し, その他の因子では$PaCO_2$が低下する.

B ALI/ARDS

急性呼吸促迫症候群 acute respiratory distress syndrome (**ARDS**) は先行する原因疾患により生じる, **肺の非特異的炎症による血管透過性亢進による肺水腫であり, 急性発症, 両側性の浸潤影あるいはすりガラス影, 低酸素血症**を呈する.

1967年, Ashbaugh, Pettyは, 種々の原因に続発する急性発症の両側びまん性浸潤影を伴う重症低酸素血症, 左心不全を伴わない, 呼気終末陽圧換気 (PEEP) が有効などの特徴をもつ一連の症候群をRDS (respiratory distress syndrome) として発表し, 1971年にはARDS ("adult" respiratory distress syndrome) と命名した. この症候群は1992年のAECC (American-European Consensus Conference) により, "adult" という接頭語を廃し, "acute" respiratory distress syndrome という名称に変更されるとともに, **表3**のように定義された. この際, **低酸素血症のより軽度なものはacute lung injury (ALI) と定義された**.

表3 ALI/ARDSの診断基準 (AECC)

	経過	酸素化	胸部X線	心機能
ALI	急性	PaO_2/FiO_2 300 Torr以下	両側浸潤影	肺動脈楔入圧18 mmHg以下, または理学的に左房圧上昇所見なし
ARDS	急性	PaO_2/FiO_2 200 Torr以下	両側浸潤影	肺動脈楔入圧18 mmHg以下, または理学的に左房圧上昇所見なし

表4　ARDSの原因疾患

	直接損傷	間接損傷
頻度の高いもの	肺炎 胃内容物吸引（誤嚥）	敗血症 外傷，熱傷
頻度の低いもの	脂肪塞栓 有毒ガス 再灌流肺水腫 溺水 放射線肺傷害 肺挫傷	手術後 薬物中毒 急性膵炎 自己免疫疾患 輸血関連肺傷害

1　基礎疾患

ALI/ARDS の基礎疾患はきわめて多岐にわたるが，表4のように肺に対する直接損傷と，全身疾患の一臓器症として肺が傷害される間接損傷に分類される．**直接損傷の最も典型的なものは肺炎，誤嚥であり，間接損傷の典型は敗血症**である．ほかに**多発外傷**や**急性膵炎**も原因となりうる．

2　病態生理と発生機序

感染症などの基礎疾患に伴う炎症反応により，マクロファージや好中球，上皮細胞などの種々の細胞から TNF-α，IL-8 などの炎症性サイトカイン，ケモカイン，アラキドン酸代謝産物などの炎症性メディエーターの産生・放出が起こる．これらの炎症性物質は肺に集積し，肺血管内皮細胞に ICAM-1 などの接着分子の発現を誘導し，肺に好中球を集積させる．活性化した好中球は，好中球エラスターゼに代表される種々のプロテアーゼ，活性酸素，ロイコトリエンなどを放出し肺胞上皮細胞，血管内皮細胞を傷害（**びまん性肺胞傷害**）し，**肺の微小血管および肺胞上皮の透過性亢進をもたらし，血漿成分を含む滲出液が肺胞内に充満し肺水腫を誘発する**．その結果として，著明な酸素化の障害，肺コンプライアンスの低下がもたらされる．

3　病　理

ALI/ARDS の病理像は，**DAD（diffuse alveolar damage）** と呼ばれる定型的な肺胞障害である．

発症からの時間経過に伴い，硝子膜形成に象徴される**滲出期 exudative stage**，**器質化（増殖）期 proliferative stage**，終末像である**線維化期 fibrotic stage** に分類される．

4　臨床診断

a　症　状

ガス交換障害に伴う**著明な低酸素血症**により，呼吸困難，頻呼吸，頻

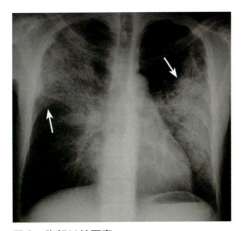

図2 胸部X線写真
両側肺に非区域性に浸潤影を認める.

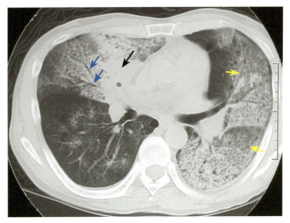

図3 胸部CT画像
両側肺に, すりガラス影（黄矢印）や浸潤影（黒矢印）を認める. また, 右中葉の気管支には牽引性気管支拡張像（青矢印）を認め, 線維化が始まっていることが示唆される.

脈, チアノーゼを呈する. 原因疾患による炎症により発熱や, 臓器障害に伴う症状を認めることもある.

b 身体所見

聴診では肺水腫による断続性ラ音を認める.

c 画像所見

ALI/ARDS の診断には, 胸部X線写真（図2）で**両側肺に陰影がある**ことが必要である. CT ではすりガラス影や浸潤影を呈する（図3）. また, ARDS の画像所見は, 上記の病理病期に合わせて変化し, 高分解能CT（HRCT）所見では, **滲出期では牽引性気管支拡張像を伴わないモザイク状のすりガラス影および浸潤影を呈し, 増殖期早期から増殖期後期にかけて細気管支レベルから中枢側へ牽引性気管支拡張が出現する. さらに線維化期に進行すると, 濃度上昇域内部には小嚢胞や粗大な網状影, 容積減少が認められる**.

d 血液検査所見

原因となる炎症を反映して白血球数増加や CRP 上昇, 凝固異常などがみられることがあるが, いずれも非特異的である.

e 動脈血ガス分析

低酸素血症を反映し, **PaO_2 の低下, $A\text{-}aDO_2$ の上昇**を認める. PaO_2/FiO_2 が 300 Torr 以下で ALI と診断し, 200 Torr 以下で ARDS と診断する. 病初期には頻呼吸のため **$PaCO_2$ が低下**し, 呼吸性アルカローシスを呈することが多い.

f 診　断

　ALI/ARDS の診断は，基礎疾患をもつ患者に生じた**急性重症呼吸不全，両側浸潤影，心不全の否定**により表3（149頁参照）に示したAECCの診断基準にしたがって行われる．診断には，心原性肺水腫の否定が必要なため，心機能の評価が重要である．右心カテーテル検査によって肺動脈楔入圧が18 mmHg以下であれば，心原性肺水腫を否定できる．しかしながら，ARDS患者を対象とした臨床試験において，肺動脈カテーテルを使用することは，予後を改善しない上に合併症を増加させることが示されたため，使用頻度は減少している．近年では心臓超音波検査で評価されることが多い．

　さらに，左心不全以外にも間質性肺炎急性増悪，びまん性肺胞出血，急性間質性肺炎，薬剤性肺炎，急性好酸球性肺炎，ニューモシスチス肺炎などARDS類似の疾患を除外しなければならない．

5 治　療

　ALI/ARDS治療の根本に位置するものは，**原因疾患に対する最善の治療，呼吸不全に対する呼吸療法，全身管理**である．

a 原因疾患の治療

　ALI/ARDSの改善には原因疾患の改善が必須であるため，ALI/ARDSの原因検索を十分に行い，適切な治療を行う．

b 呼吸療法

　ARDSでは，酸素を非侵襲的な手段で投与しても適切な血液の酸素化は通常維持できない．したがって，大部分のARDS患者は人工呼吸を必要とする．ARDSにおける人工呼吸管理の主な目標は，臓器機能を維持するのに適切な換気と酸素化を行うことである．しかしながら，不適切な換気設定によって引き起こされる**人工呼吸器関連肺損傷 ventilator-induced lung injury（VILI）**が，肺損傷を重篤化させる危険性が指摘されている．現在，VILI予防のために，①**過大な1回換気量・プラトー圧を控える**，②**高めのPEEP設定**，③可能な限り高濃度酸素投与を控える，などの換気設定が有効と考えられており，これらをあわせて**肺保護換気**と呼ぶ．ARDS患者の人工呼吸管理は肺保護換気をもとに行う．

c 薬物療法

　現時点では，ARDSの死亡率を減少させうる薬物療法は存在しない．
　抗炎症性の効果をもつことから，副腎皮質ステロイドがARDS患者に使用されてきたが，ARDSにおける副腎皮質ステロイドの治療効果についてはいまだ決着がついていない．
　ALI/ARDSの病態に活性化好中球が放出するエラスターゼが関わっ

ていることが知られ，わが国では選択的好中球エラスターゼ阻害薬であるシベレスタットがしばしば投与されているが，その有用性を支持する十分なエビデンスはいまのところ存在しない．

d 水分管理

ARDS患者における肺水腫は透過性亢進によるものであるが，血管内の静水圧の上昇もまた肺胞内液の蓄積に影響し，血液の酸素化を悪化させる．したがって，ARDS患者における最適な輸液管理として，水分制限と輸液のバランスをとる必要がある．水分制限，利尿薬投与は低血圧と重要臓器への低灌流をもたらす可能性があり，過剰な輸液は酸素化を悪化させる可能性がある．現時点では，血圧と尿量を維持する最低限の血管内容量を目指した水分管理が有効と考えられている．

6 予 後

呼吸管理や全身管理の進歩により，死亡率は低下傾向であるが，いまだに予後は悪く，死亡率は35〜65％とされている．

ARDS患者の死亡原因は呼吸不全であることは少なく，大多数は原因疾患や続発する合併症によるところが多い．

ARDSの生存者においては，呼吸機能障害や身体機能に関するQOLの低下を認めることがある．

> **simple point**
> - ARDSは急性発症，両側浸潤・すりガラス影，低酸素血症を特徴とする肺の非特異的炎症による血管透過性亢進型肺水腫である．
> - 原因としては，敗血症や肺炎，誤嚥などが多い．
> - ARDS治療の根本に位置するものは，原因疾患に対する最善の治療，呼吸不全に対する呼吸療法，人工呼吸管理，全身管理である．

C 肺水腫 pulmonary edema

肺水腫は**肺の血管外に過剰な水分が存在する状態**である．

その発生機序によって**静水圧上昇**によるものと，**血漿膠質浸透圧低下**によるもの，**血管透過性亢進**によるものに分類され，多くの疾患がある（表5）．

1 基礎疾患

静水圧上昇による肺水腫の最も典型的なものは**左心不全に伴う心原**

表5 肺水腫の機序と代表的な疾患

	代表的な疾患
静水圧上昇	心不全，尿毒症
血漿膠質浸透圧低下	肝硬変，ネフローゼ症候群
血管透過性亢進	ARDS

性肺水腫であり，膠質浸透圧低下による肺水腫はネフローゼ症候群（アルブミン排泄増加）や肝硬変（アルブミン合成低下）によるものが多い．

血管透過性亢進に伴う肺水腫の原因は **ARDS** が多い．臨床的には心原性肺水腫が大半を占めるため，ここでは心原性肺水腫を中心に解説する（ARDS に関しては 149 頁を参照）．

2 病態生理と発生機序

心原性肺水腫では**左心系の障害（左心不全）**により，左室の血液駆出能が低下し左房圧が上昇して血液がうっ滞し，肺毛細血管圧が上昇（静水圧上昇）した結果，肺の間質や肺胞腔内に液体成分が漏出し，ガス交換障害を呈する．

3 臨床診断

a 症　状

ガス交換障害に伴う低酸素血症により，**呼吸困難（左心不全により就寝中に悪化することが多い）**，頻呼吸，起坐呼吸，頻脈，チアノーゼを呈する．肺胞内に赤血球を含む液体成分が漏出した結果，**ピンク色の泡沫状痰**を認めることもある．

b 身体所見

聴診では肺水腫による**水泡音 coarse crackles** を認める．**心不全**によるものでは，**心拡大**，**肝腫大**，下肢に **pitting edema**（圧痕を残す浮腫）を認めることが多い．

c 画像所見

胸部 X 線写真では心拡大を認める（図 4, 5）．また，肺うっ血を反映して，両側肺に肺門側優位に**蝶形陰影 butterfly shadow** と呼ばれる浸潤影を呈する（第 4 章図 8, 168 頁参照）．また，間質への液体成分の滲出により，小葉間隔壁が肥厚し，肺野末梢側で肺底部胸壁に接する水平な複数の線状陰影［2 cm 前後，**カーリー B 線 Kerley's B line**：18 頁参照］や両側性の胸水貯留を認めることもある．

d 動脈血ガス分析

低酸素血症を反映し，**PaO_2 の低下**，$A-aDO_2$ の上昇を認める．病初期には過換気のため $PaCO_2$ が低下し，呼吸性アルカローシスを呈することが多い．

e 診　断

心原性肺水腫の診断は，左心不全の原因となるような**基礎疾患の有無**，**両側浸潤影**，心臓超音波検査やカテーテル検査での**左心不全の有**

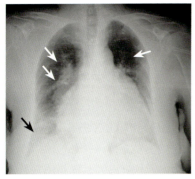 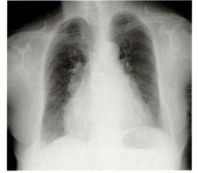

入院時 CTR 71.23%　　　　　　　　　7日後 CTR 67.42%

図4　心不全による肺水腫

基礎疾患に僧帽弁狭窄症・閉鎖不全症術後，心房細動をもつ患者で，右下葉肺炎（黒矢印）のために入院した．起坐呼吸，下肢の浮腫を認めたため抗菌薬，NPPV，心不全に対してhANPを使用して改善した．肺動脈の拡張と肺門側の浸潤影（白矢印），治療により心拡大が改善していることに注目（右図）．

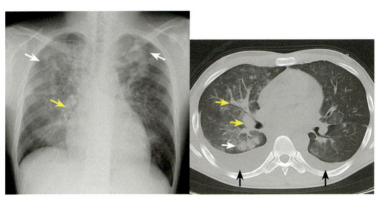 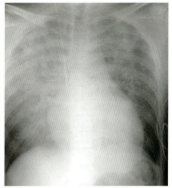

　　　　　　　　　ICU入室時　　　　　　　　　　　　　　　入室後7時間

図5　腎不全による肺水腫

IgA腎症の増悪により呼吸困難と血性痰のために緊急入院した．クレアチニン 21.4 mg/dL と極度に上昇し，左室駆出分画 ejection fraction が 30%と低下していた．ICU入室時には胸部X線写真にて肺門中心側上肺野優位に，すりガラス影を背景にした斑状の浸潤影（白矢印），肺動脈の拡大を認め（黄矢印），CTでも肺門側優位にすりガラス影を背景にした斑状の浸潤影（白矢印），胸水（黒矢印）を認める．7時間後には病状が進行し，すりガラス影が拡大し浸潤影に移行している．患者は血液透析を受け，呼吸困難，血痰，陰影は24時間で大幅に改善した．

無により行われる．また**血中 BNP（brain natriuretic peptide）の上昇も参考となる**．

　非心原性肺水腫の代表である ARDS との鑑別が重要であるが，実際の臨床では両者を合併していることも多く，鑑別は慎重を要する．

4 治　療

　まずは**基礎疾患の治療と低酸素血症の改善**を図ることが重要である．

　低酸素血症に対しては十分な酸素投与を行う．人工呼吸管理が必要な場合には**非侵襲的陽圧換気 non-invasive positive pressure ventilation（NPPV）**が第1選択となるが，その際には**呼気終末陽圧 positive end-expiratory pressure（PEEP）の付加が重要**である．

　仰臥位をとると静脈還流量が増加し，肺うっ血が増悪するため，セミ

ファウラー位（上半身を15〜30°起こす）をとる．
薬物療法としては，利尿薬や強心薬を投与する．

> **simple point**
> - 肺水腫は，左心不全に伴う心原性肺水腫が最も多い．
> - 心原性肺水腫の主な症状は，夜間の呼吸困難，起坐呼吸，ピンク色の泡沫状痰である．身体所見では，心拡大，coarse crackles，肝腫大，pitting edemaを認める．
> - 胸部X線写真では，心陰影の拡大や蝶形陰影butterfly shadow，Kerley's B lineなどを認める．
> - 肺水腫の治療は，基礎疾患の治療と低酸素血症の改善が重要である．

D 胸部外傷

1 分類

胸部外傷は**穿通性外傷と非穿通性外傷**に分けられる．

a 穿通性外傷

穿通性外傷は，切創，刺創，銃創などの外界と交通する胸部損傷をいう．

胸壁の損傷による筋，骨組織の断裂，出血が起こるとともに，気胸，血胸の原因となる．

b 非穿通性外傷

非穿通性外傷は，わが国の胸部外傷の大半を占め，肋骨骨折が最も多い．多発肋骨骨折により**flail chest（胸郭動揺）**をきたすと，傷害部位が吸気時に内側へ，呼気時に外側へ奇異性変動を示し，また，縦隔の呼吸性変動により，有効な換気が行えず，重篤な換気障害を引き起こす．

また，胸部に対する強い圧迫により，血胸，気胸，縦隔気腫をきたす．胸腔内臓器への圧迫により，心臓（心タンポナーデ，心破裂など），大血管（大動脈など）なども損傷を受けることがある．

2 臨床症状

損傷部位の疼痛を訴えることが多い．また，呼吸困難を呈することがある．大血管損傷に伴う出血や，心タンポナーデ，flail chestを伴う場合は，循環障害を合併しショック状態に陥ることもある．

3 検査所見

肋骨骨折や気胸の有無について胸部 X 線検査を行う．胸水（血性胸水）や心タンポナーデの診断には，胸部 CT，心臓超音波検査が有用である．

4 治療

胸部外傷は死亡率も高いため，バイタルサインに注意しながら，迅速な診断と治療介入を要する．

気胸や血胸を認める場合は，胸腔ドレナージを行う．flail chest により呼吸循環動態が不安定な場合は，気管挿管を行い陽圧換気を行う．

練習問題

【問1】
ARDSについて正しいものを3つ選べ.
- a 低酸素血症（PaO_2/FiO_2 200 Torr 未満）を呈する.
- b 敗血症に合併することはまれである.
- c 静水圧上昇による肺水腫がその病態である.
- d 胸部X線写真では両側性に浸潤影を認める.
- e 肺動脈楔入圧は通常18mmHg未満である.

【問2】
ARDSの治療について正しいものはどれか.
- a 副腎皮質ステロイド投与が第1選択である.
- b 可能な限り高濃度酸素投与を避ける.
- c 人工呼吸管理を行う際には1回換気量は高めに設定する.
- d 人工呼吸管理を行う際にはPEEPはできるだけ低めに設定する.
- e 輸液量は多めにする.

【問3】
ピンク状で泡沫状の痰を伴うのはどれか.
- a 肺炎
- b 肺水腫
- c 肺血栓塞栓症
- d 気管支喘息
- e 肺癌

【問4】
胸部X線写真でKerley's B lineがみられるのはどれか. 2つ選べ.
- a 細菌性肺炎
- b 肺水腫
- c 癌性リンパ管症
- d 肺血栓塞栓症
- e びまん性汎細気管支炎

練習問題の解答

【問1】
解　答：a, d, e

解　説：

a. 急速に進行する低酸素血症が本症の特徴である．PaO_2/FiO_2 が 200 Torr 以上 300 Torr 未満の場合が ALI，200 Torr 未満の場合が ARDS と定義されている．

b. 敗血症の約 40% に ARDS を合併すると報告されており，ARDS の原因として最も頻度が高い疾患である．

c. 血管透過性亢進による肺水腫がその病態である．静水圧上昇による肺水腫の典型は心原性肺水腫である．

d. 胸部 X 線写真では両側性に浸潤影を認め，本症の所見の1つである．

e. 肺動脈楔入圧は 18 mmHg 未満は本症の定義の1つである．

【問2】
解　答：b

解　説：

a. 副腎皮質ステロイドを含めこれまでに ARDS への有効性が証明されている薬物療法はないのが現状である．

b. 高濃度酸素吸入は肺障害をさらに増悪させる危険性があるため，酸素投与は可能な限り高濃度を避ける．

c. 臨床試験では高い1回換気量設定が予後を悪化させることが報告されており，高い1回換気量の設定は推奨されない．

d. 重症 ARDS においては高い PEEP 設定が予後を改善させるとの報告があり，低すぎる PEEP 設定は推奨されない．

e. 過剰な輸液は肺水腫を悪化させる危険性があるため，循環動態が安定している場合は，輸液量は控えめにする．

【問3】
解　答：b

解　説：ピンク状の泡沫痰は肺水腫に特徴的である．水分だけでなく，赤血球などの血球成分も肺の毛細血管から漏出するため，肺水腫ではピンク状の泡沫状痰をきたす．肺炎，肺血栓塞栓症，肺癌でも血痰が出ることがあるが，泡沫状ではない．

【問4】
解　答：b, c

解　説：Kerley's B line は小葉間隔壁の肥厚を反映した陰影で，病変の主座が間質にあることを意味する．肺水腫では間質への水分漏出により Kerley's B line を認める．癌性リンパ管症では癌細胞のリンパ管浸潤により小葉間隔壁が肥厚し Kerley's B line を認めることがある．

4章 呼吸調節障害

A 睡眠時無呼吸症候群
sleep apnea syndrome (SAS)

　睡眠中に口・鼻での気流が10秒以上停止することを**睡眠時無呼吸** sleep apneaといい，また，気流停止はしないものの10秒以上低下することを**低呼吸** hypopneaという．**睡眠時無呼吸症候群**（**SAS**）とは睡眠1時間あたりに平均5回以上の無呼吸・低呼吸を認める病態であり，**日中過眠**などさまざまな症候を伴う．閉塞型，中枢型，混合型があり，そのほとんどは**閉塞型睡眠時無呼吸症候群** obstructive sleep apnea syndrome（OSAS）である．本項では閉塞型睡眠時無呼吸症候群を中心に解説する．

1 無呼吸の分類（表1）

　無呼吸中の呼吸運動（呼吸努力）の有無によって**閉塞型，中枢型，混合型**の3つの型に分類される（表1）．**閉塞型無呼吸** obstructive apneaは上気道の閉塞により起こり，口・鼻での気流は停止するが，胸腹部の呼吸運動はみられる．一方，**中枢型無呼吸** central apneaでは上気道は開存しているが，呼吸中枢の異常により呼吸指令が消失し，呼吸が停止する．**混合型無呼吸** mixed apneaは同じ無呼吸発作の中で当初は中枢型で途中から閉塞型に移行するもので，閉塞型無呼吸の一亜型である．

> **低呼吸**
> 呼気気流が10秒以上明らか（50%以下）に減少するとともに，SpO_2が3%ないしは4%以上低下，もしくは覚醒反応を伴う場合と定義されている．

> **睡眠呼吸障害：睡眠中にみられる呼吸障害**
> 米国睡眠医学アカデミーでは次の4症候群に分類している．
> 1. 閉塞型睡眠時無呼吸低呼吸症候群
>   obstructive sleep apnea-hypopnea syndrome (OSAHS)
> 2. 中枢型睡眠時無呼吸低呼吸症候群
>   central sleep apnea-hypopnea syndrome (CSAHS)
> 3. チェーン・ストークス呼吸症候群
>   Cheyne-Stokes breathing syndrome (CSBS)
> 4. 睡眠時低換気症候群
>   sleep hypoventilation syndrome (SHVS)

表1　睡眠時無呼吸の分類

	正常	閉塞型無呼吸	中枢型無呼吸	混合型無呼吸
病態		上気道の閉塞	呼吸中枢の異常（呼吸指令なし）	閉塞性の亜型
口・鼻の気流				
胸部運動				
腹部運動				
SpO_2				
特徴		呼吸運動あり 胸腹部奇異性運動（逆位相になる）	呼吸運動なし	中枢型から閉塞型へ移行
病因		肥満，扁桃肥大，小顎症など	うっ血性心不全 脳疾患	

> **上気道閉塞をきたす形態学的因子**
> 1. 軟部組織の因子
>   - 肥満による上気道軟部組織への脂肪沈着
>   - 扁桃肥大
>   - 巨舌（アミロイドーシス，甲状腺機能低下症，先端巨大症など）
>   - 上気道の炎症（アレルギー性鼻炎，慢性副鼻腔炎，咽頭炎など）
> 2. 頭蓋顔面骨の因子
>   - 上顎骨の後方偏位
>   - 下顎骨の後方偏位
>   - 下顎骨の未発達，小顎症
> 3. 体位の因子
>   - 仰臥位
>   - 頸部の屈曲

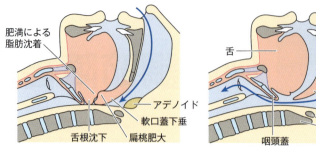

図1 閉塞型無呼吸の発生機序

2 病因（図1）

閉塞型無呼吸は上気道の機能的・形態学的因子によって起こる．

機能的には吸気時の吸気筋（特に横隔膜）による気道内腔の陰圧が上気道開大筋の緊張に比べ大きくなると上気道の閉塞が起こる．飲酒や睡眠薬は上気道開大筋の緊張を低下させ閉塞型無呼吸を増悪させる．

形態学的には軟部組織，頭蓋顔面骨，体位の各因子が絡み合って起こる**口腔咽頭腔の狭小化**が問題となる（図1）．最も重要なのは**肥満による上気道軟部組織への脂肪沈着**である．また，上気道の狭窄により，気流が気道を振動させることによっていびきが起こる．

> **simple point**
> - 口・鼻の気流が10秒以上停止することを無呼吸という．
> - 睡眠時無呼吸症候群の大部分は閉塞型睡眠時無呼吸症候群である．
> - 肥満が最も重要な危険因子である．

3 疫学

わが国でのOSASの有病率は1.7%，約200万人との報告がある．男女比は男性：女性＝2：1である．好発年齢は男性では40〜50歳代が半数以上を占め，一方，女性では閉経後に急増する．

4 症状・身体所見

OSASの症状は睡眠中の症状と覚醒時の症状とに分けられる．

睡眠中には**激しいいびき**と無呼吸を繰り返し，不眠や中途覚醒もみられる．寝返りも多く，四肢を激しく動かす，顔や胸などを手でこするなどの異常行動や，心負荷による**夜間頻尿**がみられることもある．

無呼吸により覚醒反応が頻回に起こり，浅い睡眠が繰り返され，深い睡眠が得られない（**睡眠の分断化と深睡眠の欠如**）ため，高度の睡眠不足となる．このため覚醒時には**日中過眠** excessive daytime sleepiness （EDS），記憶力・集中力の低下，倦怠感が起こり，夜間の高二酸化炭素

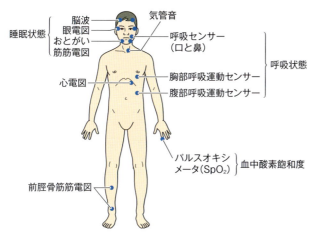

図2 ポリソムノグラフィー測定項目

血症による脳血流量の増大のため起床時の頭痛・頭重感がみられる。性欲低下・勃起不全（ED），性格変化や抑うつ状態がみられることもある。また，免職・解雇，交通事故（中等症SASでは健常者の7倍の発生率がある），重大事故（新幹線運転士居眠り事故，原発事故など）などとも関連し社会的影響も大きい。

さらに，OSASでは低酸素血症や頻回の覚醒による交感神経系の亢進などにより二次的に種々の病態を合併する。特に**高血圧**，**心房細動**などの**不整脈**，**虚血性心疾患**（**狭心症**，**心筋梗塞**），**心不全**，**脳血管障害**など**心血管疾患**の重要な危険因子である。また，**糖尿病**など**メタボリックシンドローム**の危険因子でもある。

身体所見としては**肥満**がみられる症例が多いが，わが国のOSAS症例の30％は肥満を伴わない。扁桃肥大，軟口蓋低位，小顎症，猪首など上気道の形態異常の確認が重要である。

5 検査所見

a ポリソムノグラフィー polysomnography (PSG)（睡眠ポリグラフ）

ポリソムノグラフィー（PSG）は睡眠呼吸障害の最も確実な診断方法である。脳波（EEG），眼球運動（眼電図，EOG），おとがい筋筋電図（chin EMG）による睡眠段階判定ならびに中途覚醒反応の検出，口と鼻の気流，胸腹部の呼吸運動，気管音，心電図，パルスオキシメータによるSpO_2測定，体位モニター，前脛骨筋筋電図などがPSGの基本測定項目である。（図2）

OSASでは無呼吸，低呼吸を繰り返し，睡眠が分断化され，深睡眠の減少・消失，レム（REM）睡眠の減少・消失がみられる（図3，表2）。

b 簡易検査

鼻口の気流，気管音，パルスオキシメータによるSpO_2を測定する。

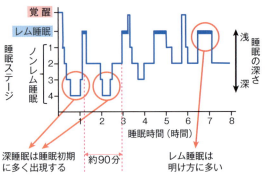

a. 健常者
健常者では眠り始めると急速に深い睡眠（ノンレム睡眠）になる．その後覚醒の方向に向かいレム睡眠になる．再び深いノンレム睡眠に向かい，またレム睡眠へ戻る．約90分の周期で4～5回程度繰り返して朝を迎える．

b. OSAS症例
浅い睡眠，脳波上の覚醒を繰り返し，睡眠が分断化され，深睡眠・レム睡眠は減少あるいは消失する．

図3　健常者とOSAS症例の睡眠構築

表2　レム睡眠とノンレム睡眠

	レム（REM）睡眠	ノンレム（Non-REM）睡眠
急速眼球運動	あり	なし
全身の筋肉	ほぼ弛緩	覚醒時よりは弛緩
脳活動	活発	休息
睡眠の深さ	浅い	深い
その他	・体を休ませる睡眠 ・血圧や心拍，呼吸は不規則 ・夢はレム睡眠中にみることが多い	・脳を休ませる睡眠 ・4段階に分けられ，ステージ3，4は深睡眠期

胸腹部の呼吸運動も測定できる機器もある．携帯可能であり，自宅で実施できる利点はあるが，睡眠時間や睡眠の質などの判定はできない．

6　診断方法

睡眠呼吸障害の確定診断はポリソムノグラフィーで行う．**睡眠1時間あたりの無呼吸と低呼吸の回数を合わせた平均回数を無呼吸低呼吸指数 apnea-hypopnea index（AHI）という**．日中過眠もしくは閉塞型無呼吸による症候のいくつかを伴い，AHI ≧ 5回/時で，かつ，その大多数が閉塞型無呼吸であれば，閉塞型睡眠時無呼吸症候群と診断される．

また，軽症：5 ≦ AHI < 15，中等症：15 ≦ AHI < 30，重症：30 ≦ AHI と分類される．

閉塞型無呼吸に起因する症状
- 睡眠中の窒息感やあえぎ
- 繰り返す睡眠からの覚醒
- 熟眠感の欠如
- 日中疲労感
- 集中力の欠如

> **simple point**
> - OSASの主要症状はいびき，睡眠中の無呼吸，日中過眠である．
> - OSASは心血管系疾患の重要な危険因子である．
> - 睡眠時無呼吸症候群の診断はポリソムノグラフィーで行う．
> - 無呼吸低呼吸指数（AHI）≧ 5回/時のとき，睡眠時無呼吸症候群と診断する．

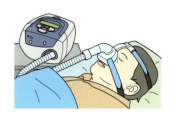
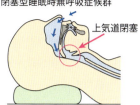
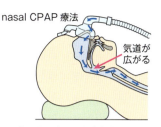

一定の陽圧をかけた空気を送り，上気道の閉塞を防ぎ，無呼吸を改善する．

図4　nasal CPAP療法

7 治療

OSASの治療として最も一般的な治療は，**経鼻的持続的気道陽圧 nasal continuous positive airway pressure（nasal CPAP, NCPAP）療法**であるが，あくまでも対症療法であり，危険因子の改善がなければ，治療継続の必要がある．肥満やアレルギー性鼻炎，甲状腺機能低下症などの基礎疾患があれば，同時にその治療を行うことが必要である．また，就寝前の飲酒や睡眠薬の使用を避けるなど生活習慣の改善も重要である．

a 経鼻的持続的気道陽圧（nasal CPAP）療法（図4）

nasal CPAPはOSASに対する治療の第1選択である．**睡眠時に鼻あるいは鼻・口を密閉するマスクを装着し，装置より一定の陽圧をかけた空気を流すことにより，上気道の閉塞を防ぎ，開存させておく治療法**である．AHIの著明な改善，睡眠構築・質の改善，日中の眠気など自覚症状の改善，生命予後の改善がみられ，最も有効で，安全でもある．高血圧・不整脈など合併症の改善効果も報告されている．

b 口腔内装置 oral appliance（OA）（マウスピース）（図5）

下顎を前方に引き出すような噛み合わせにしたマウスピースを作成し，睡眠時に装着する治療法である．

c 手術療法（図6）

OSASに対する手術療法として一般に行われるのは口蓋垂軟口蓋咽頭形成術 uvulopalatopharyngoplasty（UPPP，図6）であるが，適応を十分に検討して行う必要がある．このほか，アデノイド・口蓋扁桃肥大症例では扁桃摘出術，鼻閉の強い症例は鼻内手術が行われることがある．

d 薬物療法

アセタゾラミド（呼吸中枢刺激薬），三環系抗うつ薬などがあるが，有効性が確立されている薬物はなく使用されることは少ない．

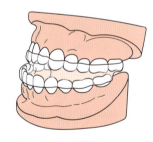

図5　口腔内装置

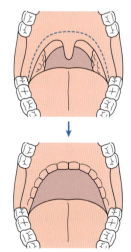

図6　口蓋垂軟口蓋咽頭形成術（UPPP）

8 予後

OSAS は生命予後にも関わる疾患である．AHI ≧ 20 回/時の症例の 5 年生存率は 84％との報告もある．死亡原因は心筋梗塞や脳血管障害などの心血管疾患などの合併症や交通事故などが多く，nasal CPAP 療法は生命予後を改善する．

simple point
- OSAS の治療の第 1 選択は経鼻的持続的気道陽圧 (nasal CPAP) 療法であり，生命予後も改善する．
- 肥満の解消や，飲酒や睡眠薬を避けるなど生活習慣の改善が重要である．

9 鑑別診断

OSAS の鑑別診断には，さまざまな睡眠障害や OSAS 以外の睡眠呼吸障害が含まれる．

a 睡眠呼吸障害

OSAS 以外にはチェーン・ストークス呼吸症候群，中枢型睡眠時無呼吸症候群，睡眠時低換気症候群があり，ポリソムノグラフィー，動脈血ガス分析などにより鑑別される．

1) チェーン・ストークス呼吸症候群 Cheyne-Stokes breathing syndrome (CSBS)

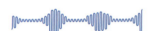

図7　チェーン・ストークス呼吸

チェーン・ストークス呼吸は中枢型の無呼吸低呼吸と過換気の期間が交互に起き，漸増と漸減を繰り返す周期性の呼吸変動であり，うっ血性心不全や脳神経疾患でみられる．特に心不全で注目されており，チェーン・ストークス呼吸のある心不全症例は予後不良であることが報告されている．肺胞低換気症候群とは異なり，CO_2 に対する感受性は亢進しており，**覚醒時の $PaCO_2$ は低値あるいは正常**である．治療としては酸素療法，nasal CPAP が行われてきたが，**周期性呼吸変動に対応して換気を補助し呼吸を安定化させる adaptive servo-ventilation (ASV)** が第 1 選択として使用されるようになった．

2) 中枢型睡眠時無呼吸症候群 central sleep apnea syndrome (CSAS)

中枢型の無呼吸を繰り返すことにより，酸素飽和度の低下，覚醒反応の反復，日中の眠気などの症状を伴うもので，原因不明のものを特発性 CSAS といい，CO_2 に対する感受性が亢進しており，過換気により $PaCO_2$ は低下しているが，その機序は不明である．

b 睡眠障害

日中の眠気を起こす数多くの疾患が鑑別の対象となるが，本項ではナルコレプシーとむずむず脚症候群を記載し，睡眠障害の詳細は割愛する．

1）ナルコレプシー

睡眠発作（日中の突然の耐えがたい眠気発作），情動脱力発作（カタプレキシー：喜怒哀楽など感情が高ぶったときに起こる筋脱力発作），入眠時幻覚（入眠時に現実感の強い幻覚），睡眠麻痺（いわゆる金縛り）を特徴とする疾患．ポリソムノグラフィーにて入眠直後にレム睡眠を認める．睡眠発作の抑制のために中枢神経刺激薬（モダフィニル，メチルフェニデート，ペモリン），情動脱力発作や睡眠麻痺といったレム睡眠関連症状に対しては三環系抗うつ薬（クロミプラミンなど）や選択的セロトニン再取り込み阻害薬（SSRI），セロトニン・ノルアドレナリン再取り込み阻害薬（SNRI）といった抗うつ薬が使用される．

2）むずむず脚症候群（レストレスレッグス症候群 restless legs syndrome）

下肢を主体に「むずむずする」「虫が這っている」などといったじっとしていられないほどの異常感覚がみられる疾患．症状は日中よりも夕方・夜間に増悪する．また，じっとしていると出現し，動くことで一時的に改善し，睡眠・生活の質に大きな影響を及ぼす．脳内での鉄分の欠乏や，ドパミンの合成異常が原因と考えられており，鉄欠乏性貧血や人工透析中の患者，妊娠中など種々の病態でみられる．

睡眠を障害する可能性のあるカフェインやアルコール，また，喫煙を避けることが第1である．薬物療法としてドパミン受容体刺激薬（プラミペキソール）やL-DOPA製剤，抗痙攣薬（クロナゼパム，バルプロ酸など）が使用される．

B 肺胞低換気症候群
alveolar hypoventilation syndrome

肺胞低換気とは，肺胞レベルでの有効な換気が減少することにより，二酸化炭素の排出が不十分となり $PaCO_2$ が 45 Torr を超えている病態である．急性の病態と慢性の病態があるが，ここでは慢性の病態について述べる．

1 病因・分類

肺胞低換気症候群には慢性的に $PaCO_2 > 45\,Torr$ を示す，すべての病態が含まれ，低換気の原因から呼吸中枢の障害，呼吸神経筋系の障害，胸郭・肺・気道の障害に大別できる．

■ 呼吸中枢の障害（中枢性肺胞低換気症候群）

脳炎，脳幹梗塞・出血・外傷，脳幹の変性・脱髄，脳腫瘍，原発性肺胞低換気症候群など

■ 呼吸神経筋系の障害

筋萎縮性側索硬化症，運動ニューロン疾患，重症筋無力症，呼吸筋麻痺など

■ 胸郭・肺・気道の障害

陳旧性肺結核，脊柱後側彎症，強直性脊椎炎，喉頭・気管狭窄，慢性閉塞性肺疾患（COPD），肥満低換気症候群など

また，臨床的には原発性肺胞低換気症候群，肥満低換気症候群，および二次性（続発性）肺胞低換気症候群に分類される．

a 原発性肺胞低換気症候群 primary alveolar hypoventilation syndrome

中枢性肺胞低換気症候群のうち，中枢神経系に明らかな器質的疾患を認めない原因不明の肺胞低換気症状群を原発性肺胞低換気症候群という．呼吸中枢の CO_2 に対する感受性の低下が原因と考えられている．典型例は「オンディーヌの呪い」とも呼ばれ，覚醒中には呼吸は継続するが，眠ると呼吸が停止してしまうものである．

b 肥満低換気症候群 obesity hypoventilation syndrome

高度肥満，高度の日中過眠を伴い，日中にも $PaCO_2$ 上昇を認める重症の睡眠時無呼吸症候群を肥満低換気症候群という．中でも右室肥大，右心不全などを合併した重症例はピックウィック Pickwick 症候群と呼ばれている（図8）．

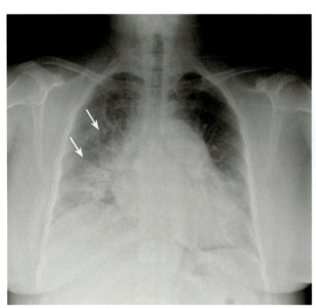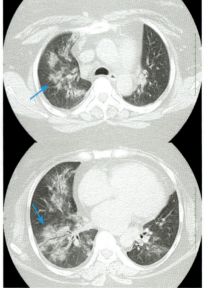

図8 肥満低換気症候群
30歳代の女性，身長159cm，体重93kg，BMI36.8，起坐呼吸のために来院した．肥満による肺胞低換気，心不全をきたし，胸部X線写真では心拡大，下肺野肺門側優位の浸潤影（矢印）を認め，CTでは末梢領域をスペアした浸潤影が気管支血管束に沿って認められる（矢印）．

> **simple point**
> - 肺胞低換気症候群は肺胞レベルでの換気の減少により, 慢性的に $PaCO_2 > 45\,Torr$ を超えている病態をいう.
> - 原因としては呼吸中枢の障害, 呼吸神経筋系の障害, 胸郭・肺・気道の障害がある.

2 病態生理・症状

原因に関係なく, すべての肺胞低換気症候群では, CO_2 排出不十分となるとともに O_2 摂取不十分となり, 結果として低酸素血症が起こる. 睡眠中には呼吸中枢からの呼吸刺激は低下するため, 動脈血ガスの異常はさらに顕著となる. その結果, 起床時の頭痛や日中過眠, 情緒不安定, 知的能力の低下などがみられ, 低酸素血症が進行するとチアノーゼや多血症が認められる. 呼吸困難は軽度のことが多い. 重症例では肺高血圧症, 右心不全となるが, 軽症例では全身倦怠感のみでほとんど症状を認めないこともある.

3 診断・検査所見・鑑別（表3）

肺胞低換気症候群は動脈血ガス分析で診断され, **日中安静時においても $PaCO_2 > 45\,Torr$ を認め, PaO_2 の低下**を認める.

病態の鑑別には神経学的所見を含む身体診察, 胸部 X 線写真, 血液尿検査などの一般的検査に加え, 呼吸機能検査, 自発的過換気テスト後の動脈血ガス分析, 睡眠検査（ポリソムノグラフィー）, 頭部 MRI などが必要（表3）となる. 深吸気, 深呼気での胸部 X 線写真は横隔膜の動きをみるのに有用である.

日中過眠などの症状があり, 肥満や呼吸器疾患, 神経筋疾患, 原因となる薬物がなく, 画像診断上も中枢神経系に明らかな異常が認められず, 自発的過換気テストにより $PaCO_2$ の低下がみられる場合には原発性肺胞低換気症候群と診断しうる. 高度肥満（$BMI > 30\,kg/m^2$）, 日中過眠があり, 睡眠検査で重症の睡眠時無呼吸症候群があれば, 肥満低換気症候群と診断される.

> **自発的過換気テスト**
> 原発性肺胞低換気症候群では呼吸筋（横隔膜）の機能は低下していないため, 自発的に過換気を行うことで $PaCO_2$ の改善（5 Torr 以上）がみられる.

表3 肺胞低換気の障害部位による鑑別

	スパイロメトリー	A-aDO₂	自発的過換気（PaCO₂↓）	睡眠中の検査
呼吸中枢の障害	ほぼ正常	正常	正常	肺胞低換気↑ 中枢型無呼吸
呼吸神経筋系の障害	拘束性換気障害	正常	低下	肺胞低換気↑ 中枢型無呼吸
胸郭・肺・気道の障害	拘束性換気障害 かつ/または 閉塞性換気障害	開大（胸郭の障害では正常）	低下	変動あり

4 治 療

a 原発性肺胞低換気症候群

薬物療法（呼吸刺激薬，心不全対策），在宅酸素療法 home oxygen therapy（HOT），**非侵襲的陽圧換気** non-invasive positive pressure ventilation（**NPPV**）・在宅人工呼吸療法がある．薬物療法には呼吸刺激薬としてテオフィリン徐放製剤，プロゲステロン製剤，アセタゾラミドがあるが有効性は高くない．低酸素血症に対する治療として HOT も考慮されるが，CO_2 ナルコーシスを引き起こす可能性があり，注意を要する．中等症以上の症例や睡眠呼吸障害のある症例では NPPV が必要となる．重症例では気管切開や人工呼吸管理が必要となることもある．

b 肥満低換気症候群

減量が必須であるが，十分な効果を得るには時間がかかり，また，減量が困難なことも少なくない．実際には CPAP あるいは NPPV を行いながら減量を図ることが必要となる．

5 予 後

肺胞低換気は比較的まれな病態であり，予後については必ずしも明らかではないが，睡眠中の低換気や低酸素血症が関与していると思われる夜間の突然死や肺高血圧，右心不全が予後の悪化に関わる．NPPV や人工呼吸器による低換気，低酸素血症の改善により予後は改善しうると考えられる．

simple point

- 原発性肺胞低換気症候群は中枢神経系に器質的疾患を認めない，原因不明の中枢性肺胞低換気症候群である．
- 肥満低換気症候群は高度肥満，重症の睡眠時無呼吸症候群により肺胞低換気を示す症候群である．
- 肺胞低換気症候群の治療には NPPV が有用である．

C 過換気症候群 hyperventilation syndrome

過換気症候群は，器質的障害が認められないにもかかわらず，心理的要因によって換気が過剰に行われる病態である．肺胞過換気により $PaCO_2$ が正常範囲（35〜45 Torr）以下に低下し，呼吸性アルカローシスを生じ，呼吸困難，手足のしびれ，テタニー*など呼吸器系，循環器系，神経筋系などにさまざまな症状を生じる．若い女性に多いが，近年，中

> **過呼吸**
> 過換気と過呼吸は同義ではない．過呼吸 hyperpnea は $PaCO_2$ の値とは関係なく，分時換気量が増加することを意味している．

表4　肺胞過換気の原因

1. 低酸素血症	3. 心血管系疾患	6. 薬物誘発性
a. 高地 b. 肺疾患 c. 心内シャント	a. うっ血性心不全 b. 低血圧	a. サリチル酸 b. メチルキサンチン製剤 c. β刺激薬 d. プロゲステロン製剤 e. アルコール
2. 呼吸器系疾患	4. 代謝性疾患	
a. 肺炎 b. 間質性肺炎, 肺線維症, 肺水腫 c. 肺血栓塞栓症, 肺高血圧, 肺血管疾患 d. 気管支喘息 e. 気胸 f. 胸郭系の異常	a. アシドーシス（糖尿病性, 腎性, 乳酸性） b. 肝不全 c. 甲状腺機能亢進症	7. その他
	5. 神経・精神疾患	a. 発熱 b. 敗血症 c. 疼痛 d. 妊娠, 月経黄体期 e. 人工呼吸中
	a. 心因性または不安神経症, パニック発作などによる過換気 b. 中枢神経系の感染, 腫瘍, 脳血管障害	

(Murray JF, Nadel JA：Textbook of Respiratory Medicine. 3rd edition, p2139-2147, W.B. Saunders, 2000 より引用)

年男性も多くなってきている．

1　病　因（表4）

多数の疾患が肺胞過換気の原因となりうる．いわゆる過換気症候群は精神的ストレスや不安など心理的要因によって過換気が起こる病態であり，過換気により起こる下記のようなさまざまな症状は患者の不安感をさらに増大させ，過換気を増強する悪循環を起こす．

2　症状・臨床所見

過換気症候群では呼吸器系，神経系，循環器系，精神系，消化器系などにさまざまな症状がみられる．

①呼吸器系

呼吸困難（空気飢餓感：空気が足りない），頻呼吸，胸部不快など．

②神経系

呼吸性アルカローシスにより低カルシウム血症や低カリウム血症をきたし，口唇周囲や手足のしびれ，感覚異常，テタニー，痙攣などを生じる．また，$PaCO_2$ 低下により脳血管は収縮し，脳血流は低下する．これによりめまい，頭痛，ときには失神を生じる．

③循環器系

動悸，頻脈，前胸部痛，不整脈（QT延長，房室ブロック）など．

④精神系

集中力の低下，幻覚，不安症など．

⑤消化器系

口腔の乾燥，空気の嚥下による腹部膨満，鼓腸など．

＊テタニー

低カルシウム血症や低マグネシウム血症などにより手足の筋肉に筋拘縮症状を起こした状態．屈曲位を呈するのが特徴的である．カルシウムは血中では血漿蛋白と結合したものと遊離型のCa^{2+}とが存在する．アルカローシスでは血漿蛋白がCa^{2+}と結合し，Ca^{2+}濃度が低下するため，血清総カルシウム値があまり低下しなくても，低カルシウム血症症状が出やすくなる．

Trousseau徴候
上腕をマンシェットで圧迫し，血流を遮断することで助産師手位が出現

助産師手位

Chvostek徴候
耳介の前方，顎関節部を叩くと，顔面筋の不随意収縮が起こる

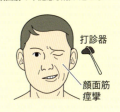

打診器
顔面筋痙攣

> 過換気症候群では通常,PaO_2 は上昇し,$A\text{-}aDO_2$ も正常である.しかし,過換気状態から正常への回復期には,呼吸性アルカローシスがありながら,一過性に低酸素血症,$A\text{-}aDO_2$ 開大を認めることもある.

3 診断・検査所見

過換気症候群の診断には動脈血ガス分析が検査の基本となる.pH 上昇,$PaCO_2$ 低下と呼吸性アルカローシスを示し,PaO_2 は上昇する.$A\text{-}aDO_2$ は,正常である.

過換気を生じる表3にあるような多くの疾患の鑑別が必要となる.特に狭心症や心筋梗塞,心不全などの循環器疾患,肺血栓塞栓症,気管支喘息などの呼吸器疾患との鑑別が必要となることが多い.

4 治 療

過換気症候群を発症した患者は呼吸困難や手足のしびれなどにより混乱してパニック状態になっていることが多い.まずは安静にさせ,ゆっくり呼吸するように指導する.症状に対する不安感に理解を示した上で,酸素は十分に足りており,生命に危険はなく,ゆっくり息をすることで徐々に症状はおさまることを説明し,安心させることが重要である.可能になれば息こらえや浅くゆっくりした呼吸を指示する.器質的疾患による過換気では,原因疾患の治療が必要である.

a 薬物療法

必要に応じて,ベンゾジアゼピン系抗不安薬を使用して発作の沈静化を図る(ロラゼパム内服,ジアゼパム筋注・緩徐静注など).

b 紙袋(ペーパーバッグ)再呼吸法

紙袋を口と鼻に少し隙間をあけてあてがい,呼吸させる方法である.紙袋をあてがうことにより,不安感を助長することもあるので注意する.また,重篤な疾患と合併していることがあるので SpO_2 が正常(97〜98%)であることを確認しながら施行する.

c 日常生活の指導

アルコールやカフェインを避ける,激しい運動を避けるなどの指導を行う.

d 精神療法・心理療法

過換気発作を頻回に繰り返す症例やほかの精神的症候を伴う場合には心療内科医や精神科医,臨床心理士と連携し,カウンセリングや適切な薬物療法,心理療法を行う.

> **simple point**
>
> - 過換気症候群は器質的障害がなく,精神的ストレスや不安など心理的要因によって換気が過剰に行われる病態である.
> - 呼吸困難や手足のしびれ,テタニー,痙攣などさまざまな症状を起こす.
> - 動脈血ガス分析で呼吸性アルカローシス(pH上昇,$PaCO_2$低下)を示し,PaO_2は上昇する.
> - 治療はまず,安静にさせ,不安感をとり,ゆっくりと呼吸させることである.
> - 治療には抗不安薬や紙袋再呼吸法を用いることもある.

練習問題

【問1】

42歳，男性．不眠，日中の眠気を主訴に来院した．起床時の頭重感があり，仕事中に居眠りを繰り返し，居眠りによる交通事故も起こしていた．また，以前よりいびきがひどいことを指摘されていた．飲酒は焼酎3合/日．身長167cm．体重106kg．ポリソムノグラフィーにて無呼吸低呼吸指数 48回/時（基準5未満），夜間の平均SpO_2 88% であった．

本症例に対する対応として適切でないのはどれか．2つ選べ．

- a 睡眠中に経鼻的持続的気道陽圧療法を行う．
- b 体重減量を指導する．
- c 不眠を改善するためベンゾジアゼピン系製剤を投与する．
- d 在宅酸素療法を行う．
- e 飲酒を控えさせる．

【問2】

睡眠障害と治療薬の組み合わせで間違っているのはどれか．

- a ナルコレプシー ── メチルフェニデート
- b 睡眠時無呼吸症候群 ── エチゾラム
- c 睡眠覚醒スケジュール障害 ── メラトニン
- d レム睡眠行動障害 ── クロナゼパム
- e むずむず脚症候群 ── プラミペキソール

【問3】

24歳，男性．2年前より臥位での息苦しさを感じるようになった．3ヵ月前より咳嗽が出現し，臥位での息切れの増強，下腿の浮腫も出現したため，近医受診．室内気下 SpO_2 89% と低下を認めたため入院となり，4L/分 鼻カニューラで酸素投与を開始したが，翌朝，意識レベルの低下を認めた．酸素投与を1L/分に減量したところ，意識レベルの改善を認め，精査目的にて転院となった．身長153cm，体重53kg．意識清明．血圧 89/53．脈拍 102/分．呼吸数 14/分．胸部聴診にて左呼吸音減弱．心音Ⅱ音亢進．下腿浮腫著明．高度の右側彎を認める．動脈血ガス分析：（室内気下）pH 7.53, PaO_2 61.4 Torr, $PaCO_2$ 60.2 Torr, HCO_3^- 34.8 mEq/L, BE 4.8 mEq/L．呼吸機能検査：VC 0.61L, %VC 16.2%, FEV_1 0.54L, FEV_1% 93.1%．

本症例についてあてはまるのはどれか．2つ選べ．

- a 右心負荷が疑われる．
- b CPAP療法が有効である．
- c 肺実質の障害が原因である．
- d 歩行時には低酸素血症が増悪する．
- e 貧血を合併しやすい．

【問4】

40歳，男性．会社での人間関係で悩んでいた．夜，眠れずにいるうちに息苦しくなり，手足のしびれも出現してきたために，救急外来を受診した．意識清明，脈拍 90/分，呼吸数 24回/分．胸部聴診，心音に異常なし．

本症例の動脈血ガス分析所見（自発呼吸，室内気下）にあてはまらないのはどれか．

- a pH　　　　7.498
- b PaO_2　　73.5 Torr
- c $PaCO_2$　27.6 Torr
- d HCO_3^-　23.6 mEq/L
- e BE　　　　−1 mEq/L

練習問題の解答

【問 1】

　解　答：c, d

　解　説：ポリソムノグラフィーの結果より重症の（閉塞型）睡眠時無呼吸症候群であり，治療の第 1 選択は nasal CPAP である．しかし，nasal CPAP は対症療法であり，肥満（BMI 38.0 kg/m^2）の改善が必要である．nasal CPAP により無呼吸が消失し，安定した呼吸を行えることで酸素化は改善される．睡眠薬や飲酒は上気道開大筋の緊張を低下させ睡眠時無呼吸症候群を増悪させる．

（第 105 回医師国家試験類似問題）

【問 2】

　解　答：b

　解　説：睡眠時無呼吸症候群ではベンゾジアゼピン系薬などの睡眠薬は無呼吸を増悪させる．他疾患については本文あるいは他書を参照されたい．

（第 106 回医師国家試験類似問題）

【問 3】

　解　答：a, d

　解　説：肺胞気動脈血酸素分圧較差 $A\text{-}aDO_2 = 150 - 61.4 - (60.2/0.8) = 13.4$ と正常範囲であり，肺実質の障害は否定的である．高度の側彎，著明な拘束性換気障害を認めることから，側彎症による肺胞低換気症候群と考えられる．慢性的な低酸素血症により二次性多血症がみられることが多い．また，下腿浮腫を認めることから右心負荷，右心不全の合併が考えられる．運動に応じた換気亢進は困難であり，歩行時には低酸素血症は増悪する．睡眠中には換気不全はさらに増悪すると考えられ，治療には夜間を中心とした換気補助が必要であり，CPAP 療法ではなく NPPV が行われる．

【問 4】

　解　答：b

　解　説：精神的ストレスをもとに，呼吸数の増加がみられており，胸部聴診でも異常はなく，過換気症候群と考えられる．過換気症候群では呼吸性アルカローシス（pH 上昇，$PaCO_2$ 低下）を起こし，換気の増大により PaO_2 は上昇する．

（第 104 回医師国家試験類似問題）

5章 機械的人工呼吸

A 人工呼吸の種類

1 陽圧式と陰圧式

人工呼吸で吸気を行わせる方法は，気道内に陽圧をかけること，あるいは胸郭の周囲に陰圧を発生させることである．前者を陽圧式換気，後者を陰圧式換気と呼び，現在広く用いられている**人工呼吸器はほとんど陽圧式**である．陽圧式でも陰圧式でも呼気は受動的（圧を加えない）に行われる．

本章では陽圧式換気についてのみ記述する．

2 侵襲的人工呼吸と非侵襲的人工呼吸

侵襲的人工呼吸〔**侵襲的陽圧換気** invasive positive pressure ventilation (**IPPV**)〕は気管内に挿管されたチューブや気管切開チューブを介して行われ，**非侵襲的人工呼吸**〔**非侵襲的陽圧換気** non-invasive positive pressure ventilation (**NPPV**)〕は専用のマスクを介して行われる（**図1**）．一般的な人工呼吸の適応は**表1**に示すが，IPPVは気道確保が必要な患者，重篤な呼吸不全の患者，長期の人工呼吸が必要な患者に多く使われる．一方，NPPVは気道確保を行わない人

表1　人工呼吸の適応

1.	換気補助が必要なとき	神経筋疾患，喘息発作，呼吸筋疲労など
2.	高濃度酸素吸入が必要なとき	ARDSなど
3.	PEEPが必要なとき	心原性肺水腫，ARDSなど
4.	*気道確保が必要なとき	舌根沈下，誤嚥，全身麻酔など

1〜4の必要がなくなれば人工呼吸から離脱することができる．
*気道確保は，NPPVでは達成されない．

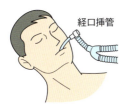
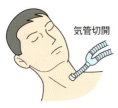

a. 侵襲的人工呼吸（IPPV）

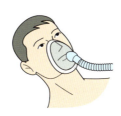
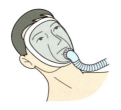

b. 非侵襲的人工呼吸（NPPV）

図1　侵襲的人工呼吸と非侵襲的人工呼吸

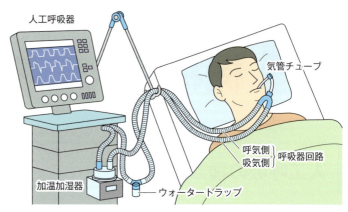

図2　一般的な人工呼吸器の回路

工呼吸であり，COPD増悪や心原性肺水腫など早期に改善が期待できる患者に適している．

一般的な人工呼吸器の回路を図2に示す．

B 換気様式

1 強制（調節）換気と補助換気

強制（調節）換気は，患者の呼吸運動と無関係に換気を行う．重症呼吸不全，自発呼吸のない患者，筋弛緩薬を使用中の患者などに用いられる．

補助換気は自発呼吸を温存し，自発呼吸に合わせて補助する方法であり，呼吸筋萎縮をきたしにくい，鎮静薬の使用量が減る，循環動態が保たれやすい，咳反射により喀痰の回収がしやすいなどの利点があり，人工呼吸器からの離脱の過程でも用いられる．

実際の人工呼吸管理では，**強制（調節）換気と補助換気を組み合わせた換気モード**もよく用いられる．

2 従量式と従圧式

従量式換気は，1回換気量を設定するため，**肺のコンプライアンスにかかわらず換気量が保障**されるが，**気道内圧が上昇しやすい**という欠点がある．**従圧式換気**は，吸気圧を設定するため，**最高気道内圧が一定**であるが，**肺のコンプライアンスによって換気量が変化**する（表2）．

表2　従量式換気と従圧式換気の特性

	従量式	従圧式
1回換気量	一定	変化
最高気道内圧	変化	一定

3 各換気様式（換気モード）

■ **VCV**（volume control ventilation）：従量式の強制（調節）換気モード
■ **PCV**（pressure control ventilation）：従圧式の強制（調節）換気モード
■ **PSV**（pressure support ventilation）：患者の吸気に合わせて陽圧を

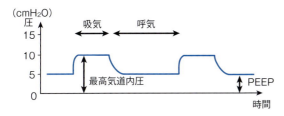

図3 陽圧式人工呼吸の圧・時間波形
PEEP圧が5 cmかかっていることが示されている.

加え換気補助を行うモード
- **CPAP**（continuous positive airway pressure）：一定の陽圧（PEEPレベル：次項参照）を保つよう作動する. PSVのサポート圧0と同義.
- **IMV**（intermittent mandatory ventilation）：設定したパターンで行なわれる**強制（調節）換気**の間に自発的に呼吸することができる. 自発呼吸があればこの強制換気が同調する機能をもつモードが**SIMV**（synchronized intermittent mandatory ventilation）であり, **PSV**と組み合わせて用いられることが多い. 換気量を保障しながら自発呼吸を生かせるモードである.

C PEEP
(positive end-expiratory pressure：呼気終末陽圧)

陽圧式人工呼吸では呼気時にも陽圧を与えることができ, その圧のことを**PEEP**という（図3）. 適切なPEEPによって肺胞が虚脱するのを防止し開存させること, 機能的残気量 functional residual capacity (FRC) を増加させることによって酸素化が改善する. ARDS, 心原性肺水腫, 無気肺などに有効である. 一方, 過剰なPEEPは気胸などの圧外傷を増加させ, 静脈還流を妨げることにより心拍出量を減少させる.

D 人工呼吸の合併症

1 人工呼吸器関連肺損傷 ventilation-induced lung injury (VILI)

機械的人工呼吸によって受ける肺の傷害のこと. さまざまな機序があるが, その中でも**圧によって肺胞が破裂し**, **気胸, 縦隔気腫, 皮下気腫**を生じることを**圧外傷**という.

2 酸素毒性

高濃度酸素を吸入すると**活性酸素**によって肺が傷害を受ける. したがって, 吸気酸素濃度60％以下を目標に管理する.

3 人工呼吸器関連肺炎 ventilator associated pneumonia (VAP)

　人工呼吸器関連肺炎（VAP）は，**気管挿管による人工呼吸管理開始後48〜72時間以降に発症**する肺炎である．気管チューブのカフ（チューブと気管壁との隙間をふさぎ，陽圧の空気がもれないようにする風船状のパーツ）周囲に貯留した口腔・鼻腔由来の分泌物が下気道に流れ込むことが主要因である．VAPを発症すると，人工呼吸管理期間が延長し，死亡率が上昇する．

4 その他

　循環に対する作用として，胸腔内陽圧により心拍出量を抑制し血圧が低下しやすくなる．呼吸筋に対しては，人工呼吸が長期になるほど筋力低下をきたす．また，気管挿管チューブは刺激や苦痛を与えるため，通常は鎮静薬や鎮痛薬を用いる．換気に用いるガス（酸素や空気）は乾燥しているため，呼吸器回路に加温加湿装置を組み込む必要がある．

---

simple point

- 機械的人工呼吸の目的は，換気補助，高濃度酸素吸入，PEEPの付加，気道確保である．
- 気道確保を行なわない人工呼吸がNPPVであり，心原性肺水腫とCOPD増悪が適応の良い例である．
- PEEPは虚脱肺胞を開存させ酸素化を改善する．
- 人工呼吸器関連肺炎（VAP）の主要因は，気管チューブのカフ上部の貯留物が下気道へ流れ込むことである．

練習問題

【問1】

次の中から正しいものを2つ選べ．

a 人工呼吸管理中に人工呼吸器関連肺炎（VAP）を生じると死亡率が増加する．

b 人工呼吸器関連肺炎（VAP）の原因となる病原体はウイルスが多い．

c 陽圧式人工呼吸において吸気時よりも呼気時のほうが気道内圧が高い．

d PEEPを高くすると酸素化が悪化する．

e NPPVは心原性肺水腫に対して適応になりやすい．

練習問題の解答

【問 1】

　解　答：a, e

　解　説：a, b, c, d, e おのおのについて重要な点を記載する.

　a. ○　正しい.

　b. ×　喉頭・咽頭の分泌物が下気道に流れ込むことが主要因であるため, VAP の病原体はほとんどが細菌性である.

　c. ×　陽圧式人工呼吸では吸気時に気道内圧を上げることによって吸気を行わせる.

　d. ×　PEEP を高くすると虚脱肺胞の開存を促進するため, 酸素化が改善する.

　e. ○　NPPV は心原性肺水腫と COPD 増悪が適応の最も良い例である.

6章 免疫・アレルギー性肺疾患・血管炎症候群

A 総論

　免疫・アレルギー反応は，それに関わる抗体や細胞の違いにより分類され，**Gell & Coombsの分類**が使われる（表1）．Ⅰ，Ⅱ，Ⅲ型は**血清抗体**が関わる**体液性免疫**，Ⅳ型は**感作リンパ球**が関与する**細胞性免疫**である．

　アレルギー疾患の発症は，原因抗原に対してリンパ球などの**免疫担当細胞**や抗体，補体，サイトカインなどの**炎症メディエーター**が直接的，もしくは間接的に反応してその病態が成立する．この原因抗原に対する免疫反応は，病原微生物や異種蛋白などの「非自己」に対する反応であり，生体，すなわち「自己」は**トレランス**（**免疫寛容** immune tolerance）により保護されている．一方，**自己免疫疾患**とは，何らかの機序により「自己」に対するトレランスが破綻し，免疫応答が「自己」に対して起こり生体に機能障害が引き起こされる病態である．

　自己免疫疾患の患者血清中で検出される**自己抗体**や免疫因子は，特定の疾患に特異的なものもあり，確定診断のみならず，その病態把握や合併症の予測においてきわめて有用である．**表2**に呼吸器疾患に関連する自己抗体や免疫因子を示す．

表1　Gell & Coombsの分類と代表的な呼吸器疾患

分類	Ⅰ型	Ⅱ型	Ⅲ型	Ⅳ型
反応の型	即時型	細胞障害型	免疫複合体型	遅延型
反応速度	15～20分		3～8時間	24～72時間
免疫細胞・抗体・因子	IgE 肥満細胞 好塩基球 化学伝達物質	IgG, IgM 補体 マクロファージ ADCC	IgG, IgM 補体 免疫複合体 好中球 化学伝達物質	T細胞 マクロファージ サイトカイン
抗原	外来抗原	外来抗原 自己抗原	外来抗原 自己抗原	外来抗原 自己抗原
代表的な呼吸器疾患	・気管支喘息 ・アナフィラキシーショック	・グッドパスチャー症候群 ・薬剤性肺炎	・ABPM ・SLE, RA ・過敏性肺炎 ・ANCA関連血管炎	・過敏性肺炎 ・抗酸菌感染症 ・サルコイドーシス ・ツベルクリン反応

表2 呼吸器疾患に関連する自己抗体・免疫因子

疾患	自己抗体,免疫因子
関節リウマチ	リウマチ因子(RF), RAHA, 抗ガラクトース欠損IgG抗体, 抗CCP抗体
全身性エリテマトーデス	抗ds-DNA抗体, 抗Sm抗体, 補体低下, LE細胞
シェーグレン症候群	抗SS-A抗体, 抗SS-B抗体
多発性筋炎・皮膚筋炎	抗Jo-1抗体, 抗ARS抗体, 抗MDA-5抗体
全身性強皮症	抗Scl-70抗体, セントロメア抗体
混合性結合組織病	抗U1-RNP抗体
抗リン脂質抗体症候群	抗カルジオリピン抗体, ループス抗凝固因子 抗β_2-グリコプロテインI抗体
ANCA関連血管炎症候群 (MPA, WG/GPA, AGA/CSS/EGPA)	MPO-ANCA, PR3-ANCA
グッドパスチャー症候群	抗GBM抗体
肺胞蛋白症	抗GM-CSF抗体

表3 代表的な過敏性肺炎とその臨床的な特徴

疾患名	原因抗原と発症様式
夏型過敏性肺炎	【原因抗原】トリコスポロン(*Trichosporon ashahii*, *Trichosporon mucoides*) 高温多湿な環境で増殖しやすく, 6〜9月にかけて発症. 発症環境は, 家屋の風通しや日あたりが悪く湿気の多いところ. 洗面所・風呂場・台所などの腐った木造物. 専業主婦に多く発症し, 冬季には症状は軽快する
鳥関連過敏性肺炎	【原因抗原】鳥関連抗原(糞・尿などの排泄物), 唾液, 羽毛由来の蛋白・糖蛋白) 鳥飼育歴, 羽毛布団使用歴, 近隣の鳥生息状況, 鶏糞肥料使用歴などを詳細に聴取する. 抗PDE抗体・抗トリ抗体のチェックが必要である. 急性型より慢性型が多い
農夫肺	【原因抗原】好熱性放線菌(カビ) 枯れ草・牧草に繁殖したカビを繰り返し吸入することにより発症する. 職業や発症状況(酪農作業など)を詳細に問診する必要がある
換気装置肺炎(加湿器肺・空調病)	【原因抗原】加湿器や空調設備内で増殖した細菌・真菌・アメーバ 同じ加湿器や空調器の再使用で誘発される. 加湿器は冬季に使用されるため, 多くが11〜3月に発症する
その他	イソシアネート肺(ウレタン樹脂, 塗料, 殺虫剤などに含まれる) サトウキビ栽培者肺, シイタケ栽培者肺, ナメコ栽培者肺など

B 過敏性肺炎 hypersensitivity pneumonia

過敏性肺炎は, 生活環境に存在する抗原性物質を反復吸入することにより感作され, **III型, IV型アレルギー反応**によって**細気管支**および**肺胞領域**に生じる**肉芽腫性炎症**の総称であり, 外因性アレルギー性胞隔炎とも呼ばれている. 本症は, 吸入抗原の種類により50以上の疾患に分けられており, わが国にみられる代表的疾患として, **夏型過敏性肺炎**(70〜74%), **鳥関連過敏性肺炎**(4%), **農夫肺**(4〜8%), **換気装置肺炎**(4〜6%)などが知られている(表3).

1 発症様式・臨床症状と原因

発症様式により急性, 亜急性, 慢性に分類される. 臨床症状は, 急性・亜急性型では, 抗原吸入後4〜6時間で発熱, 咳嗽, 息切れが出現する.

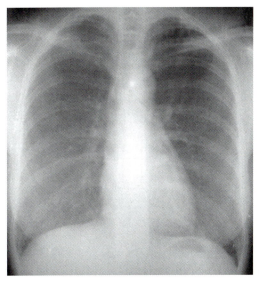

図1　過敏性肺炎の胸部X線写真（亜急性期）
全肺野びまん性のすりガラス影を認め，肺野の透過性低下を認める．

抗原曝露の回避により症状は軽減もしくは消失するが，再曝露があれば同様の症状が繰り返される．慢性型では少量の抗原に長期間曝露されるため抗原曝露と臨床症状との関連性は失われる．咳嗽，息切れに加え全身倦怠感や体重減少を認めることもある．

表3に代表的な過敏性肺炎の原因とその発症様式を示す．

> hot tub lungとは強力なジェット式噴流を備えた24時間循環式浴槽の使用者に発生するびまん性肺疾患である．浴槽内に増殖した*Mycobacterium avium complex*（MAC）をエアロゾルとともに吸入し発症する．MACによる過敏性肺炎と考えられている（87頁参照）．

2 身体所見

胸部聴診上は，吸気時に fine crackles を聴取する．慢性型では，ばち指（10頁参照）が認められる．

3 検査所見

a 一般検査所見

好中球増多，CRP上昇，赤沈亢進，LDH上昇を認める．また，間質性肺炎の血清マーカーである **KL-6**，SP-A，SP-Dが上昇する．ツベルクリン反応は陰性化する．

b 胸部X線写真

軽症例では，正常にみえる場合もある．急性・亜急性型では，一過性の**びまん性すりガラス影**，**微細な粒状影**や**網状影**を認める（図1）．慢性型では**蜂巣肺**や**嚢胞性変化**を認め，陰影は**下肺野**以外に**上中肺野**にも強い傾向がある．

c 胸部CT

急性・亜急性型では2〜4mm程度の**小葉中心性粒状影**が全肺野に認められるが，粒状影の辺縁は不鮮明である．また胞隔炎を反映し，び

まん性のすりガラス影が認められる（図2）．また末梢気道やその周囲間質が病変の中心となるためエアトラッピング air trapping により，すりガラス影がモザイク状や斑状となることもある．一方，慢性型では，粒状影は目立たないことも多く，線維化所見が主体であり蜂巣肺や線状影・肺野の容積減少 volume loss を認め（図3），IPFとの鑑別が困難な場合もある．慢性過敏性肺炎では，**上中肺野優位の線維化や気管支に沿った線維化**を認めることが多い．

d 呼吸機能検査

拘束性換気障害や拡散能低下を認め，急性期には細気管支病変のため閉塞性換気障害が出現することもある．**PaO_2 の低下**を認めるが，軽症例では体動時のみに低下することがある．

e 免疫学的検査

免疫沈降反応（オクタロニー法）による血清中の沈降抗体の検出は，診断に有用である．**夏型過敏性肺炎ではトリコスポロン抗体**が，**鳥関連過敏性肺炎では，鳩糞部分精製抗原** pigeon dropping extracts（**PDE**）

> 精製抗原による末梢血やBALF中リンパ球の幼若化試験も診断に有用であるが，抗原の入手が困難であり臨床では行われていない．

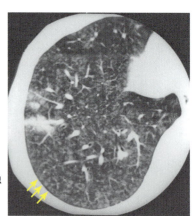

図2　過敏性肺炎の胸部CT（亜急性期）
小葉中心性に淡い粒状影を認める（矢印）．

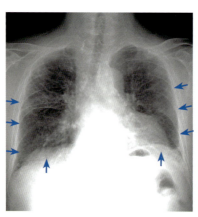 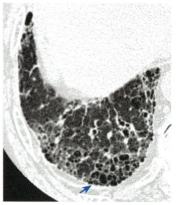

図3　過敏性肺炎の胸部X線写真とCT（慢性型）
両側肺にすりガラス影を認め，肺野の容積減少を伴っている．CTでは，下肺野に蜂巣肺（矢印）を認めており，IPFの画像所見と類似している．

に対する抗体や抗トリ抗体が陽性となる．

f 気管支肺胞洗浄液（BALF）検査

総細胞数とリンパ球分画の増加（通常50％以上）を認める．抗原曝露直後のBALFでは，好中球分画の増加がみられる．また，**リンパ球のCD4/CD8比**は，夏型過敏性肺炎では低下し，農夫肺では上昇，加湿器肺や鳥関連過敏症肺炎（鳥飼病）では正常範囲のことが多い．通常は，線維化の進行によりCD4/CD8比は上昇する（表4）．

表4 過敏性肺炎のCD4/CD8比

疾　患	CD4/CD8比（BALF）
夏型過敏性肺炎	低下
鳥関連過敏性肺炎	正常～上昇（慢性型）
農夫肺	上昇
加湿器肺・空調肺	正常～低下

4 肺病理組織所見

急性型・亜急性型では，経気管支肺生検（TBLB）にて，**リンパ球浸潤を主体とする肺胞隔炎や乾酪壊死を伴わない類上皮細胞性肉芽腫，マッソン体（気腔内肉芽組織形成）**が認められる（図4）．慢性型では，外科的肺生検が必要であるが，肉芽腫病変の検出頻度は20～35％で低く，小葉中心部や細気管支周囲に軽度の細胞浸潤と線維化所見が認められ，さらに進行すると小葉辺縁部の線維化も目立つようになる．また，コレステリン結晶を貪食した多核巨細胞や小葉中心部と小葉辺縁部の架橋線維化も慢性型の特徴的な病理所見である（図5）．

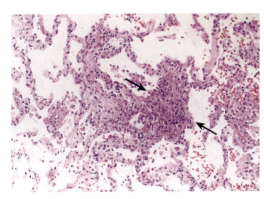

図4 過敏性肺炎の経気管支肺生検組織（亜急性期の病理像）
肺胞隔壁にはリンパ球浸潤を主体とした肺隔炎と不完全ながら類上皮細胞の集簇を伴う肉芽腫形成（矢印）を認める．

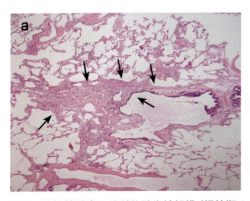
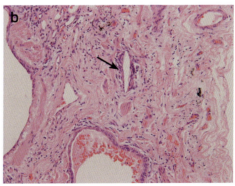

図5 過敏性肺炎の外科的肺生検組織（慢性期の病理像）
a：細気管支周囲の間質に平滑筋増生を伴う線維化（矢印）と軽度のリンパ球浸潤を認める．
b：線維化病巣内にコレステリン結晶を貪食した多核巨細胞（矢印）を認める．肉芽腫形成は認めない．

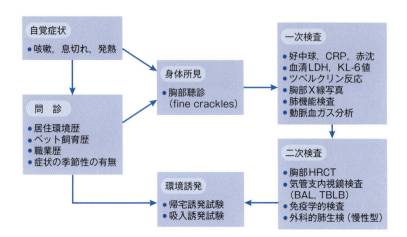

図6 過敏性肺炎の診断の手順

5 診 断

　まず，詳細な病歴の聴取により，**症状が特定の環境（居住環境，職業歴，季節性**など）**に関連して起こっていること**を明らかにする．過敏性肺炎を疑った場合には，入院により症状や臨床検査所見の改善を観察し，**帰宅誘発試験**あるいは**環境誘発試験**が陽性であれば診断はより確実になる（図6）．また，誘発試験では，その前後で**症状（発熱，咳嗽，息切れ），血液検査（好中球数やLDH，CRP値），PaO_2やSpO_2，肺機能検査，胸部X線やHRCT所見**の変化を解析する．本症の診断は，その特異な臨床像，季節性，居住環境，免疫学的検査の結果を総合して行う．

　慢性型過敏性肺炎の診断については，生活歴や環境歴などから診断可能なこともあるが，一般的には原因の同定は困難である．可能であれば，外科的肺生検を行い，炎症・線維化などの病変が細気管支周囲主体であることや多核巨細胞の存在などを確認すれば，診断の一助となる．

6 治 療

　過敏性肺炎の治療と予防の三原則は，①**原因抗原からの患者の隔離**，②**原因抗原の除去**，③**副腎皮質ステロイドによる薬物療法**である．

a 原因抗原からの隔離

　患者を抗原から隔離させるために入院が原則である．
軽症の場合には10日前後で症状や検査所見が改善する．しかし慢性型の場合には，隔離後も病状は軽快せず，線維化所見や呼吸不全が持続する．

b 環境からの抗原除去

　患者の生活環境から抗原を除去する．

夏型過敏性肺炎では，定期的な室内の掃除や改築により室内環境の改善を行う．鳥関連過敏性肺炎では，鳥飼育の中止，室内に付着した羽毛や糞の除去，羽毛布団の使用中止を指導する．農夫肺は，枯れ草の取り扱いを控え，防じんマスク着用を指導する．

C 副腎皮質ステロイド投与などの薬物療法

軽症例では，抗原からの隔離のみでよい．

労作時息切れを認める中等症以上の症例では，副腎皮質ステロイド投与（通常 0.5 mg/kg/日から開始）の適応となる．高度の呼吸不全を呈する場合には，ステロイドパルス療法を行う．

慢性型では，副腎皮質ステロイド投与の反応性は不良であり，線維化抑制目的で副腎皮質ステロイドに加え免疫抑制薬の併用投与が試みられている．

7 予 後

過敏性肺炎は，早期に診断し原因抗原からの隔離を行い適切な治療を行えば，軽快・治癒する予後良好な疾患である．しかし，慢性型では特発性間質性肺炎との鑑別が困難な症例もあり，早期診断・早期治療が大切である．

> 慢性型過敏性肺炎では，急性増悪症例や肺癌合併などIPFと類似した臨床経過を示すことも知られている．

simple point

- 過敏性肺炎は，生活環境に起因するさまざまな抗原性物質を反復吸入することで発症する肉芽腫性疾患である．
- わが国では，夏型過敏性肺炎が最も多く，その原因は居住環境のトリコスポロンである．
- BALFでは，リンパ球が増加し，夏型過敏性肺炎ではCD4/CD8比が低下する．
- 治療は副腎皮質ステロイド投与を行うが，原因環境からの隔離，環境からの抗原除去が重要である．

C 血管炎症候群 vasculitis syndrome

1 多発血管炎性肉芽腫症 (GPA) / ウェゲナー Wegener 肉芽腫症

多発血管炎性肉芽腫症は**上気道**（E：鼻，副鼻腔，目，耳，気管など）および**下気道**（L：肺）の肉芽腫性血管炎と**糸球体腎炎**（K：腎臓）を特徴とする疾患であり，小動脈および小静脈の血管炎がさまざまな程度で起こる．活動性多発血管炎性肉芽腫症患者の多くは**PR3**（プロテイナーゼ proteinase 3）**-ANCA**が陽性となる．

a 病理

病理像は小動脈の壊死性血管炎と血管内か血管外の肉芽腫形成である．ごく早期の腎病変は限局性巣状糸球体腎炎であり，これが**急速進行性半月体形成性糸球体腎炎**へと発展することがある．

b 臨床症状

活動期には大部分の患者が，**倦怠感，脱力，関節痛，食欲不振**および**体重減少**などの非特異的徴候を呈する．病変がEとLのみに限局している症例は，限局型多発血管炎性肉芽腫症と呼ばれる．

上気道病変は95％に認められ，副鼻腔の疼痛，後鼻漏，膿性または血性鼻汁，壊死性鼻炎，鼻粘膜潰瘍，鼻中隔穿孔，鞍鼻変形，滲出性中耳炎，声門下狭窄などの症状所見がある．

肺病変は85〜90％に認められ，咳嗽，喀血，呼吸困難，胸部不快感などの症状を呈する．無症候の場合もある．

腎病変は77％に認められ，死亡例のほとんどは未治療の腎疾患が直接的または間接的な死因となっている．適切な治療が行われない限り，急速進行性に腎不全に至る．

眼病変は52％に認められ，結膜炎，涙嚢炎，上胸膜炎，肉芽腫性強膜ぶどう膜炎，毛様体血管炎，眼窩後部腫瘤形成に伴う眼球突出などを示す．

皮膚病変は46％に認められ，丘疹，小水疱，触知可能な紫斑，潰瘍，顔面穿孔，皮下結節などを示す．

神経系病変は23％に認められ，脳神経炎，多発性単ニューロパチーを呈する．

心病変は8％に認められ，心膜炎，冠血管炎，心筋症を発症する．

c 検査所見

赤沈亢進，白血球増多，CRP強陽性を認める．腎所見としては**血尿・蛋白尿**がみられる．PR3-ANCA（C-ANCA）は活動性の指標になる．

d 胸部画像所見

数mm〜10cmの**多発結節影**，2cm以上の**空洞を伴う結節影**が典型像である．そのほか，浸潤影，すりガラス影，肺門リンパ節腫大などを呈する．

e 診断

診断には，特徴的な臨床像を呈し，生検で**壊死性肉芽腫性血管炎**を証明する．PR3-ANCA（C-ANCA）は補助診断となる．

f 治療

治療は**内服副腎皮質ステロイド薬（プレドニゾロン20〜60mg/日）**と低用量シクロスポリンやメトトレキサートの併用療法を行う．再発す

る場合があり，再発防止は**ST合剤**が有効との報告がある．

> **simple point**
> - 多発性血管炎肉芽腫症（Wegener 肉芽腫症）は，小動脈および小静脈の血管炎に起こる壊死性肉芽腫性血管炎である．
> - PR3-ANCA が陽性となり補助診断に有用である．
> - 上気道，下気道，腎臓が主な障害臓器である．
> - 胸部画像は多発結節影で，空洞を認める場合がある．

2 顕微鏡的多発血管炎 microscopic polyangiitis（MPA）

顕微鏡的多発血管炎（MPA）では，細小血管に**壊死性血管炎**があり，ミエロペルオキシターゼ（MPO）に対する抗体（MPO-ANCA）が高率に陽性を呈する．**急速進行性糸球体腎炎とびまん性肺胞出血**あるいは**間質性肺炎**を生じる．肺胞出血では，**呼吸困難と進行性の貧血，びまん性浸潤影，血性の BALF，BALF 中のヘモジデリン貪食マクロファージ**が特徴的である．**副腎皮質ステロイドや免疫抑制薬**の治療を行う．

a 病因

補体系の関与や活性化した好中球が，血管内皮の障害を起こす．ANCA は好中球や単球によるサイトカインや活性化酸素の産生を増強するといわれている．

b 臨床症状

60～70 歳代の高齢者に多い．急速進行性腎炎と肺出血・間質性肺炎の 2 つの臓器症状をほぼ必発とする．さらに紫斑，皮下出血，虹彩炎，多発性単神経炎などの血管炎症状を呈する．肺病変は以下のような特徴がある．

1）肺胞出血

血痰と**喀血**を症状とするが，それらがなく呼吸困難，発熱などの非特異的症状の場合もある．**説明困難な貧血**の場合，**びまん性肺胞出血**であることが多く，毛細血管レベルの障害により起こると考えられている．

胸部 X 線写真，CT にてびまん性浸潤影を認める（図 7）．

BAL では，1 回目の BALF より，2 回，3 回と洗浄するにつれて血性が増強する（図 8）．この所見は，外傷性出血との鑑別に役立つ．**赤血球を貪食した肺胞マクロファージ（ヘモジデリン染色陽性）**が認められる（図 9）．

2）MPO-ANCA 陽性間質性肺炎

MPO-ANCA 関連血管炎の 30～40％にみられる．間質性肺炎の経過中に MPA が発症することもある．微小な肺胞出血が間質性肺炎の

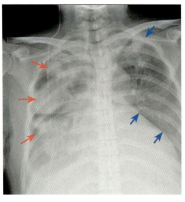
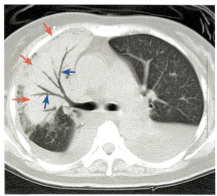

図7 肺胞出血の胸部X線写真とCT像

胸部X線写真は仰臥位で撮影されている。右肺は、径が5〜8cmの非区域性の浸潤影（赤矢印）を認める。また、その他の部位および左肺には、すりガラス影（青矢印）を認める。CTでは、右上葉Seg3、Seg2の一部に浸潤影（赤矢印）と気管支透亮像air bronchogram（青矢印）を認める。浸潤影は、末梢側が淡くなり、Seg2は一部に限局され非区域性である。右肺には胸水、左肺は重力依存性の水腫様変化を認める。

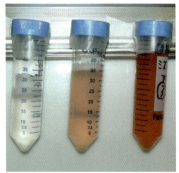
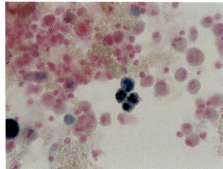

図8 MPA患者のBALF
左から1、2、3回目の洗浄液であり洗浄を繰り返すたびに血性の液が濃くなる。

図9 BALFのヘモジデリン染色
マクロファージが赤血球成分を貪食し、ヘモジデリン染色陽性（青色）となっている。

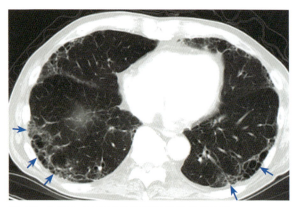

図10 MPO-ANCA陽性間質性肺炎CT像
末梢優位かつ背側優位にびまん性に網状影（矢印）を認める。

原因だとする考えなどもあるが、詳細については不明である。咳嗽、息切れ、聴診ではfine cracklesが聴かれる。CTにおいては線状網状影や輪状影がみられる（図10）。

3) 薬剤性ANCA関連血管炎

ヒドララジン、ミノサイクリン、プロピルチオウラシルなどを使用中にANCA陽性の全身血管炎が発症することがあり、肺胞出血が認められる。

表5 MPAの診断基準

1. 主要症候	①急速進行性糸球体腎炎（RPGN） ②肺出血，もしくは間質性肺炎 ③腎，肺以外の臓器症状：紫斑，皮下出血，消化管出血，多発性神経炎など
2. 主要組織所見	細動脈・毛細血管・後毛細血管細動脈の壊死，血管周囲の炎症細胞浸潤
3. 主要検査所見	MPO-ANCA陽性 CRP陽性 蛋白尿，血尿，BUN・クレアチニンの上昇 胸部X線写真：浸潤影（肺胞出血），間質性肺炎
4. 判定 確実	主要症候の2項目以上を満たし組織所見が陽性の例 主要症候の①と②を含め2項目以上を満たしMPO-ANCA陽性の例
疑い	主要症候の3項目を満たす例 主要症候の1項目とMPO-ANCA陽性の例

（厚生労働省，1999）

c 診断

表5にMPAの診断基準を示す．

d 治療

軽症型は，副腎皮質ステロイドとシクロホスファミドの経口併用を行う．全身性血管炎型（3臓器以上の障害），肺腎型（限局性肺出血または広範囲間質性肺炎と腎炎を合併），重症型（血清クレアチニン値が1ヵ月に2倍以上に増加するRPGN型）は，ステロイドパルス療法，シクロホスファミド点滴あるいは経口併用療法を行う．

びまん性肺胞出血，脳出血，抗GBM（糸球体基底膜 glomerular basement membrane）抗体併存陽性例，消化管穿孔，急性膵炎，重症例の治療抵抗性症例は**最重症型**で，**上記治療に加え血漿交換を行う**．

腎不全に対しては血液透析を導入する．肺出血，呼吸不全には陽圧式人工呼吸による呼吸管理が必要である．血栓溶解剤，抗血小板剤，血管拡張剤を適宜投与する．

e 予後

早期に診断して強力な治療を開始すれば，完全寛解に至る例もある．急性期の死因は脳出血，心筋梗塞・心不全，腎不全などである．寛解しても，末梢神経障害による知覚・運動障害，維持透析の施行などQOL（quality of life）の低下が続く場合がある．

simple point

- 顕微鏡的多発血管炎（MPA）は，急速進行性糸球体腎炎とびまん性肺胞出血あるいは間質性肺炎を生じ，MPO-ANCAが陽性である．
- 腎臓，肺以外の臓器症状としては，紫斑，皮下出血，消化管出血，多発性神経炎などがある．症状から血管炎を疑いMPO-ANCAの検査を提出することが，早期診断，治療に重要である．

表6 好酸球性多発血管炎性肉芽腫症（EGPA）の診断基準

主要臨床所見	①気管支喘息あるいはアレルギー性鼻炎 ②好酸球増多 ③血管炎による症状［発熱（36℃以上，2週間以上），体重減少（6ヵ月以内に6kg以上），多発性単神経炎，消化管出血，紫斑，多関節痛（炎），筋肉痛，筋力低下］
臨床経過の特徴	主要所見①，②が先行し，③が発症する
主要組織所見	①周囲組織に著明な好酸球浸潤を伴う細小血管の肉芽腫性，またはフィブリノイド壊死性血管炎の存在 ②血管外肉芽腫の存在
判　定	①確実 definite 　a：主要臨床所見のうち気管支喘息あるいはアレルギー性鼻炎，好酸球増多および血管炎による症状のそれぞれ1つ以上を示すと同時に，主要組織所見の1項目を満たす場合 　b：主要臨床所見3項目を満たし，臨床経過の特徴を示した場合 ②疑い probable 　a：主要臨床所見1項目および主要組織所見の1項目を満たす場合 　b：主要臨床所見3項目を満たすが，臨床経過の特徴を示さない場合

（厚生労働省，1998）

◆参考となる検査所見
1. 白血球増多（1万/μL）
2. 血小板数増加（40万/μL）
3. 血清IgE増加（600 U/mL以上）
4. MPO-ANCA陽性
5. リウマチ因子（RF）陽性
6. 肺浸潤影
（これらの検査所見はすべての症例に認められるとは限らない）

3 好酸球性多発血管炎性肉芽腫症（EGPA）/アレルギー性肉芽腫性血管炎（AGA）（Churg-Strauss症候群）

気管支喘息・末梢血好酸球増多が先行し，その後多臓器において血管炎が生じる症候群である．血管炎の臨床症状として，多発性単神経炎，紫斑，消化管潰瘍，脳梗塞・脳出血，心筋梗塞，心外膜炎などを呈する．

呼吸器系では，喘息が主な所見である．胸部画像で，斑状影，結節影が認められることがある．表6に診断基準を示す．

simple point

- 好酸球性多発血管炎性肉芽腫症（EGPA）は，気管支喘息と末梢血好酸球増多が先行し，多臓器に血管炎が生じる（多発性単神経炎，紫斑，消化管潰瘍，脳梗塞・脳出血，心筋梗塞，心外膜炎など）
- 検査ではMPO-ANCA陽性（50％程度）である．

4 グッドパスチャー Goodpasture症候群

肺（肺基底膜）と腎臓（糸球体基底膜）に対して共通抗原性をもつ抗糸球体基底膜抗体（抗GBM抗体）が産生される自己免疫疾患である．肺出血，糸球体腎炎を主徴とする．

a 病　態

抗GBM抗体は，Ⅳ型コラーゲンα3鎖の非コラーゲン部分（NC1ドメイン）を標的抗原とするものである．また，MPO-ANCA陽性例もある．

b 症　状

呼吸困難などの呼吸器症状と急速に進行する腎炎症状を特徴とする．呼吸器症状としては，**咳嗽**，**喀痰**，**血痰**，**呼吸困難**を認め，その病態は**肺胞隔壁毛細血管基底膜障害による肺胞出血**である．腎症状としては，**乏・無尿**，**血尿**，**蛋白尿**，**浮腫**，**高血圧**を認め，その病態は，**糸球体基底膜障害**である．

c 検査所見

胸部X線写真では，肺門部から広がる**微細顆粒状〜斑状影**とこれらの融合，いわゆる肺胞出血の陰影であり，呼吸機能検査では，拘束性換気障害を示す．肺胞出血により，**動脈血酸素分圧（PaO₂）は低下**するが，本疾患の特徴として**DLco は増加**する奇異な所見を呈する．その理由は，吸入した一酸化炭素が肺胞で出血した Hb と結合し，呼出されなくなるためである．病理所見としては，腎臓半月体形成が認められ，免疫染色で，糸球体基底膜に沿って IgG が線状に沈着が認められる．

d 治　療

副腎皮質ステロイドと**免疫抑制薬**を使用する．半月体形成性腎炎に対して凝固療法や抗血小板療法，重症例では**血漿交換**により，**抗 GBM 抗体**を除去する．

> **simple point**
> - グッドパスチャー症候群は，抗 GBM 抗体陽性で肺胞出血と糸球体腎炎をきたす自己免疫疾患である．
> - 治療は，副腎皮質ステロイド，免疫抑制薬，血漿交換である．

D　好酸球性肺炎　eosinophilic pneumonia

好酸球は骨髄由来の顆粒球で，気管支喘息，血管炎，寄生虫感染症，好酸球増多症などの疾患で増加する．好酸球性肺炎は 1969 年に Liebow & Carrington により提唱された．1952 年に Reeder & Goodrich が提唱した PIE（pulmonary infiltration with eosinophila）症候群との違いは，**末梢血の好酸球増多の有無（6％以上または絶対数 400/mm³ 以上）**が含まれるかどうかであり，病態は同じである（PIE 症候群では末梢血の増多を伴う）．本症の病態には，Ⅰ，Ⅲ，Ⅳ型のアレルギーが関与しているといわれている．病因の有無により**表 7**のように分類される．

表7 好酸球性肺炎の分類

病因が既知のもの	病因が不明のもの
アレルギー性気管支肺真菌症 寄生虫感染 薬剤性肺炎	Löffler症候群 急性好酸球性肺炎 慢性好酸球性肺炎 好酸球性多発血管炎性肉芽腫症（EGPA） 好酸球増多症候群 hypereosinophilic syndrome

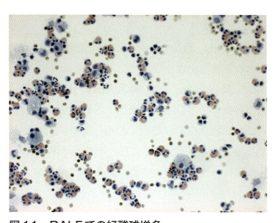

図11　BALFでの好酸球増多
ギムザ染色：細胞質が赤色の細胞が好酸球である．

1 慢性好酸球性肺炎 chronic eosinophilic pneumonia

a 臨床所見

　亜急性発症で咳嗽，喘鳴，呼吸困難などの呼吸器症状と発熱，全身倦怠感，体重減少などの全身症状が認められる．また，食欲不振，体重減少，盗汗（寝汗）などの臨床像を呈することもある．経過良好でも症状を繰り返し，肺線維症，気管支拡張症などに不可逆性の状態になる場合がある．

b 検査所見

　末梢血好酸球が増加する．軽度の低酸素血症を認める．**BALFでの好酸球増多**が特徴で，診断上重要である（25%以上，40%以上ならほぼ確定）．肺実質への炎症細胞浸潤は好酸球が主体である（図11）．

c 画像

　外側から2/3程度の領域を中心に**末梢の浸潤影**が多発する．**移動性**の様相も示すことがある（図12）．末梢側に濃厚で，肺門側優位に浸潤影を呈する肺水腫（154頁参照）と逆の写真フィルムの反転様，肺水腫の反転像の陰影を呈する．**非区域性の陰影**を示す．

d 鑑別

　COP，気管支肺胞上皮癌，細菌性肺炎，過敏性肺炎，サルコイドーシ

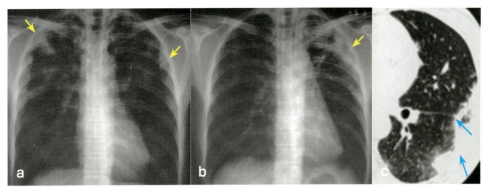

図12 慢性好酸球性肺炎の胸部画像
a：両側上肺外側に浸潤影を認める（矢印）．
b：2週間後．右側の陰影は消失し左側は増強し（矢印），陰影の移動を認める．
c：CT像．外側に，葉間胸膜（矢印）を越えて非区域性浸潤影を認める．

ス，悪性リンパ腫，寄生虫，真菌，薬剤性肺炎などである．

e 治療・予後

　副腎皮質ステロイド投与により速やかに反応し，症状は1〜2日以内，胸部X線写真の異常は約10日以内に消失する．副腎皮質ステロイド中止により再発することがあり，約30%は副腎皮質ステロイド維持療法が必要となる．

> 好酸球増多症候群の中に，Fip1様1（*FIP1L1*）遺伝子と血小板由来成長因子受容体α（*PDGFRA*）遺伝子の融合が同定される症例があり，分子標的治療薬イマチニブが有効である．

> **simple point**
> ● 慢性好酸球性肺炎は，亜急性発症で末梢血，BALFでの好酸球増多を示す．
> ● 非区域性浸潤影，すりガラス影を呈する．
> ● 副腎皮質ステロイド療法が有効である．

2 アレルギー性気管支肺アスペルギルス症
allergic bronchopulmonary aspergillosis（ABPA）

　アレルギー性気管支肺アスペルギルス症（ABPA）は，**アスペルギルスが気管支壁と分泌物内に生育して，気道のIgEおよびIgGによるⅠ型およびⅢ型のアレルギー性炎症が生じ，気管支喘息，好酸球性肺炎，中枢性気管支拡張症，気管支粘液栓**を特徴とする疾患である．ほかの真菌でも類似疾患が生じ，**アレルギー性気管支肺真菌症** allergic bronchopulmonary mycosis（**ABPM**）とも呼ばれる．Rosenbergの診断基準がよく用いられる（表8）．

a 症状

　気管支喘息，咳嗽，喀痰を示す．喀痰はときに**気管支の鋳型様の粘液栓**を認める場合がある．

表8 ABPAの診断基準（Rosenberg）

一次基準
1. 気管支喘息
2. 末梢血好酸球増多（＞1,000／μL）
3. アスペルギルス抗原に対する即時型皮膚反応陽性（アスペルギルスに対する特異的IgE抗体の証明）
4. アスペルギルスに対する沈降抗体陽性（アスペルギルスに対する特異的IgG抗体の証明）
5. 血清IgE値の上昇
6. 肺浸潤影の既往（一過性または固定性）
7. 中枢性気管支拡張
二次基準
1. 褐色栓子喀出の既往
2. 喀痰からのアスペルギルスの分離
3. アスペルギルスに対する特異的IgE（およびIgG）抗体陽性

診断確実：一次基準のすべてを満たすもの．
ほぼ確実：一次基準のうち6項目を満たすもの．さらに二次基準のいくつかを満たせば，確実性が増す．

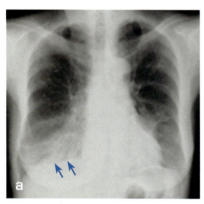 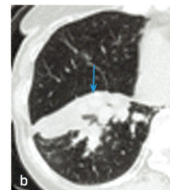 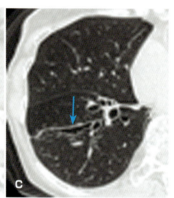

図13　ABPAの画像所見
a：胸部X線写真．両側下肺（右肺優位）に浸潤影（矢印）を認める．
b：胸部CT．気管支に喀痰が貯留し粘液栓がみられる（矢印）．
c：胸部CT．治療後で拡張した気管支を認める（中枢性気管支拡張）（矢印）．

b 検　査

末梢血では好酸球増多が認められ，血清中IgE増加，アスペルギルスに対する**特異的IgE抗体陽性**，および**沈降抗体（IgG）が陽性**となる．喀痰では，Grocott染色にてアスペルギルス菌糸が認められる．

c 胸部画像

画像の特徴は**浸潤影**と**中枢性気管支拡張像**，**粘液栓**である（図13）．浸潤影は非区域性で移動性のときもあり，消失・出現を繰り返す．

d 治　療

発熱，肺浸潤，喘息増悪などの症状を繰り返し，次第に気腫化，線維化を生じ，不可逆性病変になるため早期診断と早期治療が大切である．

治療として，**副腎皮質ステロイド(0.5mg/kg/日)** で開始し，症状に応じて漸減する．副腎皮質ステロイド投与にもかかわらず再燃を繰り返す症例には，抗真菌薬と副腎皮質ステロイドの併用を行う場合がある．

3 急性好酸球性肺炎 acute eosinophilic pneumonia (AEP)

急性好酸球性肺炎(AEP)は，急性の経過で発症し，**重症呼吸不全**に至る場合もある．**副腎皮質ステロイドが著効**する．明らかな誘因が認められない症例が多いが，わが国では**喫煙開始から数週間以内で発症**することから，喫煙開始との関連が多数報告されている．表9に診断基準を示す．

表9 急性好酸球性肺炎の診断基準

1. 1週間以内の急性発症
2. 重篤な低酸素血症
3. BAL中に25%以上の好酸球増多
4. びまん性の肺浸潤陰影
5. 感染，喘息およびアトピーがない
6. ステロイドに速やかに反応
7. ステロイド中断後も再発がない

a 臨床所見

年齢層は**比較的若年**(20歳前後)でまったく健常な人が急性の発熱，咳嗽，喀痰，呼吸困難などの症状で突然発症する．重症の低酸素血症を伴い，1週間以内に呼吸不全となる．ときに人工呼吸器を要する場合もある．**副腎皮質ステロイド**の投与によって速やかに症状が軽快する例が多い．

b 検査所見

著しい低酸素血症を示す．早期は，末梢血好酸球は軽度の上昇あるいは上昇が認められないことが多いが，経過とともに増加してくる．BALFで好酸球の著明な増加とリンパ球の中等度増加が認められる．

c 画像

胸部X線写真は，**びまん性の浸潤影**やすりガラス影を認め，**線状影**を伴いKerley's B lineが認められることが多い(図14)．胸部CT

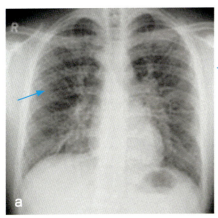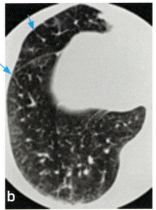

図14 急性好酸球性肺炎の画像所見
a：両側びまん性すりガラス影と線状影(矢印)を認める．
b：CT．背側に軽度すりガラス影と小葉間隔壁の肥厚(矢印)を認める．

では**両側びまん性斑状すりガラス影**，浸潤影，網状影．小葉間隔壁の肥厚および**胸水**が認められ，**急性肺水腫像**としてとらえられる．

d 病　理

肺胞間質から肺胞腔内の**好酸球**を主体とした浸潤で，リンパ球の浸潤も伴う．

e 治　療

副腎皮質ステロイド 40〜60 mg/日の投与で開始し，以後症状の改善に応じて減量する．一般的に治療によって 12〜24 時間以内に急速に改善する．副腎皮質ステロイド中止後も再発はまれである．

> **simple point**
> - 急性好酸球性肺炎は，若年者に多く，喫煙開始と関連性が考えられる急性発症の肺炎である．
> - 呼吸不全に移行する場合もあるが，副腎皮質ステロイド療法が奏効する．

練習問題

【問1】
夏型過敏性肺炎について誤っているものはどれか.
 a 高温多湿な環境で発症する.
 b トリコスポロンが主な原因である.
 c 専業主婦に多く発症し, 冬期には症状は軽快する.
 d 気管支肺胞洗浄液 (BALF) 中のリンパ球分画が上昇し, CD4/CD8比も上昇する.
 e 診断には, 帰宅誘発試験が重要である.

【問2】
多発血管炎性肉芽腫症 (Wegener 肉芽腫症) について, 次のうち正しいものはどれか. 3つ選べ.
 a 抗GBM抗体は診断に有用である.
 b PR3-ANCAは, 診断および疾患活動性の評価に有用である.
 c 肺病変は結節影で, 空洞を呈する場合がある.
 d 病理像は, 乾酪壊死性肉芽腫である.
 e 上気道, 下気道, 腎臓が主に障害される.

【問3】
65歳, 女性. 労作時呼吸困難, 発熱, 体重減少を主訴に来院. 半年前から労作時息切れあり. 1ヵ月前から38℃台の発熱が続き抗菌薬を服用したが軽快しなかった. 最近1ヵ月で3kg体重減. 関節痛や右足のしびれを自覚. 尿所見：蛋白2＋, 尿潜血3＋. 血液生化学所見：RBC 317万, Hb 26%, Ht 26%, Cr 2.4 mg/dL, CRP 14.5 mg/dL, RF 陽性, CK 上昇なし. 診断に最も有用なものはどれか.
 a ANCA
 b 抗Sm抗体
 c 抗CCP抗体
 d 抗Jo-1抗体
 e 抗リン脂質抗体

【問4】
末梢血好酸球増多が特徴的なものはどれか.
 a アレルギー性気管支肺アスペルギルス症
 b びまん性汎細気管支炎
 c 好酸球性多発血管炎性肉芽腫症
 d アミロイドーシス
 e 肺胞蛋白症

【問5】
47歳, 女性. 主訴は歩行困難. 最近, 全身倦怠感, 発熱, 下肢のしびれ感および下肢遠位部の筋力低下による歩行困難が出現した. また, 2年前から気管支喘息の治療を受けている. 体温37.2℃. 呼吸音に軽度の喘鳴を聴取する. 血液所見：白血球数12,300 (好中球55%, 好酸球19%, 単球2%, リンパ球24%), 総蛋白6.5g/dL, アルブミン3.3g, IgE 500 IU/mL (基準200以下) であった. 胸部X線写真に異常を認めない. この症例で考えられるのはどれか.
 a 過敏性肺炎
 b 結節性多発動脈炎
 c Churg-Strauss症候群/EGPA
 d 多発筋炎・皮膚筋炎
 e アレルギー性気管支肺アスペルギルス症

【問6】
61歳, 男性. 主訴：血痰. 1ヵ月前から全身倦怠感, 食欲低下出現. 2日前より乏尿で浮腫が出現. 本日になり血痰と血尿が出現した. 体温38℃, 血圧182/108, 脈拍110/分 整. 両肺 coarse crackles 聴取. 尿所見：蛋白2＋, 潜血3＋. 血液生化学所見：RBC 250万, Hb 7.8g/dL, Ht 23%. 尿素窒素72mg/dL, クレアチニン5.5mg/dL, CRP 3.2mg/dL, 抗GBM抗体 陽性. アレルギー反応のCoombs分類で, この疾患と同じ型に属するのはどれか.
 a 気管支喘息
 b アトピー性皮膚炎
 c 自己免疫性溶血性貧血
 d 好酸球性多発血管炎性肉芽腫症
 e SLE

【問7】
好酸球性肺炎について正しいものはどれか.
 a 急性好酸球性肺炎では超急性期に末梢血好酸球は増加しやすい.
 b 慢性好酸球性肺炎の浸潤影は, 移動することがある.
 c 末梢血好酸球増多は診断に重要である.
 d 慢性好酸球性肺炎は一過性であることが多い.
 e 慢性好酸球肺炎は再発はまれである.

練習問題の解答

【問1】
　解　答：d
　解　説：夏型過敏性肺炎では，BALF 中のリンパ球は著増し，CD4/CD8 比は低下する．CD4/CD8 比の上昇は，農夫肺やサルコイドーシスで認められる．

【問2】
　解　答：b, c, e
　解　説：抗 GBM 抗体は，グッドパスチャー症候群に認められる自己抗体である．病理像は壊死性肉芽腫性血管炎である．乾酪壊死は結核で認められる．

【問3】
　解　答：a
　解　説：抗菌薬不応の亜急性発症の発熱，呼吸困難，関節痛．全身疾患で，右足のしびれは，神経炎を示唆する．貧血と腎障害，尿潜血を認める．また，肺と腎病変が認められる．全身の血管炎が考えられ診断に最も有用なのは ANCA である．

（104 回医師国家試験類似問題）

【問4】
　解　答：a, c
　解　説：びまん性汎細気管支炎，アミロイドーシス，肺胞蛋白症は，通常好酸球増多をきたさない．

（106 回医師国家試験類似問題）

【問5】
　解　答：c
　解　説：下肢のしびれ，脱力は，神経炎によるものが考えられる．気管支喘息の加療中で喘鳴も聴取する．末梢血好酸球の上昇もあり，好酸球性多発血管炎性肉芽腫症が考えられる．

（104 回医師国家試験類似問題）

【問6】
　解　答：c
　解　説：グッドパスチャー症候群における抗 GBM 抗体が直接，細胞障害に関与している疾患は，選択肢の中では，自己免疫性溶血性貧血である．

（105 回医師国家試験類似問題）

【問7】
　解　答：b
　解　説：急性好酸球性肺炎では初期は末梢血好酸球は上昇しない．したがって末梢血好酸球の増加は診断に重要ではない．慢性好酸球性肺炎は持続し，陰影が移動することがある．再発することもまれではない．

7章 間質性肺疾患・びまん性肺疾患

A 総論：肺の間質・間質性肺炎の定義

肺は実質と間質に分けられている．実質は肺胞の気腔（空気の入っているスペース）と肺胞上皮組織であり，間質はそれ以外の部分（**肺胞隔壁**，気管支血管周囲，小葉間隔壁，胸膜直下組織）である．

間質性肺疾患とは，肺の間質に炎症や線維化をきたす疾患の総称である（**図1**）．

びまん性肺疾患とは，胸部X線やCT上，両側肺野にびまん性に陰影を認める疾患の総称であり，間質性肺疾患以外に多くの疾患が含まれる．びまん性肺疾患の原因は，膠原病，薬剤性，粉じん吸入，感染症，腫瘍性疾患など多岐にわたる（**表1**）．原因不明の間質性肺炎は，**特発性間質性肺炎**と呼ぶ．肺機能検査では，肺のコンプライアンスが低下し，**拘束性換気障害**をきたし，肺毛細血管床の減少によるガス交換能の障害により，**拡散能低下**をきたす．

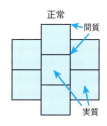

正常

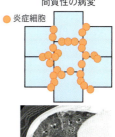

間質性の病変
● 炎症細胞

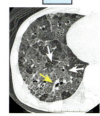

すりガラス影：血管陰影（黄矢印）が残存して淡い影がモザイク状（白矢印）に確認できる．全肺野に認められる場合は，急性間質性肺炎やARDSの初期像を示唆する．

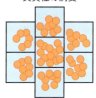

実質性の病変

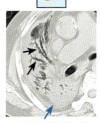

浸潤影と牽引性気管支拡張像：浸潤影（青矢印）は血管陰影がみえない真白な陰影である．牽引性気管支拡張像（黒矢印）により収縮性変化（線維化）が引き起こされていることがわかる．

図1 間質性肺疾患の病態とその画像パターン

表1 びまん性肺疾患の原因別の分類

特発性間質性肺炎	膠原病および関連疾患	医原性肺疾患
・特発性肺線維症 ・非特異性間質性肺炎 ・特発性器質化肺炎 ・急性間質性肺炎 ・剥離性間質性肺炎 ・呼吸細気管支炎を伴う間質性肺疾患 ・リンパ球性間質性肺炎	・関節リウマチ ・全身性エリテマトーデス ・全身性強皮症 ・多発性筋炎/皮膚筋炎 ・混合性結合組織病 ・シェーグレン症候群 ・ANCA関連血管炎 ・IgG4関連疾患	・薬剤性肺炎 ・放射線肺炎 ・高濃度酸素肺障害
		環境性肺疾患
		・じん肺 ・石綿肺 ・過敏性肺炎

腫瘍性肺疾患	感染性肺疾患	その他
・肺癌 ・転移性肺腫瘍 ・癌性リンパ管症 ・悪性リンパ腫 ・キャッスルマン病	・細菌性肺炎 ・ウイルス性肺炎 ・非定型肺炎 ・肺真菌症 ・ニューモシスチス肺炎 ・抗酸菌感染症（肺結核，粟粒結核，非結核性抗酸菌症）	・サルコイドーシス ・好酸球性肺炎 ・肺リンパ脈管筋腫症 ・肺胞蛋白症 ・肺ランゲルハンス細胞組織球症 ・肺胞微石症 ・アミロイドーシス

B 特発性間質性肺炎
idiopathic interstitial pneumonias (IIPs)

特発性間質性肺炎は原因不明の間質性肺炎の総称である．臨床病理学的に表2の7つに分類され，**特発性肺線維症（IPF）が最も頻度が高い**．

1 特発性間質性肺炎の診断の手順

まず，表3に示すように問診，臨床症状，身体所見，胸部X線検査，呼吸機能検査，血液検査，尿検査などで，原因の明らかな間質性肺炎を鑑別する．

次に，原因が明らかでなく特発性間質性肺炎が疑われる場合には，**高分解能CT（HRCT）検査**で，**特発性肺線維症（IPF：後述）として典型的な蜂巣肺（肺底部，胸膜直下優位）**が認められ，かつ，ほかの臨床所見（**50歳以上，緩徐な進行，fine crackles**など）もIPFとして矛盾しない場合には，病理組織所見がなくてもIPFと臨床診断してよい（図3のフローチャートを参考にする）．

典型的なIPFといえない場合は，気管支内視鏡検査（BAL，TBLB）や外科的肺生検により細胞・病理組織学的所見を解析し，臨床・画像・病理診断として総合的に診断する．

> **IIPsの国際ガイドラインの改定（2013年）**
> 11年ぶりにIIPsのガイドラインの改定が行われ，その分類も一部変更となった．
>
> Major IIPs
>   IPF
>   idiopathic NSIP
>   RB-ILD
>   DIP
>   COP
>   AIP
> Rare IIPs
>   idiopathic LIP
>   idiopathic PPFE
> Unclassifiable IIPs

simple point

- 間質性肺炎では，fine cracklesの聴診所見，拘束性換気障害，拡散能低下，血清KL-6値上昇が診断に重要である．
- 間質性肺炎の原因診断のため，膠原病，薬剤摂取，粉じん吸入歴，職業歴，環境歴のチェックが必要である．
- 特発性間質性肺炎は原因不明の間質性肺炎の総称であり，特発性肺線維症の頻度が最も高い．

2 特発性肺線維症 idiopathic pulmonary fibrosis (IPF)

特発性肺線維症（IPF）は原因不明の間質性肺炎で，**慢性かつ進行性に高度の線維化**をきたし，不可逆性の**蜂巣肺**が形成され次第に呼吸不全に至る予後不良の疾患である．50歳以上の男性が多い．

a 主要症状と身体所見

① 6ヵ月以上の経過で，乾性咳嗽と**進行性の息切れ**（労作時呼吸困難）を自覚している．
② **両側肺の肺底部優位**に吸気時の**fine crackles**を認める．
③ ばち指（30～60％前後）や末期の症例ではチアノーゼを認める．

b 血液・免疫学的所見

赤沈の亢進，LDH，**KL-6**，SP-D，SP-Aの上昇があり，病勢と相関する．

表2 特発性間質性肺炎の分類，病理組織所見と臨床像，臨床経過

疾患名	病理組織所見	頻度(%)	臨床経過	治療反応性	予後
①特発性肺線維症（IPF：idiopathic pulmonary fibrosis）	UIP	52.6	慢性	不良	不良，完全回復なし
②非特異性間質性肺炎（NSIP：non-specific interstitial pneumonia）	NSIP	17.2	亜急性〜慢性	比較的良好	回復あり〜不良例あり
③特発性器質化肺炎（COP：cryptogenic organizing pneumonia）	OP	9.4	急性〜亜急性	良好	完全回復あり，再燃あり
④急性間質性肺炎（AIP：acute interstitial pneumonia）	DAD	1.5	急性	不良	不良，回復もあり
⑤剥離性間質性肺炎（DIP：desquamative interstitial pneumonia），⑥呼吸細気管支炎を伴う間質性肺疾患（RB-ILD：respiratory bronchiolitis-associated interstitial lung disease）	DIP&RB-ILD	4.8	慢性	良好（禁煙）	完全回復あり
⑦リンパ球性間質性肺炎（LIP：lymphoid interstitial pneumonia）	LIP	2.5	慢性	不詳	不詳

（日本呼吸器学会：特発性間質性肺炎診断と治療の手引き，第2版，南江堂，2011より引用，一部改変）

表3 間質性肺炎の診断の際のチェック項目

問診・病歴の聴取（図2）	環境歴，ペット歴，職業歴，粉じん曝露歴，喫煙歴，既往歴や服薬歴
症状	咳嗽，息切れ（安静時，体動時），発熱，関節痛・こわばり，筋肉痛・筋力低下，四肢のしびれなど
臨床経過	慢性，亜急性，急性
身体所見	fine cracklesやばち指のチェック 膠原病の身体所見の有無（関節変形・腫脹，皮疹・皮膚硬化・レイノー現象，神経・筋所見など）
胸部X線写真や胸部CT	びまん性肺疾患であることを確認
呼吸機能検査	拘束性換気障害，拡散能低下，PaO_2低下，$A-aDO_2$開大
血液検査	炎症マーカー（WBC，CRP） 間質性肺炎マーカー（LDH，KL-6，SP-D，SP-A） 免疫学的検査（RF，抗CCP抗体，抗核抗体，抗Sm抗体，抗ds-DNA抗体，抗SS-A抗体，抗SS-B抗体，抗Scl-70抗体，抗セントロメア抗体，抗Jo-1抗体，抗RNP抗体，MPO-ANCA，PR3-ANCA，抗GBM抗体など） その他（CK，ミオグロビン，アルドラーゼ，Cr，補体価，IgG，IgM，IgA，ACE，sIL-2R，β-D-グルカン，各真菌抗原，腫瘍マーカー）
尿検査	尿潜血，尿蛋白，赤血球円柱

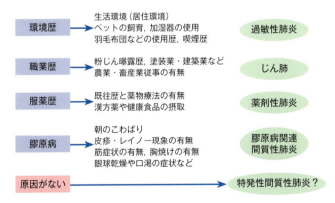

図2 詳細な問診と病歴の聴取

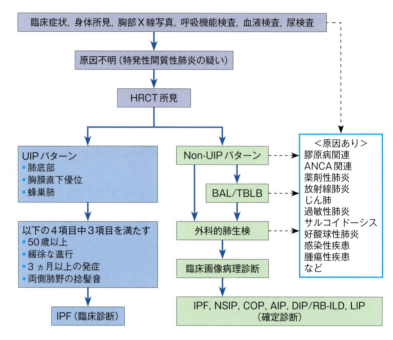

図3 診断のフローチャート

c 画像所見

胸部X線写真では，両側中下肺野末梢側優位に粒状網状影を認め，経過の進行とともに輪状影（蜂巣肺）も認められ，肺の容積減少を伴う（**図4**）．胸部HRCTでは末梢肺野，胸膜下優位に網状影や壁が肥厚した，径が5〜10 mmの囊胞の集簇（**蜂巣肺**）を認める（**図5**）．UIP（通常型間質性肺炎）の病理所見に対応するHRCT所見を「UIPパターン」と呼ぶ．

d 呼吸機能検査

拘束性換気障害（%VCの低下），**肺拡散能の低下**（%DLcoの低下），動脈血ガスでは，換気血流不均等による**低酸素血症**（PaO_2の低下，$A-aDO_2$の開大）を認める．軽症例でも，体動時には低酸素血症を認めることが多い．

e 気管支肺胞洗浄液（BALF）所見

特徴的所見はないが，好中球や好酸球の増多は予後不良の指標である．

f 病理所見：通常型間質性肺炎（UIP）

通常型間質性肺炎 usual interstitial pneumonia（UIP）の病理所見においては，正常肺胞領域，間質性炎症巣，線維化，蜂巣肺の**新旧の病変が不均一に混在する**（**図6**）．蜂巣肺は密な線維化病変内の末梢気腔の

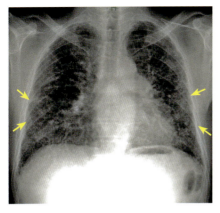

図4　IPFの胸部X線写真

両側中下肺野優位にすりガラス影を認める（矢印）．肺野の容積の減少を認める．

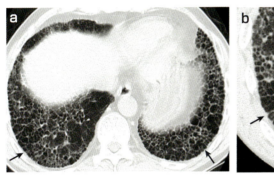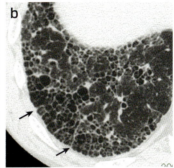

図5　IPFの胸部HRCT

a：両側下肺野の肺底部に蜂巣肺（矢印）を認める．
b：胸膜直下から連続する5〜10mm径の小嚢胞性変化が2層以上にわたり分布（矢印）する．UIPパターンのHRCT所見である．

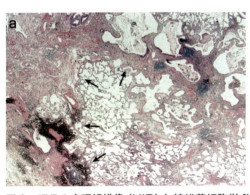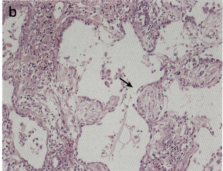

図6　IPFの病理組織像（UIP）と線維芽細胞巣 fibroblastic foci

a：密な線維化や活動性の線維化巣（矢印）が正常肺を介して斑状に分布する．
b：壁在型の線維芽細胞巣（矢印）を認める．

拡張したものである．線維化部と正常肺胞の境界領域には，**線維芽細胞巣 fibroblastic foci** が認められる．この線維芽細胞巣は活動性の病巣であり，ほかにⅡ型肺胞上皮細胞の腫大増生，上皮基底膜断裂，間質細胞（筋線維芽細胞）の肺胞腔内侵入・増生なども認める．

表4　IPFの臨床診断基準

主診断基準	①薬剤性，環境曝露，膠原病など，原因が既知の間質性肺炎の除外 ②拘束性換気障害（%VC＜80%）やガス交換障害（%DLco＜80%，A-aDO$_2$増大，PaO$_2$低下） ③HRCTで両側肺底部・胸膜直下優位に蜂巣肺所見を伴う網状影（UIPパターン）
副診断基準	①年齢＞50歳 ②ほかの原因では説明しがたい労作性呼吸困難の緩徐な進行 ③罹病期間≧3ヵ月 ④両側肺底部に吸気時捻髪音（fine crackles）を聴取

表5　IPFの治療

①ステロイド漸減＋免疫抑制薬療法	②ステロイド隔日＋免疫抑制薬療法	③ピルフェニドン投与
プレドニゾロン0.5 mg/kgを4週間＋免疫抑制薬（#1, #2, #3） ↓ プレドニゾロンは2～4週間ごとに5 mg減量＋免疫抑制薬 ↓ 計3ヵ月後に効果判定 ↓ プレドニゾロン10 mg/日あるいは20 mg/隔日＋免疫抑制薬	プレドニゾロン20 mg/隔日＋免疫抑制薬（#1, #2, #3） ↓ 減量せず上記を継続 ↓ 計3ヵ月後に効果判定 ↓ 同量で維持	PFD 1回200 mg, 1日3回を2週間 ↓ PFD 1回400 mg, 1日3回を2週間 ↓ 同量を維持，あるいは， PFD 1回600 mg, 1日3回へ増量後に維持

#1：シクロスポリン2～3 mg/kg/日～．#2：アザチオプリン2～3 mg/kg/日．#3：シクロホスファミド1～2 mg/kg/日
（日本呼吸器学会：特発性間質性肺炎診断と治療の手引き，第2版，南江堂，2011より引用，一部改変）

g 臨床診断基準

表4の主診断基準のすべてと副診断基準4項目中3項目以上を満たす場合，臨床的にIPFと診断する．

h 鑑別診断

鑑別すべき疾患は①線維化型NSIP，②膠原病関連間質性肺炎，③慢性過敏性肺炎，④薬剤性肺炎，⑤石綿肺などである．

i 治　療（表5）

現時点ではIPFの生存率やQOLに対する有効性が証明された薬物療法はない．本症が慢性進行性疾患であるため悪化を阻止することが大きな治療目標となる．

慢性安定期や高度進行例では対症療法のみで経過をみるのも選択肢の1つとなる．喫煙者では禁煙指導を行う．感染合併による増悪のリスク軽減目的でインフルエンザワクチンや肺炎球菌ワクチンの接種を行う．

亜急性進行例や急性増悪時では副腎皮質ステロイドと免疫抑制薬の併用療法が暫定的に行われるが，治療反応性は不良で治癒は期待できない．副腎皮質ステロイド減量中に急性増悪が発症することがあり，十分な注意が必要である．

新規抗線維化薬（ピルフェニドン，PFD）は，呼吸機能の悪化抑制の目的で投与されている．消化器症状や日光過敏症などの副作用に注意が必要である．

進行度の評価や治療効果判定のためのモニタリング
① 自覚症状（咳嗽，息切れ）やSpO$_2$（安静時，体動時）の変化
② 胸部X線写真：3～6ヵ月ごとに撮影する．
③ 肺機能検査（%VC，%DLco）：3～6ヵ月ごとに評価を行う．

表6　IPF急性増悪の定義

1. IPFの経過中に，1ヵ月以内の経過で
    ①呼吸困難の増強
    ②HRCT所見で蜂巣肺＋新たに生じたすりガラス影・浸潤影
    ③動脈血酸素分圧の低下（同一条件下でPaO₂ 10 Torr以上の低下）
   のすべてがみられる場合を「急性増悪」と定義する
2. 明らかな肺感染症，気胸，悪性疾患，肺塞栓や心不全を除外する

（日本呼吸器学会：特発性間質性肺炎診断と治療の手引き，第2版，南江堂，2011より引用，一部改変）

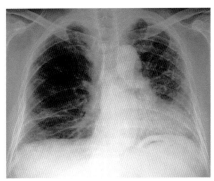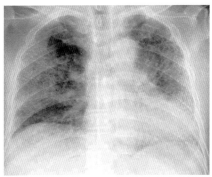

図7　IPFの胸部X線写真，急性増悪前（左），急性増悪時（右）
急性増悪時には全肺野にすりガラス影が広がり，全肺野の透過性低下が認められる．

慢性呼吸不全状態に対しての在宅酸素療法は，予後改善効果は証明されていないが，呼吸困難の軽減やQOL向上が期待できる．

肺移植は1年以上の予後が見込めないものが対象であり，55歳以下の場合に検討すべきである．

j 予後

平均生存期間は2〜4年（5年生存率20〜40％）と予後不良である．約10〜15％に肺癌を合併するため，CTでのフォロー中の新しい結節性病変のチェックを慎重に行う必要がある．

k 急性増悪（表6）

IPFの急性増悪とは，IPFの慢性経過中に肺野に新たなすりガラス影や浸潤影の出現とともに，急速な呼吸不全の進行がみられる病態である（図7，図8）．病理学的にはUIP所見に加え，DAD所見が認められる（acute on chronic）．

IPFの急性増悪は，原因不明な場合と，副腎皮質ステロイドの減量，手術後，BALなどの検査手技後，感冒などの感染症，薬剤投与など誘因が推定できる場合もある．

治療として，ステロイドパルス療法や免疫抑制薬，好中球エラスターゼ阻害薬などが用いられるが，初回急性増悪での死亡率は約80％で，改善例でも平均6ヵ月で死亡し，きわめて予後不良である．近年，エンドトキシン吸着カラム（ポリミキシンB固定化繊維カラム）を用いた血液浄化療法（PMX-DHP療法）が試みられている．

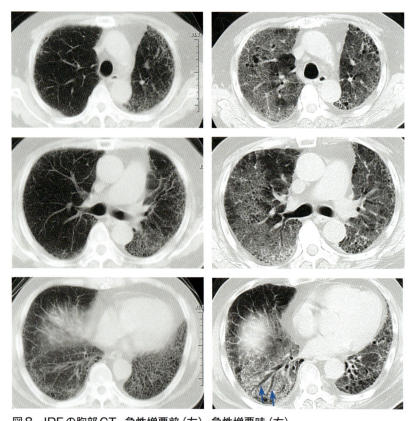

図8 IPFの胸部CT，急性増悪前（左），急性増悪時（右）
急性増悪時には，蜂巣肺所見に加えてすりガラス影が広範囲に認められる．右下葉肺底部には牽引性気管支拡張が認められる（矢印）．線維化を示す所見である．

> **simple point**
> - 特発性肺線維症は，咳嗽と進行性の息切れをきたし，次第に呼吸不全を呈する予後不良の疾患である．
> - 特発性肺線維症の胸部HRCTの特徴は，下肺野肺底部・胸膜直下の蜂巣肺所見である．
> - 肺機能検査では，拘束性換気障害や拡散能低下を認め，低酸素血症をきたしやすい．
> - 抗線維化薬のピルフェニドンは，呼吸機能低下の抑制目的で投与される．

3 非特異性間質性肺炎 non-specific interstitial pneumonia (NSIP)

非特異性間質性肺炎（NSIP）は，1994年Katzensteinにより提唱された，病理組織学的に既知の間質性肺炎（UIP，DAD，OP）に分類されない間質性肺炎の一病型である．組織学的に**間質の炎症**と**線維化**がさまざまな割合でみられ，**時相の均一性**を特徴とし，①リンパ球などの炎症細胞浸潤が主体の「**細胞浸潤型 NSIP**」と，②線維化病変が主体の「**線維化型 NSIP**」に分類される（図9）．病因としては膠原病や薬剤などがあるが，原因不明のものに対して，NSIPという病理学的概念を便宜上臨床診断名に置き換えて特発性NSIPと呼称する．

> 近年，特発性NSIPと分類不能の膠原病：undifferentiated connective tissue diseases (UCTD) の肺病変との関連が指摘されている．

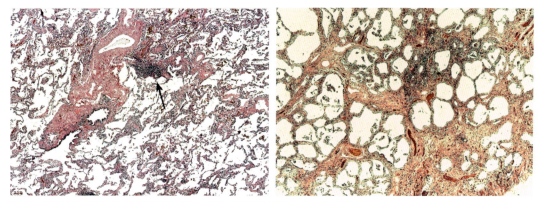

図9 特発性NSIPの病理組織像（左：細胞浸潤型NSIP，右：線維化型NSIP）
細胞浸潤型NSIPでは，肺胞隔壁にリンパ球主体の炎症細胞浸潤を認め，一部にリンパ濾胞の形成（矢印）を伴う．線維化型NSIPでは，間質はさまざまな程度に線維性びまん性肥厚を示すが，肺の構造改築は軽度であり蜂巣肺形成は認めていない．

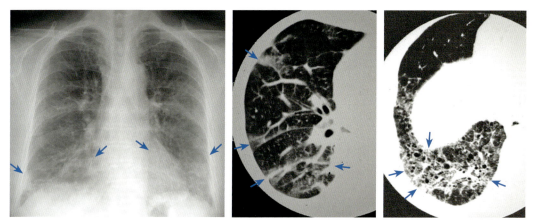

図10 特発性NSIPの胸部X線写真（左）とHRCT（中央：細胞浸潤型NSIP，右：線維化型NSIP）
胸部X線写真では，下肺野にすりガラス影を認める（矢印）．胸部HRCT所見は，細胞浸潤型NSIPでは，すりガラス影や索状影（矢印）を認めるが，牽引性気管支拡張像や囊胞性変化は認めない．線維化型では，すりガラス影や浸潤影の内部に小囊胞性変化（矢印）を認め線維化病変の存在が疑われる．

NSIPは以下の臨床像を呈する．

[主要症状]

発症年齢は40〜50歳代であり，女性に多い．

亜急性から**慢性**の経過を示し，乾性咳嗽・労作時呼吸困難，ときに発熱を認める．

[身体所見と血液検査所見]

fine cracklesの聴取とCRP，LDH，KL-6，SP-Dの上昇を認める．KL-6の高値例が多い．

[画像所見]

胸部X線写真は，両側中下肺野背側優位にすりガラス影や浸潤影を呈することが多い（図10）．HRCT所見は，**中下肺野優位のすりガラス影や浸潤影**が多く，**気管支血管束に沿って分布**することが多い．線維化型NSIPでは**牽引性気管支拡張所見**を伴うが，一般的に**蜂巣肺**は認めない．

呼吸機能検査
拘束性換気障害，拡散能低下を認める．**低酸素血症**も伴う．

BALF 所見
BAL 解析では，**リンパ球増多，CD4/CD8 比の低下（1.0 以下）**が多くの症例で観察される．

治療
細胞浸潤型 NSIP は副腎皮質ステロイド単独治療に反応性が良好である．線維化型 NSIP は副腎皮質ステロイドと免疫抑制薬の併用治療を行うが，一部には予後不良群も存在する．

鑑別診断
膠原病関連間質性肺炎，過敏性肺炎，薬剤性肺炎．

4 特発性器質化肺炎 cryptogenic organizing pneumonia（COP）

特異性器質化肺炎（COP）は，Davidson らにより提唱された病理学的に肺胞腔内に器質化病変を認める疾患であり原因不明のものを指す．
以下の臨床像を呈する．

主要症状
臨床的には急性〜亜急性の経過で，発熱，咳嗽，労作時呼吸困難などで発症する．抗菌薬不応性の肺炎と診断され紹介されることが多い．

血液・免疫学的所見
赤沈亢進，CRP 上昇，好中球増多を認めることが多い．KL-6 よりも SP-D の上昇が多い．

画像所見
胸部 X 線写真（図 11）や CT 所見（図 12）は，多発する**均等影・浸潤影**で**非区域性分布**や**移動性**を示す．均等影内部に **air bronchogram** を認めることもある．**蜂巣肺は認めない**．

呼吸機能検査
呼吸機能検査は**拘束性換気障害，拡散能低下**を示し，**低酸素血症**を伴う．

病理組織学的所見 （図 13）
病変は斑状で，**末梢気腔内のポリープ型器質化病変（ポリープ型腔内線維化）**が主体で，肺胞管を中心に存在し，肺胞嚢，ときに呼吸細気管支内腔に及ぶ．**間質にはリンパ球・形質細胞の浸潤が認められ，肺胞腔内には泡沫状マクロファージの滲出がある**．肺の既存構造は保たれ，蜂巣肺形成や広範な線維化はない．

BALF 所見
リンパ球比率の増加と **CD4/CD8 比の低下**を認める．

治療
副腎皮質ステロイドが著効するが，再燃あり．副腎皮質ステロイド投与は 6 ヵ月以上必要なことが多い．

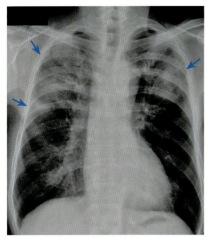

図11 COPの胸部X線写真
両側上肺野に多発する浸潤影やすりガラス影（矢印）を認める．

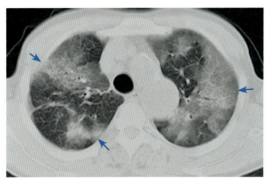

図12 COPの胸部CT
両側肺内に多発する非区域性の浸潤影（矢印）を認める．

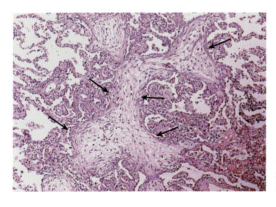

図13 COPの外科的肺生検組織
末梢気道にポリープ型の気腔内器質化（矢印）を認める．背景の肺胞構造は保たれ，間質にはリンパ球主体の炎症細胞浸潤がある．

鑑別診断

　好酸球性肺炎，膠原病関連間質性肺炎，薬剤性肺炎．

5 急性間質性肺炎
acute interstitial pneumonia（AIP, Hamman-Rich症候群）

　急性間質性肺炎（AIP）は，**急速進行性の呼吸不全**を呈する原因不明の間質性肺炎である．その臨床像は**急性呼吸促迫症候群** acute

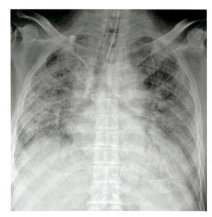

図14 AIPの胸部X線写真
全肺野にすりガラス影・浸潤影が広がっている。気管チューブが挿入してあり、人工呼吸症例である。

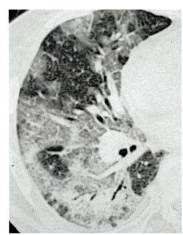 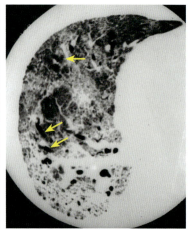

図15 AIPの胸部HRCT
滲出期（左）：肺内にびまん性にすりガラス影や浸潤影が広がっている。一部に小葉単位で陰影のない領域が存在する（モザイク状）。
器質化期（右）：広範囲のすりガラス影や浸潤影は残存し、その内部に牽引性気管支拡張所見（矢印）や小嚢胞性変化が出現している。

respiratory distress syndrome（ARDS）に合致し、病理組織学的には**びまん性肺胞障害** diffuse alveolar damage（**DAD**）を呈するが、ARDSと異なり誘因（敗血症、肺感染症、外傷、薬剤など）および基礎疾患は認められない。

以下の臨床像を呈する。

主要症状と身体所見

感冒様症状に引き続き、数日から数週間で急速に**乾性咳嗽・呼吸困難が進行**する。fine cracklesを聴取する。

血液・免疫学的所見

著明な低酸素血症をきたす。白血球や好中球の増多、赤沈亢進・CRP上昇を認める。LDH, KL-6, SP-D値は、病勢と相関する。

画像所見

胸部X線写真は、両側びまん性の**すりガラス影**に**斑状の浸潤影**を伴う（図14）。HRCT所見は、滲出期では両側性の**広範囲のすりガラス影**

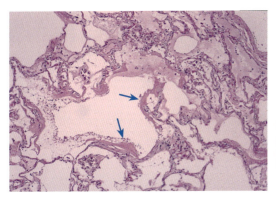

図16 AIPの外科的肺生検組織
基本構造は保たれるが，肺胞管に沿って硝子膜*形成（矢印）を認め，気腔内には滲出液の貯留や炎症細胞の浸潤を認める．間質の浮腫や肺胞上皮の変性・剥離あり．
*硝子膜の構成成分：フィブリノーゲン，フィブリンなどの血漿成分，上皮細胞成分の壊死物質で構成．

と濃い浸潤影が主体である．進行に伴い線維化所見である牽引性気管支拡張像 traction bronchiectasis や小囊胞性変化が出現する（図15）．

病理組織学的所見

病理学的には発症早期の滲出期は，間質の浮腫，肺胞上皮の変性・剥離および硝子膜の形成，肺胞腔内への液性滲出が主体（図16）．1～2週間以降に相当する器質化期は，Ⅱ型肺胞上皮の増生，肺胞壁内線維芽細胞の増生および硝子膜や気腔内滲出物に対する器質化が認められる．線維化期では，肺胞の虚脱や密な線維化巣や蜂巣肺様所見を認める．

治療

一般には死亡率は 60～90%と予後不良だが，早期のステロイドパルス療法や免疫抑制薬（シクロホスファミドなど）投与，ならびに人工呼吸管理により救命できる症例もあり，呼吸不全を乗り切った症例では完全回復も期待できる．

6 剥離性間質性肺炎 desquamative interstitial pneumonia（DIP）

剥離性間質性肺炎（DIP）は，多くは30～40歳代の喫煙者に，亜急性から慢性の経過で呼吸困難や咳嗽で発症する．

胸部X線写真・CT所見は，両側下肺野優位に斑状のすりガラス影がみられる．

病理学的には，肺胞壁の線維化病変に加えて，肺胞腔内に肺胞マクロファージが広範に充満する所見が特徴的である．

多くは禁煙とステロイド療法にて改善する．

7 呼吸細気管支炎を伴う間質性肺疾患 respiratory bronchiolitis-associated interstitial lung disease（RB-ILD）

呼吸細気管支炎を伴う間質性肺疾患（RB-ILD）は，40～50歳代の喫煙者に発症することが多く，通常は乾性咳嗽や労作時呼吸困難を認める．RB-ILDをDIPの1つのスペクトラムとして考え，RB-ILDの重症型がDIPであるとする考えもある．CTでは，小葉中心性の軟らかな小結節と斑状のすりガラス影が認められる．

BALF中には，褐色マクロファージが多数認められる．

> **喫煙関連肺疾患 smoking-related lung diseases**
> COPD, IPF, DIP, RB-ILD, CPFE, 肺ランゲルハンス細胞組織球症, 急性好酸球性肺炎, 肺癌など

病理学的には，病変は小葉中心性に分布し，呼吸細気管支近傍に気腔内に褐色色素を貪食した肺胞マクロファージの滲出および軽度の間質の線維化がみられる．

多くは禁煙により改善する．

8 リンパ球性間質性肺炎 lymphoid interstitial pneumonia (LIP)

リンパ球性間質性肺炎（LIP）は，肺の間質，特に肺胞壁にリンパ球系細胞の著明な浸潤が認められる，きわめてまれな疾患である．通常は女性に多く，50歳代で診断されることが多い．

緩徐進行性の咳嗽や呼吸困難で発症する．血液検査では，多クローン性や単クローン性の異常蛋白血症が約3/4に認められる．

[鑑別診断]

細胞浸潤型NSIP，リンパ増殖性疾患（悪性リンパ腫），膠原病（特にシェーグレン症候群）に伴うLIP病変，キャッスルマン病．

C 全身性疾患（膠原病）に伴う肺病変

膠原病は，免疫異常を基盤として全身の血管や結合組織を系統的に侵す慢性炎症性疾患で，その病変は皮膚，関節，心臓，肺，腎臓，神経，筋肉など諸臓器にみられる．とりわけ膠原病に認められる肺病変は，表7の疾患の鑑別が重要である．

膠原病に認められる間質性肺炎は，病理組織学的に多彩であり，特発性間質性肺炎と類似したUIP・DAD・OP・NSIP・LIPパターンの組織像が認められる．また各組織型やHRCTパターンと治療反応性・予後の間には特発性間質性肺炎と同様に相関が認められる．膠原病の中には，肺病変が膠原病発症に先行する症例（肺病変先行型）もあり，間質性肺炎は，**肺野病変先行型膠原病**の存在も意識して長期の経過観察が重要である．

治療としては，間質性肺炎に対しては，IIPsと同様に副腎皮質ステロイドや免疫抑制薬，気道病変に対してはマクロライド系抗菌薬を長期投与することが多い．膠原病による**肺動脈性肺高血圧症**に対しては，エンドセリン受容体拮抗薬やPDE5阻害薬が有効であることがある．また，呼吸不全症例は，在宅酸素療法の適応となる．

以下に代表的な膠原病に合併する肺・胸膜病変について概説する．

1 関節リウマチ rheumatoid arthritis (RA)

関節リウマチ（RA）は，**対称性の関節炎**を呈する炎症性自己免疫疾患である．皮膚，血管，心臓，筋肉などの関節外の諸臓器の障害も認め，胸膜炎や間質性肺炎などの呼吸器病変の合併も比較的よくみられる．

表7 膠原病にみられる肺病変の鑑別

1. 疾患固有の病変（間質性肺炎，胸膜炎，気道病変，血管病変）
2. 治療薬剤による肺障害
3. 日和見感染症の合併
4. 心不全の合併

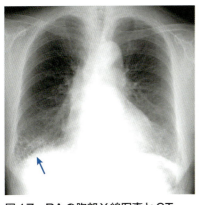
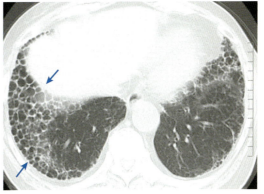

図17　RAの胸部X線写真とCT
左：胸部X線，両側下肺野のすりガラス影と右下肺野に輪状影（矢印）を認める．
右：RAの胸部CT，右肺底部優位に蜂巣肺所見（矢印）を認める（UIPパターンの間質性肺炎）．

1）間質性肺炎

UIP＞OP＞NSIPパターンの頻度で間質性肺炎の合併を認める（図17）．後述の薬剤性肺炎や呼吸器感染症の鑑別が重要である．

2）胸膜炎

胸水は片側性滲出性胸水で，少量〜中等量のことが多い．細胞分画は好中球・リンパ球優位．**グルコース低値（30 mg/dL 未満）**，LDH 高値，RF 高値，補体価の低値は特徴的所見である．

3）リウマチ結節

RAに特異的な数 mm〜数 cm 径の多発あるいは孤立性陰影．組織学的には中心部に壊死を伴い，組織球やリンパ・形質細胞に囲まれた結節である．

4）カプラン Caplan 症候群

じん肺と関節リウマチの合併する疾患で，多発性進行性のリウマチ結節を示すものである．

5）気道病変

閉塞性細気管支炎，濾胞性細気管支炎，気管支拡張症などを合併し，慢性の咳嗽・喀痰を伴う．

6）薬剤性肺疾患

RAの治療薬の金製剤，メトトレキサート，D-ペニシラミンなどは薬剤性肺炎を誘起しやすい．ただし，メトトレキサートのDLST（drug-induced lymphocyte stimulation test，薬剤添加リンパ球刺激試験）は偽陽性となりやすい．**TNF阻害薬**による呼吸器感染症の合併にも注意が必要である．

2　多発性筋炎／皮膚筋炎 polymyositis/dermatomyositis（PM/DM）

多発性筋炎／皮膚筋炎（PM/DM）は，近位筋主体の筋力低下をきたす全身性炎症性疾患である．DMにおいては，上眼瞼の浮腫性紅斑（**ヘリオトロープ疹**）や手指関節伸側の落屑を伴う皮疹（**ゴットロン徴候**）

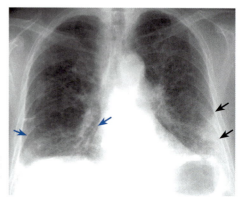

図18 皮膚筋炎の胸部X線写真
両側下肺野にすりガラス影（青矢印）と左下肺野には浸潤影（黒矢印）を認める．

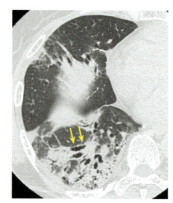 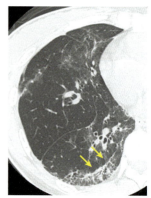

図19 皮膚筋炎の胸部CT
左：気管支血管に沿って浸潤影を認め，牽引性気管支拡張像（矢印）も伴っている．
右：下葉背側部に胸膜に平行して線状影（subpleural curvilinear shadow, 矢印）を認める．
いずれもNSIPパターンの間質性肺炎である．

> **抗ARS抗体症候群**
> アミノアシルtRNA合成酵素 aminoacyl-transfer RNA synthetase（ARS）に対する自己抗体をもつ患者は，間質性肺炎，多関節炎，筋炎，機械工の手 mechanic's hand などの共通の臨床的特徴を有することが知られており，抗ARS抗体症候群と呼ばれている．抗ARS抗体は，抗Jo-1抗体以外に抗PL-7抗体，抗PL-12抗体，抗KS抗体，抗EJ抗体，抗OJ抗体などがある．

が特徴的な皮膚所見である．中高年発症では，**悪性疾患**の合併に留意する．

1）間質性肺炎

30〜50％に合併する．UIP・NSIP・OP・DADパターンなどの多彩な病型が認められ，間質性肺炎合併例は**抗Jo-1抗体**の陽性率が高い．胸部X線写真やHRCT所見は，下葉主体の著明な容積減少と胸膜に平行する線状影（SCLC：subpleural curvilinear shadow）が特徴的である（図18, 図19）．

Amyopathic DM（筋症状を伴わない皮膚筋炎）に伴う急速進行性間質性肺炎は，DADの組織像を呈し，筋症状はないか軽微で，発熱，皮疹，関節痛，咳嗽などの筋外症状が主であり抗Jo-1抗体陰性が多く，予後はきわめて不良である．抗MDA-5抗体陽性例が多い．

2）嚥下性肺炎

咽頭筋の筋力低下による嚥下障害が原因である．

3）肺胞低換気

呼吸筋力低下による．

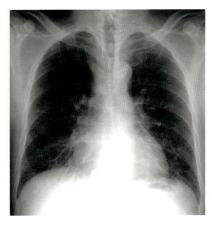

図20　全身性強皮症の胸部X線写真
両側下肺野の淡いすりガラス影を認める.

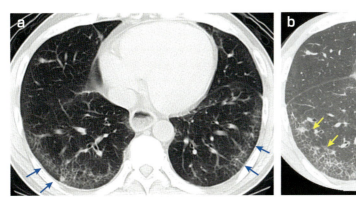

図21　全身性強皮症の胸部CT
両側下肺野背側部にすりガラス影や網状影(矢印)を認める. NSIPパターンの間質性肺炎である.

3　全身性強皮症 systemic sclerosis (SSc)

　全身性強皮症(SSc)は, 皮膚や消化管, 心, 肺, 腎などの内臓諸臓器の線維性硬化性変化と微小血管障害をきたす全身性疾患であり, 30～50歳代の女性に好発する. 初発症状としてレイノー現象は必発であり, 皮膚硬化は, 四肢末端から始まり中枢側へ広がる. **間質性肺炎**や**肺高血圧症**は, 最も重要な**予後規定因子**である. また, 体幹の皮膚硬化が顕著な場合には, 胸郭運動の制限により%VCが低下する.

1) 間質性肺炎

　膠原病の中で50～70%と最も合併頻度が高い. 慢性型がほとんどであり約80%はNSIPパターンの間質性肺炎, ほかはUIPパターンなどである(図20, 図21). また間質性肺炎合併例は**抗Scl-70抗体**陽性の頻度が高い.

2) 肺高血圧症

　肺動脈性肺高血圧症と間質性肺炎による二次性肺高血圧症がある. 前者の場合には, エンドセリン受容体拮抗薬やPDE5阻害薬が有効である. %VCに比べて%DLcoがより低値(%VC/%DLco < 1.4)を示す場合には, 肺高血圧症の合併を考える.

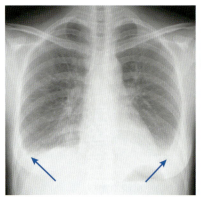
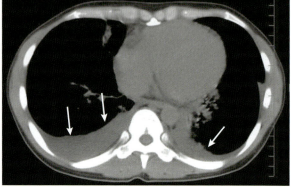

図22　SLEの胸部X線写真とCT
胸部X線写真（左）では，両側肋骨横隔膜角 costophrenic angle が鈍角（矢印）であり両側胸水貯留を認める．胸部CT（右）では，両側性（右優位）に胸水貯留を認める（矢印）．胸膜炎合併の症例である．

3）嚥下性肺炎

食道機能不全に伴う胃食道逆流に起因する．

4 全身性エリテマトーデス systemic lupus erythematosus（SLE）

全身性エリテマトーデス（SLE）は，20〜30歳代の女性に多く発症する全身性自己免疫疾患である．自己抗体産生により免疫複合体が形成され，それが沈着した組織で補体が活性化されることで，各臓器に障害をもたらす．

肺・胸膜病変の合併は，30〜60％と高く，予後を左右する合併症である．

a 間質性肺炎

1）急性ループス肺炎

急性型の間質性肺炎で急激に呼吸困難が進行する．病理学的にはDADが主体である．

2）慢性型間質性肺炎

下肺野優位のすりガラス影，蜂巣肺所見，肺野の縮小を認め，病理学的にはUIPやOPパターンが主体である．

3）肺胞出血

呼吸困難と進行性の貧血をきたし，胸部画像所見は，びまん性すりガラス影〜浸潤影を認める．血性のBALF，BALF中のヘモジデリン貪食マクロファージ陽性が特徴的である．高用量副腎皮質ステロイドや免疫抑制薬，血漿交換，PEEPを用いた人工呼吸管理が必要である．

b 胸膜炎

通常は両側の滲出性胸水（図22），胸水中の抗核抗体・抗DNA抗体・LE細胞陽性は特異的所見である．

c 血管病変

1) 肺血栓塞栓症

抗リン脂質抗体症候群合併例で特に重要となる．胸痛，息切れ，咳嗽，血痰などの症状を認め，診断のためD-ダイマー測定，造影CT，換気血流シンチグラフィーを行う．

2) 肺高血圧症

1〜6％の合併頻度．心電図，心臓超音波検査，右心カテーテル検査で診断する．

> 抗リン脂質抗体症候群とは，血液中に抗リン脂質抗体（抗カルジオリピン抗体やループス抗凝固因子）という自己抗体をもち，全身性の血栓症，習慣性流産，血小板減少症を伴う疾患群であり，SLEをはじめとする膠原病に合併することが多い．

d 横隔膜病変

縮小肺 shrinking lung をきたし著明な拘束性換気障害を認める．横隔膜の線維化による機能異常である．

5 混合性結合組織病 mixed connective tissue disease (MCTD)

混合性結合組織病（MCTD）は，SLE，SSc，PM/DMのうち2つ以上の疾患の症状や所見が混在し，血中の**抗U1-RNP抗体**が陽性となる全身性疾患である．30〜40歳代の女性の発症が多い．**レイノー現象**と手指の腫脹が必発である．

1) 間質性肺炎

約半数に合併しUIPパターンの慢性型間質性肺炎が主であるが，組織型の詳細な検討はなされていない．

2) 肺高血圧症

約5〜15％に合併する．抗U1-RNP抗体陽性症例に高率に合併し，その進行はSScの肺高血圧症に比較して早い．合併例は予後不良で，肺高血圧はMCTDの主な死因となる．

3) 胸膜炎

約10％に合併し，副腎皮質ステロイド療法の反応性は良好である．

6 シェーグレン症候群 Sjögren's syndrome (SjS)

シェーグレン症候群（SjS）は，慢性唾液腺炎と乾燥性角結膜炎による**乾燥症 sicca syndrome** を主症状とする自己免疫疾患である．ほかの膠原病の合併がない「原発性」とRAやSLEなどの膠原病を合併する「二次性」に大別される．涙腺や唾液腺以外の全身の外分泌腺が系統的に障害されるため，症状は多彩である．

1) 間質性肺炎

UIP・NSIP・OP・LIPパターンなどの多彩な病型が認められ，25％に合併する．LIPでは，すりガラス影に加えて小葉中心性や胸膜直下の粒状影や囊胞性変化がみられる．

2) リンパ増殖性疾患

悪性リンパ腫（MALTリンパ腫など）を合併することがあり注意が必要である．結節型のアミロイドーシスを合併することがある．

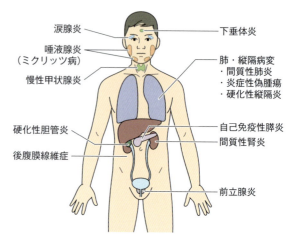

図 23　IgG4 関連疾患の多臓器病変

3）気道病変

気道乾燥のために，慢性咳嗽，慢性気管支炎，繰り返す肺炎などがみられる．

7　IgG4 関連疾患　IgG4-related systemic disease

IgG4 は，IgG の 6% 以下を占めるマイナーな蛋白であり，IgE 抗体の遮断抗体として作用することが知られている．近年，**自己免疫性膵炎**や**ミクリッツ Mikuliz 病**の病態において IgG4 の関与が報告され，その後，膵臓や唾液腺以外に下垂体，甲状腺，肺，胆管，腎臓，前立腺，リンパ節など多臓器にわたり病変を認めることが明らかになり，全身性慢性炎症性疾患（全身性 IgG4 関連疾患）として注目されている（図 23）．いずれの症状や臓器病変に対しても副腎皮質ステロイド療法（0.5 mg/kg）が奏効するが，減量・中止で再燃する場合もある．

> 厚生労働省の難治性疾患研究班では，「IgG4 関連多臓器リンパ増殖性疾患」として疫学調査や診断基準・治療法の確立に向けた作業が進行中である．

a　検査所見

高 γ グロブリン血症，特に **IgG4 の上昇**が 70〜90% に認められる．IgE や好酸球分画の上昇を伴うこともある．病変臓器のスクリーニングには ^{67}Ga シンチグラフィーや FDG-PET が有用である．

b　確定診断

①**血清 IgG4 値** > 135 mg/dL，②病理組織における **IgG4 陽性形質細胞 / IgG 陽性形質細胞** > 40% 以上を満たすことが必須である．

c　肺・縦隔病変

間質性肺炎（NSIP や OP パターン）や，肺内の炎症性偽腫瘍（図 24，図 25），硬化性縦隔炎，胸膜炎においても IgG4 関連疾患と考えられる症例が報告されている．

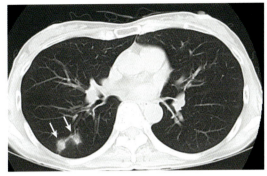

図24 IgG4関連疾患の胸部CT
右下葉Seg 6に辺縁不整な結節性病変（矢印）を認める．

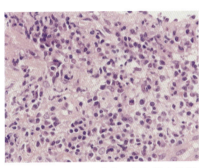 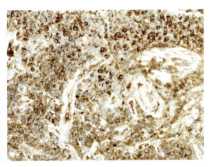

図25 IgG4関連疾患の経気管支生検組織
左：ヘマトキシリン・エオジン染色，形質細胞やリンパ球，好酸球の浸潤を認める．
右：IgG4の免疫染色，病巣内に多数のIgG4陽性細胞（茶色）を認める．肺の炎症性偽腫瘍の症例である．

> **simple point**
> - 膠原病にみられる肺病変は，間質性肺炎などの疾患固有の病変，薬剤性肺炎，日和見感染症の鑑別が重要である．
> - いずれの膠原病においても間質性肺炎を合併し，肺高血圧症と同様に予後規定因子となる．

D じん肺症 pneumoconiosis，石綿肺 asbestosis

　じん肺は1978年の改正じん肺法により「**粉じんの吸入によって肺に生じた線維増殖性変化**を主体とし，これに**気道の慢性炎症性変化，気腫性変化**を伴った疾病をいい，一般に**不可逆性**のものであること」と定義された職業性肺疾患である．石綿（アスベスト）に関しては，最近職業性疾病以外に環境汚染の観点からも大きな社会問題となっており，「12 石綿による呼吸器障害」（228頁）に記載した．

> 疾病であると同時に労働災害の側面があり労災補償が関連してくるため，法律にも十分留意する必要がある．

1 じん肺の肺病変の種類と原因

a 肺病変の種類

　粉じん作業などにより肺胞内に吸入された鉱物性粉じんは，肺胞マクロファージに貪食され細気管支・血管周囲結合組織に沈着し，さらに沈着が強くなると周囲の肺胞壁にも沈着して線維化を起こし，さらに肺胞腔内にも貯留し，肺胞腔内の器質化を起こし結節性陰影を形成する．また，気管支・血管周囲結合組織に沈着した粉じんにより細気管支壁平滑筋や弾性線維などを破壊し，細気管支壁が脆弱化しエアトラッピングが起こり，末梢気腔の気腫性変化が主体となる場合もある．粉じんに対する生体反応は，線維化を伴わない粉じん貪食細胞の集簇（斑 macule）から，遊離珪酸による線維化典型例である珪肺結節まで，粉じんの化学組成や物理・化学的性質により以下に示すようなさまざまな肺病変の形態をとる．原則として**両側対称性に上中肺野や下肺 Seg 6 に形成**される．

1）斑 macule

　線維化傾向の少ない珪酸塩などによる病変で呼吸細気管支や周囲肺胞に粉じんを貪食したマクロファージが集簇した病変で線維化は少なく，CTでは小葉中心性分布を示す6mm以下の不整形濃度上昇として認める（図26）．

2）混合型粉じん性線維化巣 mixed dust fibrosis (MDF)

　炭素や二酸化鉄あるいは雲母などの線維形成能の比較的弱い粉じんと遊離珪酸とを同時に吸入することによって起こる病変で，組織学的には，結節中心の硝子化が認められないかあっても弱く，また結節周辺部の膠原線維は種々の程度に発達し，メドゥーサの頭 medusa head と呼ばれる線維束が発達する例もある．偏光顕微鏡では，結節内および連続する線維束内に珪酸塩を示す多量の重屈折物質が認められ，細胞成分も多い．今日にみるじん肺症の多くは MDF であることが多い（図27）．

3）珪肺結節 silicotic nodule (SN)

　遊離珪酸（結晶質シリカ）は強い線維形成能があり特有な珪肺結節を形成する．典型的なものは直径3～4mmの円形結節で，周辺肺組織と境界明瞭で，硝子化した膠原線維が同心円状，渦巻状の整然とした配列を示す（図28）．各結節は増大傾向があり，隣接する結節同士が癒合し，より大きな塊状線維化巣を形成する．線維化が進むにつれて周囲の肺胞は気腫状になる．また，隣接する肺血管を破壊，閉塞する傾向が強く，肺血管床は減少し肺性心の原因となる．遊離珪酸はリンパ路により肺門，縦隔リンパ節に運ばれ，特有な**卵殻状石灰化**を伴い腫大する．

4）進行性塊状線維化巣 progressive massive fibrosis (PMF)

　直径1cm以上の線維性結節の総称で，10cmに至る巨大結節もある．多数のMDFやSNを背景にじん肺結節が癒合して形成されることが多い．気管支や血管の狭窄，閉塞を伴い循環障害から変性壊死，空洞形

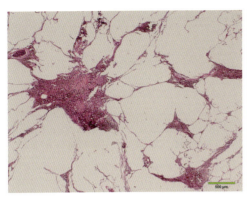

図26 斑
呼吸細気管支のリンパ管に沿った領域に粉じんを貪食したマクロファージの集簇と一部で線維芽細胞や線維の増生が認められる.

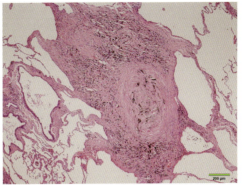

図27 混合型粉じん性線維化巣 (MDF)
硝子化した膠原線維を渦巻くような線維化と粉じんを貪食したマクロファージの集簇により星芒状に周囲に広がる不整形の結節である.

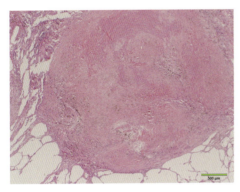

図28 珪肺結節
渦巻くような厚い硝子化した膠原線維と細胞部分のめだつ線維化が混在癒合して形成された大型の結節が認められる.

成を起こす.

5) びまん性肺線維症 diffuse interstitial fibrosis (DIF)

両側下肺野優位に両側びまん性の肺線維化病変で, 進行例は蜂巣肺を呈する. 典型例は石綿肺で小葉中心性の線維化である.

b 原因別分類

吸入無機粉じんの種類によって組織学的に明らかにされた主なじん肺には表8のようなものがある.

2 職　歴

職業歴は職種と従事年数の2つの要素が重要であるが, 作業工程で直接・間接的に曝露する粉じんが異なるなど, 具体的作業内容や作業環境まで問診する必要がある.

3 病　歴

初期には無症状であるが, 疾患の進行とともに, 労作時の呼吸困難が出現することが多く, 喘息様の発作性呼吸困難・喘鳴を起こすことがある. また, 続発性の気管支炎や気管支拡張症を合併すると咳嗽, 膿性喀

表8 主なじん肺と原因物質

遊離珪酸	珪肺
珪酸塩	石綿肺, い草染土じん肺, ろう石肺など
炭素系じん肺	炭素肺, 活性炭じん肺など
金属肺	アルミニウム肺, ベリリウム肺, 酸化鉄肺など

表9　じん肺法による胸部X線写真像の区分

第1型	両肺野にじん肺による粒状影または不整形陰影が少数あり，かつ，大陰影がないと認められるもの
第2型	両肺野にじん肺による粒状影または不整形陰影が多数あり，かつ，大陰影がないと認められるもの
第3型	両肺野にじん肺による粒状影または不整形陰影がきわめて多数あり，かつ，大陰影がないと認められるもの
第4型	大陰影があると認められるもの

注：じん肺標準エックス線フィルム（1978年）またはじん肺標準エックス線写真集（2011年3月）と比較読影する

（労働省安全衛生部労働衛生課編：じん肺診査ハンドブック，1978）

> 最近では職場環境が整備され，典型的じん肺の発生は減少しているが，歯科技工士の補綴・充填物研磨によるじん肺や，石綿肺での間接的な職業曝露など，患者本人が粉じん吸入を意識していない場合もあり，じん肺を疑う病変がある場合は詳細に問診することが重要である．

痰，ときに血痰が出現する．気胸の合併では突然の胸痛，呼吸困難の出現があり，結核や結核性胸膜炎の合併では発熱，全身倦怠感などの症状も出現する．喫煙は，じん肺における病状の進行や肺癌などの合併症の発症に関与するため，喫煙歴の把握も重要である．

4 身体所見

吸入粉じんの種類で理学所見は大きく異なる．珪肺のように結節性線維化病変の場合は，かなり進行するまで無自覚で，他覚所見に乏しい．一方，石綿肺のようにびまん性肺線維化を呈する場合は，聴診による両側下肺野 fine crackle が自覚症状に先行する．また肺結核，気胸，肺気腫，気管支炎，肺癌，胸膜炎などが合併しやすく，その症状，理学所見の把握に注意する．

5 胸部X線写真

じん肺による肺の異常陰影は直径1cm未満の小陰影 small opacities と1cm以上の大陰影 large opacities に分ける．さらに小陰影は形状から円形 rounded と線状，網状，蜂巣状などの不整形陰影 irregular に分類する（表9）．

6 肺機能検査

じん肺は拘束性換気障害，閉塞性換気障害または混合性換気障害などさまざまな肺機能障害を起こす（表10）．

表10　じん肺による肺機能障害例

拘束性換気障害を示すじん肺
石綿肺，ベリリウム肺，超合金肺
閉塞性および拘束性換気障害を示すじん肺
珪肺，炭坑夫じん肺，mixed dust fibrosis
肺機能障害が軽度かほぼ正常のじん肺
溶接工肺，い草染土じん肺

7 診断

多くの場合は職歴と胸部X線写真およびCTの所見で十分診断可能であるが，定型的でないじん肺の場合は生検組織内の粉じんの鉱物学的，化学的分析によって肺組織内の粉じん蓄積を明らかにする必要がある．

8 鑑別診断

結節影を呈するものとして，肺結核症，サルコイドーシス，転移性肺腫瘍などがあり，びまん性不整形陰影を呈するものとして，特発性間質

性肺炎，膠原病肺，薬剤性間質性肺炎，慢性過敏性肺炎などがある．

9 合併症・続発症

じん肺では肺組織にさまざまな変化が起こるため，感染症などの疾病を併発しやすく，また肺癌の合併が多く，既存病変のため発見しにくいなどの不利益がある．そのため，じん肺法では表11の6疾患を合併症としており，罹患者は労働者災害補償保険法（労災保険）による療養の対象とすることとしている．

表11　じん肺の合併症
- 肺結核
- 結核性胸膜炎
- 続発性気管支炎
- 続発性気管支拡張症
- 続発性気胸
- 原発性肺癌

10 治療と労災補償

じん肺の進行を止める方法はなく，予防以外に根本的対策はない．したがって粉じん作業労働者はじん肺法により，じん肺健康診断の結果に基づき，じん肺管理区分を決定し，じん肺所見を認める管理2以上の場合は，粉じん作業の低減措置，作業転換，療養などの健康管理措置をとる（表12）．また一旦発症した場合は，対症療法と合併症の治療を行う．

11 主なじん肺と特徴

a 珪肺症 silicosis

鉱山作業やトンネル工事など**遊離珪酸の吸入**によって起こる．**珪肺結節とその融合による塊状巣**を形成する．胸部X線写真では粒状影をびまん性上肺野優位に認め，進行すると融合して進行性塊状線維化巣による大陰影を形成する．大陰影周囲には気腫性囊胞を認め，肺門縦隔リンパ節は腫大し**卵殻状石灰化 egg shell calcification**を示す（図29）．

表12　じん肺管理区分

じん肺管理区分		じん肺健康診断
管理1		じん肺の所見がないと認められるもの
管理2		X線写真の像が第1型で，じん肺による著しい肺機能の障害がないと認められるもの
管理3	イ	X線写真の像が第2型で，じん肺による著しい肺機能の障害がないと認められるもの
	ロ	X線写真の像が第3型または第4型（大陰影の大きさが一側の肺野の3分の1以下のものに限る）で，じん肺による著しい肺機能の障害がないと認められるもの
管理4		(1) X線写真の像が第4型（大陰影の大きさが一側の肺野の3分の1を超えるものに限る）と認められるもの (2) X線写真の像が第1型，第2型，第3型または第4型（大陰影の大きさが一側の肺野の3分の1以下のものに限る）で，じん肺による著しい肺機能の障害があると認められるもの

注：著しい肺機能の障害と判定する基準は，%VCが60%未満またはじん肺診査ハンドブックのFEV$_1$%，A-aDO$_2$の規定に基づいて決定する．
（労働省安全衛生部労働衛生課編：じん肺診査ハンドブック，p109，1978より一部改変）

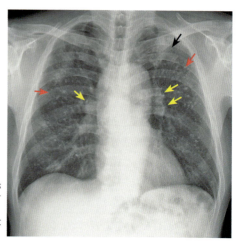

図29 珪肺症
両肺野全体に小粒状影（赤矢印）が散布しており、上肺野では癒合して塊状形（黒矢印）を形成している。肺門には石灰化したリンパ節腫大を認める（黄矢印）。

b 炭坑夫肺 coal worker's pneumoconiosis

　わが国における炭坑の特徴として炭層の幅が狭く、地下坑道を通じて採炭されるため、有機粉じんである石炭粉じん以外の粉じんも同時に吸入することが多い。純粋な石炭粉じんのみでは斑 macule と小葉中心性の巣状性肺気腫 focal emphysema が主体であるが、多くは同時に吸入した粉じんの性質により MDF（混合型粉じん性線維化巣）から珪肺の性質が加わった病変まで形成する。

c 酸化鉄肺（溶接工肺 welder's pneumoconiosis）

　溶接の際に高温で気化した金属が空気中で急速に冷却凝固して金属粒子となったフュームを吸入して発生し、主成分は酸化鉄である。胸部X線写真ではびまん性微細粒状影であり、ヘモジデリン貪食マクロファージによる斑 macule が主体で、肺への障害は軽度である。しかし、大量吸入の場合には肺の線維化を起こすことも報告されている。

simple point

- 遊離珪酸の多い粉じんを吸入すると線維化結節を形成し、珪肺となる
- 現在多くのじん肺は、混合型粉じん性線維化巣である
- じん肺の合併症には、肺結核、結核性胸膜炎、続発性気管支炎、続発性気管支拡張症、続発性気胸、原発性肺癌がある.
- じん肺所見を有する労働者は、じん肺法に基づきじん肺管理区分を決定し、粉じん曝露低減措置がとられる.

12 石綿による呼吸器障害

　石綿は断熱性、電気絶縁性、対摩耗性に優れており、建築材や工業分野で多用されてきたが、近年その有害性が問題となり2003年安全衛生

表13 石綿の種類

分類	石綿名
蛇紋石系	クリソタイル（白石綿または温石綿）
角閃石系	クロシドライト（青石綿）
	アモサイト（茶石綿）
	アンソフィライト
	トレモライト
	アクチノライト

法施行令改正により原則製造・使用禁止となった．しかし石綿による健康障害は遅発性で数十年後に発症するため，今後石綿関連疾患が増加し続けることが予想されている．

> じん肺は粉じんを吸入することによって発生する疾病であるが，線維状珪酸塩である石綿に吸入曝露したことによるじん肺を「石綿肺」という．

a 石綿の種類と定義

表13の2系の鉱物のうち顕微鏡レベルで長さと幅の比（アスペクト比）が3以上の線維状珪酸塩鉱物を石綿と定義している．最も多く使用された石綿はクリソタイルで石綿使用量の9割を占める．クロシドライトとアモサイトはスレートや保温剤，吹付け石綿などに過去に大量に使用された．クロシドライトは，優れた物性をもつが，発癌性が強い石綿である．トレモライトとアクチノライトはクリソタイルやタルクなどの不純物として認められる場合がある．

b 石綿曝露の種類

石綿を直接扱う労働者の曝露以外にも，石綿を扱わない労働者の間接曝露，石綿に汚染した衣類を労働者が家庭に持ち帰ることによる傍職業性家庭内曝露，家庭で石綿ボードなどを切断して使用することによる傍職業曝露，石綿鉱山や工場周辺の住民の近隣曝露などがある．

> 特に近隣曝露は2005年関西での石綿関連工場周辺住民にも中皮腫が発生したことで明らかになった．
> わが国では第二次世界大戦中に北海道富良野でクリソタイル，熊本県松橋でアンソフィライトが採掘され，特に後者では近隣曝露として地域住民に胸膜プラークが多発している．また農業曝露は東ヨーロッパなどで土壌内にトレモライトやアンソフィライトが含まれることによって起こる．

c 石綿曝露の診断

胸部X線写真やCTで認められる胸膜プラーク（肥厚斑）は石綿の低濃度曝露でも認められ，過去の曝露の指標として重要であるが，これのみでは健康障害を伴わない．壁側胸膜・横隔胸膜・心膜に生じる限局した硝子化肥厚で，年数がたてば石灰化する（図30a, b）．

石綿曝露の定量的診断方法としては，気管支肺胞洗浄液（BALF）や病理組織標本での石綿小体確認や肺の乾燥重量1gあたりの石綿小体数測定などがある（図31）．

> 胸膜プラークは胸部X線写真上10年以内には認めず，20年後で約10％，40年後には50％以上に認め，石灰化は20年まではまれで，40年までで1/3以上に起こるといわれている．

d 石綿による疾病

業務上の疾病として労災として認定される石綿関連疾患は表14の5疾患がある．

表14 労災とされる石綿関連疾患

- 石綿肺
- 肺癌
- 中皮腫
- 良性石綿胸水
- びまん性胸膜肥厚

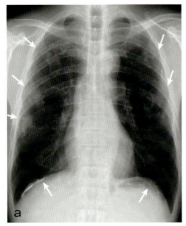
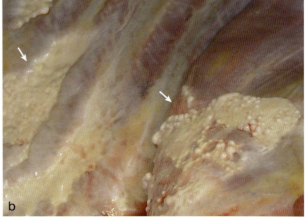

図30 胸膜プラーク
a:胸膜プラークの胸部X線写真.両側散在性に石灰化プラークがあり,横隔膜上にも認める(矢印).
b:石灰化プラークの肉眼所見.胸壁にプラークを認める(矢印).

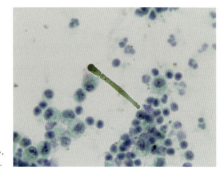

図31 気管支肺胞洗浄液から得られた石綿小体(Papanicoloau染色)
石綿小体は石綿にフェリチンが付着した鉄亜鈴様の形態を示し,Papanicoloau染色で緑黄色に染まる.胸膜中皮腫の原因物質である.

e 石綿肺 asbestosis

石綿線維の吸入による,びまん性間質性肺線維症で,不可逆性である.早期の病変は呼吸細気管支周囲の線維化で始まり,次第に周囲の肺胞壁への線維化が起こり,進行すると隣接する細気管支間の肺実質が線維化して連続してしまい,ときに肺胞腔が消失するようになる.さらに進行すると蜂巣肺を形成する.石綿曝露中止後も病変は徐々に進行し,石綿曝露開始後10年以降に発症する.

1) 石綿肺の胸部X線写真所見

肋骨横隔膜角近くの微細不整形線状影ではじまり微細網状影となり,すりガラス影を伴い,進行すると下肺野の収縮を伴う小輪状陰影を呈する.心陰影は近接肺の線維化や縦隔胸膜肥厚のため不明瞭となりshaggy heart を示す.肺門リンパ節腫大は認めない.進行すると,蜂巣肺主体と無気肺硬化線維化主体の症例がみられる(図32).

2) 石綿肺のHRCT所見

石綿による線維性変化を反映して,小葉内隔壁肥厚,小葉間隔壁肥厚,胸膜下粒状像,胸膜下曲線状影,すりガラス影,蜂巣肺などの陰影を認める.

石綿肺の診断
①職業性石綿曝露歴がある
②胸部X線写真で下肺野を中心に不整形陰影がある
③肺機能検査で努力肺活量が低下する
④両肺底区に吸気時(中期から後期)に捻髪音(late inspiratory fine crackles)を聴取する
⑤ほかの類似疾患や石綿以外の原因物質による疾患を除外する

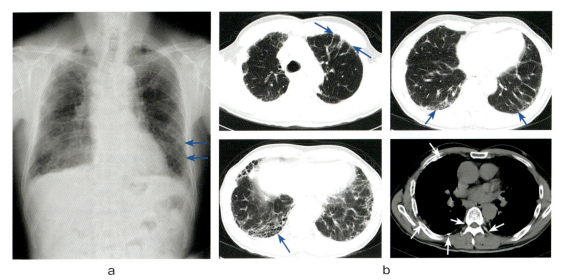

図32 石綿肺
a：石綿肺の胸部X線写真．両側肺野（矢印）にびまん性に，また下肺野優位に，不整形陰影を認める．胸膜の肥厚石灰化も伴っている．
b：石綿肺の胸部CT画像．上肺野では小葉間隔壁の肥厚（左上図，矢印）があり，下肺野に行くにしたがって胸膜直下粒状影（右上図，矢印），蜂巣肺が明らかとなってくる（左下図，矢印）．縦隔条件では石灰化胸膜プラークを認める（右下図，矢印）．

3）石綿肺癌 asbestos-related lung cancer

石綿と喫煙の2つの発癌物質の曝露で，肺癌のリスクは相乗的に高くなる．一般の肺癌と比べて，発生部位や病理組織型の分布に違いはみられない．

4）悪性胸膜中皮腫（8章G，267頁参照）

胸膜，腹膜，心膜，精巣鞘膜などを構成する中皮細胞由来の悪性腫瘍で石綿曝露と高い相関があり低濃度曝露でも発症する．胸膜中皮腫が80〜90％で最も多く，次いで腹膜中皮腫，そのほかは少ない．肺癌とは異なり，喫煙との相関はない．石綿曝露から20〜50年の潜伏期を経て発症する．

5）良性石綿胸水

石綿曝露者に発生した石綿以外に原因がない非悪性の胸水をいう．半数近くは自覚症状がなく，症状がある場合には，胸痛，発熱，咳嗽，呼吸困難の頻度が高い．

胸水の性状は滲出液で，無治療で軽快する場合が多いが，胸水が被包化されて残存することもある．特別な治療方法はないが，副腎皮質ステロイドが奏効することもある．通常，胸水消失後に片側あるいは両側に肋骨横隔膜角の鈍化あるいは円形無気肺を残す．

6）びまん性胸膜肥厚

良性石綿胸水は，胸水が消失した後に約半数の症例でびまん性胸膜肥厚を残す．広範囲で肺の一葉以上を巻き込むような胸膜の線維化である．初期の頃は，無症状か軽度の労作時呼吸困難にとどまることが多いが，両側例など進行すると重度の呼吸困難を呈する．びまん性胸膜肥厚は，胸部X線写真上，側胸壁内側の比較的滑らかな厚みのある

density 上昇としてとらえられる．

> **simple point**
> - 胸膜プラークは低濃度石綿曝露でも出現し，過去の石綿曝露指標として有用である．
> - 石綿と喫煙曝露で，肺癌のリスクは相乗的に高くなる．
> - 石綿肺はびまん性間質性肺線維症である．
> - 悪性胸膜中皮腫は石綿への低濃度曝露でも発生し，潜伏期は20～50年と長い．

E サルコイドーシス sarcoidosis

サルコイドーシスは原因不明の**全身性非乾酪性肉芽腫性疾患**であり，**肺・眼・リンパ節・皮膚・心臓**などに病変を認めることが多い．

1 疫学および病因

男女比は3：5でやや女性に多く，いずれも20歳代と40～50歳代にピークをもつ二峰性分布を示す．わが国での推定有病率は7.5～9.3人/10万人である．サルコイドーシスの発見契機は，検診における胸部X線の異常（30%）や霧視などの眼症状（39%）や皮膚症状（16%）の自覚が多くを占める．

疾患感受性のある個体が何らかの抗原物質に曝露されて誘導されるTh1タイプの過敏性免疫反応に起因すると考えられているが，その抗原物質は依然として不明である．

> わが国では，*Propionibacterium acnes*（アクネ菌）による遅延型アレルギーが原因との報告がある．

2 臨床像

a 臨床症状

約1/3は無症状で検診発見例（胸部X線写真の異常）であり，有症状では，**眼症状**（39%：霧視，羞明，飛蚊症，視力低下など）で発見されることが多い．次いで，**皮疹**（16%），咳嗽（12.5%），全身倦怠感（7.2%），発熱（5.8%）などがある．肺は，**肺門リンパ節・縦隔リンパ節・肺実質**を含め**約90%以上の症例で病変**が認められるが，多くは無症状である．肺の線維化が進行するとはじめて乾性咳嗽や呼吸困難を訴えるようになる．**心病変**は，無症状で**心電図異常を指摘**される場合や，**完全房室ブロック**や**頻脈性不整脈**で**動悸**や**失神発作**を契機に発見される．

> 急性の発症で，発熱，耳下腺腫脹，ぶどう膜炎，顔面神経麻痺を示すものをHeerfordt症候群と呼ぶ．

b 身体所見

表在リンパ節（頸部，腋窩部，鼠径部）腫脹は，約10%の症例に観察される．5～20mm大の境界明瞭で圧痛を伴わない可動性リンパ

表15 サルコイドーシスの胸部X線写真分類

胸部X線分類	胸部X線所見
0期	胸部X線写真に異常なし
Ⅰ期	肺門および縦隔リンパ節腫大のみ
Ⅱ期	肺門および縦隔リンパ節腫大と肺野病変
Ⅲ期	肺野病変のみ
Ⅳ期	肺線維症型

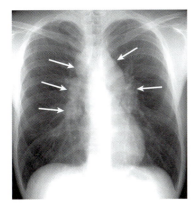

図33 サルコイドーシスの胸部X線写真
肺門・縦隔リンパ節腫大（矢印）を認める（胸部X線分類のⅠ期）．

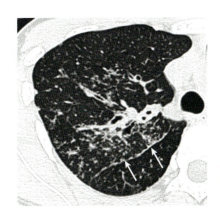

図34a サルコイドーシスの胸部HRCT
肺野には微細な粒状影が小葉中心部や胸膜面に存在しており気管支血管束の肥厚も認める．葉間胸膜は数珠状に肥厚している（矢印）．胸膜直下の病変が示唆され，リンパ路に沿う病変が推測される．

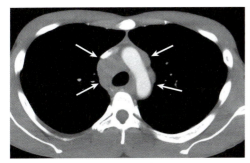 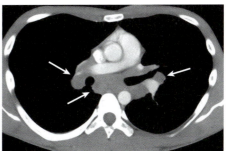

図34b サルコイドーシスの胸部造影CT
縦隔内には，気管支や血管周囲に造影効果のないリンパ節が膨張している（左図矢印）．肺門リンパ節腫大（右図矢印）も認める．

図34 サルコイドーシスの胸部CT所見

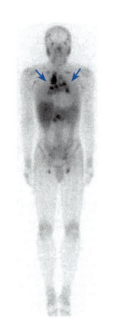

図35 サルコイドーシスの⁶⁷Gaシンチグラフィー

眼,耳下腺,頸部,縦隔・肺門部,腹部リンパ節に異常集積あり.特に,肺門・縦隔リンパ節に高集積を認める(矢印).

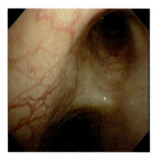

図36 サルコイドーシスの気管支内視鏡写真

気管支粘膜面の網目状毛細血管怒張 network formation を認める.

節として触知される.胸部聴診では,線維化所見の強い場合に,fine crackles を聴取するが,通常は異常を認めない.**皮疹**は,主に四肢や顔面に認められ,結節性紅斑・瘢痕浸潤・皮膚サルコイドーシスに分類される.**筋肉内腫瘤**,**耳下腺腫脹**や**中枢・末梢神経障害**を呈することもある.

c 検査所見

1) 一般検査所見

ツベルクリン反応陰性,γグロブリン上昇,血清中の **ACE** や可溶性 **IL-2 受容体(sIL-2R)の上昇**を認めることが多い.高カルシウム血症の頻度は約 10% で,わが国では欧米に比較してまれである.

2) 胸部 X 線写真

胸部 X 線写真所見は,0〜Ⅳ期に分類されている(表 15).検診発見例のほとんどは**両側肺門リンパ節腫大** bilateral hilar lymphadenopathy(BHL)である(図 33).

3) 胸部 CT

病理学的にサルコイドーシスの結節は肺のリンパ路に沿って認められ,これは CT 読影においても重要である.通常,**微細粒状影**は,**小葉中心部**,**小葉間隔壁**,**胸膜面**に認められ,気管支血管束に分布する粒状影は,**気管支血管束の肥厚**(図 34a)としてみられることが多い.そのほか,多発結節や塊状影も認めることがあるが,その周囲には微細粒状影が存在する.病変は通常,両側性で上葉優位の分布を呈する.進行期には,蜂巣肺などの線維化所見が認められる.また,**肺門・縦隔リンパ節腫大**も認められる(図 34b).

4) ⁶⁷Gaシンチグラフィー

病変部位に一致して異常集積を認め,その病変検出率は肺病変では 90% 以上である.胸郭外病変の検索に有用である(図 35).

5) 気管支内視鏡検査所見

①気管支内腔所見

気管支粘膜面の**網目状毛細血管怒張 network formation**(図 36),粘膜の凸凹不整,気管支分岐角の開大などを認める.ときとして気管支周囲のリンパ節腫大に伴う気管支の圧排性狭窄や気管支壁肥厚による気管支内腔の全周性狭窄が観察される.

②気管支肺胞洗浄液(BALF)

総細胞数の増加,**リンパ球分画の増加**,**CD4/CD8 比の上昇**が認められる.CD4/CD8 比が 3.5 以上であれば,感度 52%,特異度 94% でサルコイドーシスの診断となる.

6) 病理組織所見

病理像は,**非乾酪性の類上皮細胞性肉芽腫**が特徴的であり,その他,リンパ球浸潤やラングハンス巨細胞が認められる(図 37).生検部位として,経気管支肺生検(TBLB)による肺病変や皮膚病変,表在リンパ節が安全で検出率が高い.胸部 CT 上,肺野病変が認められない場合でも

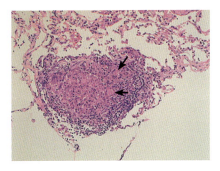

図37 サルコイドーシスの TBLB組織
肺内にランゲルハンス巨細胞（矢印）を有する非乾酪性の類上皮細胞性肉芽腫を認める．周囲の肺胞隔壁には単核球を主体とした炎症細胞浸潤を認める．

表16 サルコイドーシスを疑う全身反応の検査項目

1．両側肺門リンパ節腫脹
2．血清ACE（アンジオテンシン変換酵素）値上昇
3．ツベルクリン反応陰性
4．^{67}Gaシンチグラフィーでの異常集積
5．BAL検査でのリンパ球増加，CD4/CD8比の上昇
6．血清あるいは尿カルシウム高値

肺門・縦隔リンパ節腫脹を認めれば，約80%の症例にTBLBで肉芽腫が証明される．

また，採取された組織は，必ず結核菌を含めた微生物学的検査を行うべきである．

d 診 断

多くは**眼症状**（霧視・視力低下・飛蚊症など）・**呼吸器症状**（咳嗽など）・**心症状**（不整脈など）・**皮疹**などの臨床症状と胸部X線所見・眼所見に加え，罹患臓器から採取した**組織標本に非乾酪性肉芽腫**を認めれば確実となる．現在の診断基準では，組織診断群と臨床診断群に分けられており，特に臨床診断群では，全身反応を示す検査所見の項目（**表16**）をチェックしておく必要がある．

サルコイドーシスの診断手順を図38に示す．

e 治 療

治療に関しては，**自然軽快例が存在**すること，自覚症状に乏しく発症時期の特定が困難であることなどから，エビデンスに基づいた確立した治療法はない．自然軽快例も多いため，**無治療で経過観察することが多**いが，**高度の臓器機能障害**を有し，QOLに支障をきたす場合や予後が危ぶまれる場合に**副腎皮質ステロイドの全身投与**の適応となる．

現在わが国では，表17の投与基準に対して副腎皮質ステロイド投与を中心とした治療が推奨されている．

心臓サルコイドーシスの合併

心臓サルコイドーシスはわが国におけるサルコイドーシス死因の第1位であり，診断はきわめて重要である．
① 心電図：病変は心室中隔に好発するため，完全右脚ブロックや左脚前枝ブロックなどの伝導障害をきたし，さらに進展すると完全房室ブロックに至る．また，心室性不整脈も認められ24時間ホルター心電図による検査が必要である．
② 心臓超音波検査：心室中隔基部の壁非薄化が特徴的である．
③ 心臓核医学検査：^{201}Tlシンチグラフィーでは陰影欠損，^{67}Gaシンチグラフィーや^{99}Tcピロリン酸シンチグラフィー，FDG-PET検査では心臓への異常集積が病変部位の検出に有用である．
④ MRI検査：ガドリニウム造影にて心筋の遅延造影所見を認める．
⑤ 心内膜心筋生検：生検による診断率は約19%と低率である．

妊娠中は一時的に軽快することが多く，リンパ節腫大のみの場合は，そのまま軽快することがある．しかし，肺野病変を有する場合には，ときとして出産後1〜6ヵ月目に増悪することがあるため，この時期には胸部X線による病変の再評価と慎重な経過観察が必要である．

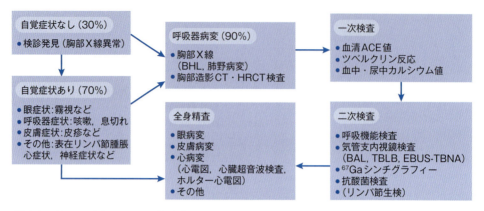

図38 サルコイドーシスの診断手順

表17 サルコイドーシスの副腎皮質ステロイド投与基準

臓器病変	副腎皮質ステロイド療法適応例
肺病変	呼吸機能障害（VC低下やPaO$_2$低下）や息切れ・咳嗽などの自覚症状が強い場合
心病変	房室ブロック，心室頻拍などの重症心室性不整脈，心収縮機能異常を認める場合
眼病変	副腎皮質ステロイド点眼と散瞳薬投与．視機能障害のおそれのある際に副腎皮質ステロイド全身投与
神経病変	機能障害を伴う脳・脊髄病変，著明な自他覚症状を伴う末梢神経病変
皮膚病変	美容上問題となるような皮膚病変，Lupus pernio（凍傷状狼瘡）型皮膚病変
その他	機能障害を伴う腹部病変 骨・関節・筋肉病変による運動器機能障害を伴う場合 高カルシウム血症・尿崩症

f 予 後

　肺サルコイドーシスの胸部X線写真所見の消失率は，1年で34%，3年で64%，5年で72%，10年で76%であり，5年目以降の消失は少ないが予後良好である．しかし，10年の経過で5.3%に肺病変の線維化病変への進行も観察されている．サルコイドーシスの死亡率は1.4〜2.5%であり，心病変が46.9%，肺病変が10%，神経病変が3.8%である．

simple point

- サルコイドーシスは全身性の非乾酪性肉芽腫性疾患であり，特に，肺，眼，リンパ節，皮膚の病変が多い．
- 発見契機は，ぶどう膜炎による眼症状と胸部X線写真での肺門縦隔リンパ節腫脹である．
- ツベルクリン反応は陰性となり，血清ACE値は上昇する．
- 気管支肺胞洗浄液（BALF）では，リンパ球増多とCD4/CD8比の上昇が特徴的である．

練習問題

【問1】
特発性肺線維症について正しいものはどれか. 2つ選べ.
a 急性の経過で, 咳嗽や息切れが進行する.
b 聴診上は, fine crackles を聴取する.
c 診断には, 胸部HRCTが有用であり, 蜂巣肺を認める.
d 血液検査では, KL-6やSP-Dが上昇しない.
e 予後は良好であり呼吸不全を示すことはない.

【問2】
じん肺の合併症として労災補償の対象にならないのは以下のどれか. 1つ選べ.
a 結核性胸膜炎
b 続発性気管支炎
c 非結核性抗酸菌症
d 気胸
e 肺癌

【問3】
石綿との関連疾患として労災補償の対象として認定されない疾患は以下のどれか. 1つ選べ.
a 石綿肺
b 肺癌
c 中皮腫
d 良性石綿胸水
e 胸膜プラーク

【問4】
サルコイドーシスについて誤っているものはどれか. 2つ選べ.
a 原因不明の全身性の非乾酪性類上皮肉芽腫である.
b 検診の胸部X線写真所見の異常や霧視などの眼症状から発見されることが多い.
c 血清ACE値は, 上昇することが多い.
d 気管支肺胞洗浄液中のリンパ球分画が増加し, CD4/CD8比は低下する.
e 自然寛解はなく, 副腎皮質ステロイド全身投与により治療を行うことが多い.

練習問題の解答

【問1】
　解　答：b, c
　解　説：特発性肺線維症は，慢性経過で息切れなどが緩徐に進行する．血液検査においては，血清中のLDH, KL-6, SP-A, SP-Dが上昇する．有効な治療法はなく5年生存率は20〜40％と予後不良であり，進行期には呼吸不全状態を呈するために酸素吸入療法を必要とする．

【問2】
　解　答：c
　解　説：じん肺病変の進展に伴い，肺の基本構造の破壊や肺局所の免疫力低下によりさまざまな疾病が合併してくる．疫学調査などをもとに，肺結核，結核性胸膜炎，続発性気管支炎，続発性気管支拡張症，続発性気胸が労災補償対象の合併症とされてきたが，2003年に原発性肺癌が加えられ6疾患となった．非結核性抗酸菌症は労災補償の対象となっていない．

【問3】
　解　答：e
　解　説：胸膜プラークは石綿への低濃度曝露でも認められ，曝露の指標として重要であるが，通常プラークのみでは健康障害を伴わないため労災補償の対象とならない．

【問4】
　解　答：d, e
　解　説：リンパ球分画は増加しCD4/CD8比は上昇する．自然寛解は60〜70％の症例に認められるため，一般的には無治療のことが多い．副腎皮質ステロイド全身投与は，心病変など高度の臓器障害をきたす場合に行う．

8章 腫瘍性疾患（肺，縦隔）

A 総論

　胸部の腫瘍性疾患は肺や胸膜の悪性腫瘍，良性腫瘍に加え，縦隔腫瘍があげられる．悪性腫瘍には，**肺癌，悪性胸膜中皮腫，転移性肺腫瘍**などがある．肺腫瘍の大半を占める肺癌は**気管・気管支，肺胞上皮**から発生し，**喫煙**と関係が深い．一部の肺癌では **EGFR 遺伝子変異**や **ALK 融合遺伝子**などが癌の発生に重要な役割を果たしている．また，**悪性胸膜中皮腫**は石綿粉じん曝露が原因である．悪性腫瘍は病期，全身状態で治療方針が決まり，手術可能なものから緩和治療が適応になるものまで幅広い．

　良性腫瘍には**過誤腫，硬化性血管腫**，奇形腫，軟骨腫，脂肪腫，平滑筋腫，炎症性偽腫瘍などがある．過誤腫が良性腫瘍の約半数を占める．良性腫瘍は，一般的に無症状で，発育速度も遅く，他臓器に転移することはない．治療は原則的に手術を行う．

　縦隔腫瘍とは，胸腺，心臓，大血管，気管，食道，リンパ節，神経節などの縦隔内の臓器に発生したものである．**胸腺腫，胸腺癌，胚細胞腫瘍**，神経原性腫瘍，リンパ腫，先天性嚢腫などが主たるものである．おのおのの腫瘍には好発部位があり，診断の参考となる．

B 肺悪性腫瘍

1 肺癌

a 疫学

　1960 年以降，肺癌の罹患数，死亡数は男女とも増加の一途にある．1993 年には男性癌死亡原因では胃癌を抜いて悪性腫瘍中の第 1 位となり，1998 年以後は男女合計で第 1 位を占め，すべての癌死亡者数の約 20％に相当する．男女別での部位別癌死亡割合を**図 1** に示す．罹患の男女比はほぼ 3：1 で，高齢者の増加とともに年々増加傾向にある．2015 年には全国で約 13 万 5 千人が肺癌になり，その 75％が 70 歳以上の高齢者になると予測されている．また，組織型別にみると，特に喫煙歴と強い相関があるとされる扁平上皮癌は男性に多く，女性や若年者には腺

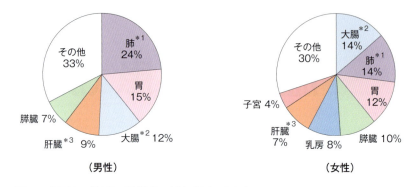

図1　癌死亡の性別・部位別の割合（2012年）
[*1]気管，気管支および肺を示す．[*2]結腸と直腸S状結腸移行部および直腸を示す．[*3]肝臓および肝内胆管を示す．
（資料　厚生労働統計協会：国民衛生の動向2014/2015, 2014）

癌が多い．扁平上皮癌が減少し腺癌が増加傾向にある．

b 危険因子

肺癌発生の最大の危険因子は**喫煙**である．**喫煙者は非喫煙者に比べ肺癌罹患のリスクが5～6倍**とされている．その他，大気汚染の影響，環境からのラドンの被曝，職業的な因子（特に石綿粉じん曝露），さらには栄養や遺伝といった要素も危険因子として指摘されている．

c 肺癌検診

早期発見には定期的検診が重要であり，肺癌検診は40歳以上を対象として年に1回の受診間隔で行われている．主な検診内容は問診，胸部X線検査である．50歳以上で喫煙指数（1日の喫煙本数×喫煙年数：ブリンクマン指数）が600以上の人，もしくは40歳以上で6ヵ月以内に血痰のあった人を高危険群とし，胸部X線検査と喀痰細胞診を併用している．有効性評価に基づく肺癌検診ガイドライン（2006年）では，「胸部X線検査」と高危険群に対する「胸部X線検査と喀痰細胞診の併用」が「実施することを勧める」とされた．最近では低線量CTによる肺癌検診の有用性も報告されている．

> **simple point**
> - 肺癌は部位別癌死亡数で第1位である．
> - 高齢化とともに増加傾向にある．
> - 肺癌の最大の危険因子は喫煙である．
> - 肺癌検診には年に1回の胸部X線検査，高危険群には胸部X線検査と喀痰細胞診の併用が推奨されている．

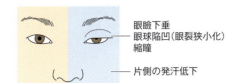

図2 ホルネル症候群
肺尖部の腫瘍が頸部交換神経節を障害するときに生じる.

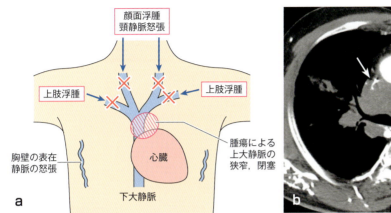

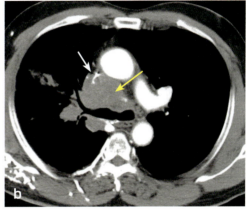

図3 上大静脈症候群
a：腫瘍により上大静脈が狭窄〜閉塞し,顔面,頸部,上肢などの浮腫を起こす.バイパス血流の結果,胸壁静脈の怒張を認める.
b：CT.肺の縦隔リンパ節転移(黄矢印)によって狭窄した上大静脈(白矢印)が圧排され扁平化している.

d 臨床症状

　肺癌が周囲へ浸潤して出現する症状と,肺癌が脳・骨・肝臓・副腎などへ転移することによって生じる臓器症状とに大別される.周囲への浸潤,進展により,咳嗽,血痰,胸痛,息苦しさ,発熱,全身倦怠感,体重減少などがみられる.

　特徴的な症状として,片側の**眼瞼下垂,縮瞳,眼球陥凹,顔面の発汗異常**を認めたときは,**頸部交感神経節麻痺**と診断し,**ホルネル** Horner **症候群**(図2)を疑い肺尖部の肺癌やリンパ節転移を予測する.また**パンコースト** Pancoast **腫瘍**では肺尖部**胸壁**および**腕神経叢**などへの浸潤による**肩・上肢痛**が出現する.

　縦隔へのリンパ節転移による症状として,**上大静脈閉塞**による上半身の浮腫(**上大静脈症候群：図3**),リンパ節転移などによる**反回神経麻痺**(図4)による**嗄声**があげられる.転移による症状は骨転移による疼痛,脳転移による頭痛,悪心,痙攣,意識障害などが認められる.

　これらの症状は比較的進行例にみられ,初期には無症状で,検診や他疾患で受診した際に偶然に発見されることが多い.また,脳や骨など遠隔転移の症状,鎖骨上窩などのリンパ節腫大が発見契機となることも多い.**腫瘍随伴症候群**として副甲状腺ホルモン関連蛋白(PTH-rP)産生による**高カルシウム血症,抗利尿ホルモン不適合分泌症候群** syndrome of inappropriate secretion of antidiuretic hormone (**SIADH**)による低ナトリウム血症による症状にも注意が必要である.

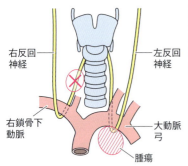
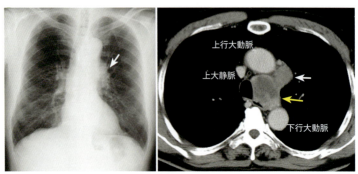

図4a 反回神経麻痺

迷走神経から分岐した反回神経は右では鎖骨下動脈, 左では大動脈弓で反回し, 声帯へ分布する. その経路でリンパ節腫脹などで障害されると, 反回神経麻痺となり, 嗄声を伴う. 特に左反回神経麻痺は多く認められ, 病変は大動脈弓下リンパ節 (#5: 大動脈弓下縁・左肺動脈・動脈管索部) へのリンパ節転移が多い.

図4b 反回神経麻痺を呈した肺癌症例
左図:胸部X線写真では, 左肺門の上部に腫瘤陰影を認める (白矢印).
右図:CTにて, #4L 左下部気管傍リンパ節 (黄矢印), #5 大動脈弓下リンパ節 (白矢印) が腫脹しており, これらの腫脹により左半回神経が麻痺したと考えられる.

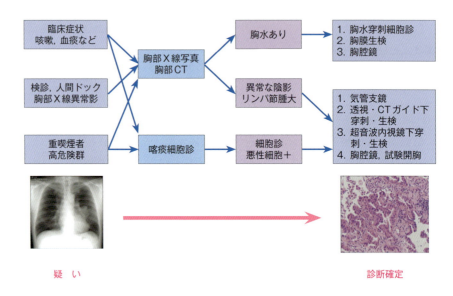

図5 肺癌の診断の流れ

(西日本がん研究機構 (WJOG) : よくわかる肺がんQ&Aより改変)

e 診 断 (図5)

　肺癌は, 検診または他疾患の経過中に無症状のまま発見される場合と, 咳嗽, 喀痰, 血痰, 胸痛などの症状を契機に診断される場合がある. 一次スクリーニングとして, 胸部X線写真と重喫煙者や血痰を訴える場合は喀痰細胞診を行う. 胸部X線写真で肺癌を疑う場合は胸部CT検査を行い肺野病変, 縦隔リンパ節腫脹の有無を検討する. 一次スクリーニングでは陰性であっても, 重喫煙者で血痰などの症状を有する場合, 扁平上皮癌を疑い, 気管支鏡検査を施行する.
　確定診断は画像診断を基礎にして, 細胞診, 組織診による病理学的診断により行う. 通常, 病理検体採取には**気管支鏡下擦過細胞診や生検**

を行うが，確定診断が得られない場合は，**CT ガイド下経皮針生検**，**超音波気管支鏡下生検・針吸引細胞診**を行う．これでも確定診断が得られないときには，胸腔鏡や縦隔鏡下生検が施行されることもある．胸水を伴う場合は**胸腔穿刺**により**胸水の細胞診**を行うが，診断確定できないときは**胸腔鏡下胸膜生検**を行う．手術適応と考えられる症例では，**リンパ節転移の検索のためPET（positron emission tomography）検査**を併用する．

腫瘍マーカーは，補助診断，治療効果のモニタリング，再発・再燃の診断などの目的に使用されるが，診断においては，腫瘍マーカーが陰性でも肺癌の否定はできないため，注意が必要である．また偽陽性の場合もある．

simple point

- 肺癌では周囲への進展，浸潤や転移により多様な症状が起こる．
- ホルネル症候群，パンコースト腫瘍，上大静脈症候群や反回神経麻痺（嗄声）など特徴的な徴候がみられることがある．
- 診断には気管支鏡検査やCTガイド下経皮針生検などの細胞診，組織診での確定診断が必要である．

f 組織分類と臨床的特徴

基本的な組織型は，**腺癌，扁平上皮癌，大細胞癌，小細胞癌**からなり，大きく**小細胞肺癌**とそれ以外の**非小細胞肺癌**に分けられる（表1）．

非小細胞肺癌は，全肺癌のうち80～85%を占める．小細胞肺癌は15～20%を占める．非小細胞肺癌は，小細胞肺癌と比べると進行が遅く，化学療法や放射線療法に対する反応が低い．腫瘍が限局している早期には，外科的切除が第1選択となるが，治療成績はTNM分類で同

表1 肺癌の組織型別特徴

組織型	小細胞肺癌	非小細胞肺癌		
		扁平上皮癌	非扁平上皮癌	
			腺癌	大細胞癌
頻度	15～20%	20%	50～60%	5%
好発部位	中枢	中枢	末梢	末梢
喫煙との関連	高い	高い	低い	低い
腫瘍マーカー	NSE, Pro-GRP	CYFRA, SCC-Ag	CEA, SLX	
腫瘍随伴症候群	SIADH, LEMS	高Ca血症（PTH-rP産生）		
遺伝子変異			EGFR変異, ALK転座	
病理組織所見	裸核状	角化 細胞間橋	腺管形成 乳頭状増殖	大型多角形 細胞の増殖

LEMS：ランバート・イートン筋無力症候群 Lambert-Eaton myasthemic syndrome

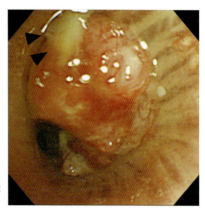

図6　扁平上皮癌の内視鏡写真
内腔にポリープ状に隆起した腫瘍．白色壊死を伴う（▼）

じ病期に相当する胃癌などの他癌腫に比べ劣っている．

小細胞肺癌は，腫瘍の増殖が速い反面，**抗癌剤，放射線治療に対する感受性は高い**．小細胞肺癌は，肺門部に好発するが**末梢肺野**に発生し，早期に**肺門・縦隔にリンパ節転移**を起こす．

最近では治療薬剤の有効性の違いのため，非小細胞肺癌を**扁平上皮癌**と非扁平上皮癌（腺癌，大細胞癌など）に分けて対応するようになっている．

1）扁平上皮癌 squamous cell carcinoma

扁平上皮癌は，局所進展傾向が強く，隣接臓器への浸潤や縦隔リンパ節転移例でも遠隔転移を認めないことがある．

肺門部発生例では，気管支腔内に結節状あるいはポリープ状の隆起を示し（図6），気管支を狭窄ないし閉塞するとともに，末梢肺に**閉塞性肺炎，無気肺**など二次変化をきたす．

末梢発生例では，壊死巣が散在性あるいは中心部に広範囲に分布し，ときに**空洞を形成**する．腫瘍の境界は明瞭，炭粉沈着は散在性で少なく，腺癌の肉眼像に類似するものがある．

組織学的には，角化傾向，細胞間橋を有するが，生検診断では，癌胞巣辺縁部で円柱状の細胞が放射状に配列し胞巣中心部で扁平化する求心性配列，短紡錘形細胞が渦巻状ないし流れ状の配列をするものまで，扁平上皮癌に含まれている（図7）．

2）腺　癌 adenocarcinoma（図8）

腺癌は，**肺末梢**に発生し，**肺門部発生はまれ**である．原発性肺癌の約半数を占め，ことに**女性の肺癌では約75％**を占める．腺癌の増殖速度は発育が非常に速いものから緩徐なものまで存在する．

肺末梢に発生し，胸膜の**陥入像 pleural indentation** や**血管，気管支の収束像**，**棘状突起 spiculation** を認める（図9）．肉眼的には，腫瘍中心部に炭粉沈着を伴う線維化巣が存在するものが多い．

組織学的には多様で，野口らは，末梢小型腺癌（径 2 cm 以下の小型腺癌）を表2のように分類し，Type A と B はリンパ節転移がなく，ほかと比べて予後が良好であること（5年生存率 100％）を示した．

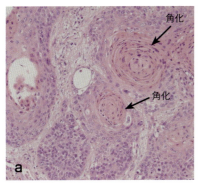
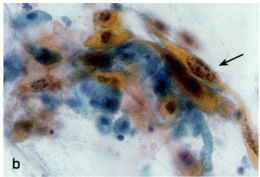

図7　扁平上皮癌の組織像
a：組織像を示す．中心に角化を有する腫瘍細胞が胞巣を形成し増殖している．
b：扁平上皮癌の細胞診を示す．輝くようなオレンジG好染細胞や光輝性黄色細胞，ライトグリーン好染細胞など，多彩な細胞質を有する細胞が認められる．また，細長い細胞形を示すsnake cell（矢印）も認められる．細胞・核の大小不同は著明で，クロマチンは増量している．

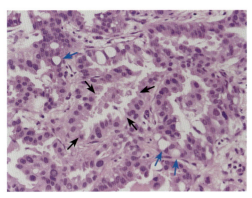

図8　腺癌の組織像
腺腔を形成する癌細胞の増殖（黒矢印）を認め，一部で，粘液産生細胞（青矢印）を認める．

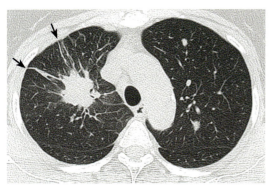

図9　腺癌のCT写真
右上葉肺腺癌のCT像．spiculation，胸膜陥入像 pleural indentation（矢印）を伴う．

表2　野口の分類

1. 肺胞上皮置換性に増殖する腺癌
Type A：腫瘍内に線維化巣を認めない
Type B：腫瘍内に肺胞虚脱型の線維化巣を認める
Type C：腫瘍内に線維芽細胞の増生巣を認める

2. 肺胞上皮非置換性に増殖する腺癌
Type D：充実破壊性に増殖する低分化腺癌
Type E：管状腺癌
Type F：圧迫破壊性に増殖する乳頭腺癌

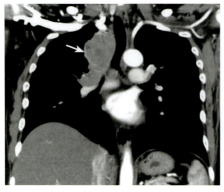
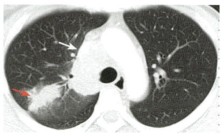

図10 小細胞癌のCT像
右上葉原発巣(赤矢印),限局型小細胞肺癌(左:冠状断,右:水平断)で,縦隔リンパ節(白矢印)転移が著明である.この部位へのリンパ節転移が上大静脈症候群を起こしやすい.

腺癌には**EGFR遺伝子変異(日本人で約50%)**や,**ALK融合遺伝子(4〜5%)**などの遺伝子の異常が認められ,分子標的治療薬のターゲットとなる.

3) 大細胞癌 large cell carcinoma

大細胞癌は,扁平上皮癌,腺癌,小細胞癌の特徴を示さない未分化癌と定義されている.肉眼所見は,充実性,膨張性の腫瘤を形成し境界明瞭で,割面は膨隆する.消化管,特に小腸への転移もみられることがある.

組織学的には,大細胞癌は大型多角形で,細胞境界の明瞭な細胞の充実性増殖からなり,核は明るく小型ながら明瞭な核小体を有する.

4) 小細胞癌 small cell carcinoma

小細胞癌は,小型の細胞からなる癌で,ACTH,ADH,GRPやセロトニンなどの生理活性物質を産生し,腫瘍細胞内に神経内分泌顆粒を認めることから,カルチノイドとともに**肺神経内分泌細胞癌**としている.

このような腫瘍細胞の機能により,**腫瘍随伴症状**として**クッシングCushing症候群**,**抗利尿ホルモン不適合分泌症候群(SIADH)**を併発することがある.また,筋力低下を示す**ランバート・イートン筋無力症候群 Lambert-Eaton myasthenic syndrome(LEMS)**が合併することがある.

> LEMSは,抗VGCC(voltage-gated calcium channel)抗体によって神経筋接合部でCaチャンネルが作動せず,アセチルコリンが放出されなくなり筋力の低下をきたす疾患で,重症筋無力症と鑑別を要する.

小細胞癌は,肺門部発生例ではリンパ節を巻き込み大きな腫瘤を形成するか,気管支や血管の中枢から末梢へと長軸進展する.末梢発生例では,境界明瞭な白色の腫瘤を形成することが多い.**原発巣が小さな時期よりリンパ節転移・腫脹の認められることが多い**(図10).

組織学的には,**小型円形ないし短紡錘形でヘマトキシリン好性の核**と**少量の細胞質**を特徴とする(図11).核分裂像は多い.その配列は充実性,胞巣状,索状,stream状,リボン状,あるいはロゼット形成を示す.

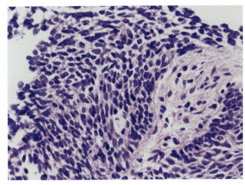
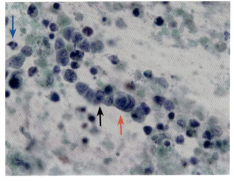

図11 小細胞癌の組織像
左図は組織像である．細胞質の乏しい裸核状の腫瘍細胞が密に増殖している．右図は，喀痰細胞診である．N/C比が非常に高い裸核状で，インディアンファイルindian file状配列（一列にならぶ配列：黒矢印）や相互圧排像(molding：赤矢印)も認められる．核形は不整があるが類円形で，核縁は薄く，クロマチンは粗顆粒状で増量がみられる．リンパ球様だが，好中球（青矢印）より大きい細胞である．

> **simple point**
> - 肺癌の主な組織型は腺癌，扁平上皮癌，大細胞癌，小細胞癌である
> - 全肺癌のうち非小細胞肺癌が80〜85％，小細胞肺癌が15〜20％を占める

g 病期分類（表3，4）

病期の分類は，癌の進展度の正確な記載をするためにTNM分類がなされ，治療計画の設定，予後の予測，治療効果の評価などに利用される．Tはtumor（原発腫瘍の進展度），Nはlymph node（所属リンパ節の転移の有無と部位），Mはmetastasis（遠隔転移の有無）を表す（表3）．このTNMの組み合わせにより病期（stage）が決定される（表4，図12）．治療前の臨床情報から得られた分類をTNM臨床分類（cTNM），手術と病理学的検査を加えて得られた分類をTNM病理学的分類（pTNM）と表記する．

> **simple point**
> - 肺癌の病期決定は治療方針決定に重要であり，T（原発巣），N（リンパ節），M（遠隔転移）の組み合わせで決定される．
> - Ⅳ期として，M1aは「対側肺への肺内転移，悪性胸水・悪性心嚢水」，M1bは「遠隔転移あり」に分類される．

表3 肺癌の病期分類①

T因子（tumor：原発腫瘍の進展度）

T1	腫瘍径が3cm以下 腫瘍は肺組織または臓側胸膜に囲まれているが，葉気管支より中枢に浸潤しない．	
	T1a	腫瘍径が2cm以下
	T1b	腫瘍径が2cm〜3cm
T2	腫瘍径が3cm〜7cm，あるいは以下の特徴を有する 主気管支に浸潤が及ぶが腫瘍中枢側が気管分岐部より2cm以上離れている． 臓側胸膜浸潤がある． 腫瘍によって肺門に及ぶ無気肺あるいは閉塞性肺炎があるが，一側全体には及ばない．	
	T2a	腫瘍径が3cm〜5cm
	T2b	腫瘍径が5cm〜7cm
T3	腫瘍径が7cmを超えるもの，あるいは以下の特徴を有する 胸壁浸潤，横隔膜浸潤，横隔神経浸潤，縦隔胸膜浸潤，壁側胸膜浸潤 腫瘍が気管分岐部から2cm未満に及ぶが，気管分岐部に浸潤のないもの 腫瘍による無気肺あるいは閉塞性肺炎が一側肺全体に及ぶもの 同一肺葉内に存在する腫瘍結節	
T4	腫瘍のサイズは問わず，以下に浸潤するもの 縦隔浸潤，心臓浸潤，大血管浸潤，気管浸潤，反回神経浸潤，食道浸潤，椎体浸潤 同側肺に存在する複数の腫瘍結節	

N因子（lymph node：所属リンパ節転移の有無や範囲）

N0	所属リンパ節転移なし
N1	同側の気管支周囲リンパ節，肺内リンパ節および/または同側の肺門リンパ節への転移あるいは直接浸潤
N2	同側の縦隔，および/あるいは，気管分岐下リンパ節への転移
N3	対側縦隔，あるいは対側肺門リンパ節，あるいは同側・対側の斜角筋あるいは鎖骨下リンパ節への転移

M因子（metastasis：遠隔転移の有無）

M0	遠隔転移なし	
M1	遠隔転移あり	
	M1a	対側肺葉内に存在する腫瘍結節，悪性胸水・悪性心嚢水
	M1b	遠隔転移あり

表4 肺癌の病期分類②

	N0	N1	N2	N3
T1a, T1b	ⅠA	ⅡA	ⅢA	ⅢB
T2a	ⅠB	ⅡA	ⅢA	ⅢB
T2b	ⅡA	ⅡB	ⅢA	ⅢB
T3	ⅡB	ⅢA	ⅢA	ⅢB
T4	ⅢA	ⅢB	ⅢB	ⅢB
M1a, M1b	Ⅳ	Ⅳ	Ⅳ	Ⅳ

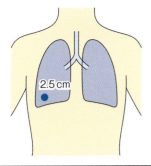
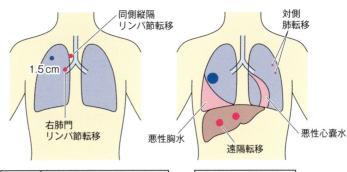

図12 肺癌の病期分類の例

表5 非小細胞肺癌の治療方針

	推奨される治療
ⅠA期	外科手術
ⅠB期	外科手術＋術後補助化学療法（UFT*内服）
ⅡA期, ⅡB期 ⅢA期の一部	外科手術＋術後補助化学療法（白金製剤併用）
ⅢA期, ⅢB期	化学放射線療法
根治照射不能ⅢB期 Ⅳ期	化学療法・分子標的治療薬

*テガフール・ウラシル配合剤

h 治　療

　病期と組織型によって，治療方針が決定される．治療方針決定には年齢や全身状態，合併症の有無が加味される．

1）非小細胞肺癌

　非小細胞肺癌は**早期発見・早期外科治療**が基本方針で，早期診断された場合，外科的切除により高率に治癒する（表5）．近年は胸腔鏡下での切除が増加している．手術不能な場合も，早期では定位放射線照射や粒子線治療で治癒可能である．**手術適応はⅠ期，Ⅱ期およびⅢA期の一部**であり，ⅢA期（多発のN2），ⅢB期では化学放射線療法が行われる．根治的な放射線照射が不能なⅢB期およびⅣ期，また術後再発例では**全身的な化学療法，分子標的治療薬**が考慮される（表5）．

■ 分子標的治療薬

　非小細胞肺癌，特に腺癌の中で**EGFR遺伝子変異陽性例**では**分子標的治療薬のゲフィチニブやエルロチニブが高い効果を示し**，**ALK融合遺伝子陽性例**では**クリゾチニブが高い効果を示す**．病理学的診断に加え，**EGFR遺伝子変異やALK融合遺伝子の有無**が分子標的治療薬の選択において重要因子である．

表6 小細胞癌の限局型・進展型の定義と治療方針

	限局型	進展型
定義	・病巣が片側肺に限局している ・同側肺門，両側縦隔および両側鎖骨 ・上窩リンパ節転移例を含む（同側の悪性胸水少量貯留例も含む）	・対側肺門および遠隔転移例
治療	・化学放射線療法 ・放射線治療は加速過分割照射（1日2回照射） ・CR症例には予防的全脳照射を加える	・化学療法

2）小細胞肺癌

小細胞肺癌では**限局型**と**進展型**に分けて治療を考える（**表6**）．限局型では**化学療法**と**放射線治療（加速過分割照射）**の**同時併用療法**が標準治療となる．完全奏効（CR，コラム参照）例には**予防的全脳照射**が考慮される．進展型の症例では**化学療法単独**での治療が主体となる．なお**小細胞肺癌がⅠ期でみつかった場合には外科手術の後に，補助化学療法**を行う．

i 予後

1）非小細胞肺癌

手術をした場合の5年生存率は，病期Ⅰ期（ⅠA，ⅠB期）：70％，Ⅱ期（ⅡA，ⅡB期）：50％，ⅢA期：25％といわれている．手術適応でないⅢ期で，放射線療法と化学療法の合併療法を受けた場合，2年生存率は40〜50％，5年生存率は15〜20％である．Ⅳ期で化学療法を受けた場合，1年生存率は50〜60％とされている．分子標的治療薬の適応があれば，生命予後が延長する．

2）小細胞肺癌

限局型で放射線療法と化学療法の併用療法を受けた場合，2年・3年・5年生存率はそれぞれ約50・30・25％である．進展型で化学療法を受けた場合，3年生存率は約10％である．

2 肺癌の化学療法

a 非小細胞肺癌

1）術後補助化学療法

ⅠB期の術後補助化学療法にはUFT内服が行われる．Ⅱ期，Ⅲ期の術後補助化学療法にはシスプラチン併用の化学療法が行われる．

2）化学放射線療法

化学放射線療法時には**白金製剤併用の化学療法**が行われるが，標準的な薬剤の組み合わせは確立されていない．

3）進行肺癌に対する化学療法

進行期の非小細胞肺癌の化学療法は**白金製剤（シスプラチンまたはカルボプラチン）＋第3世代抗癌剤（1990年代以降に発売されたイ**

RECIST
固形癌の治療効果判定のためのガイドラインresponse evaluation criteria in solid tumors guideline（RECIST）は，治療効果の評価のために作成された基準である．

完全奏効complete response（CR）：すべての標的病変の消失．標的病変として選択したすべてのリンパ節病変が，短径で10 mm未満に縮小．

部分奏効partial response（PR）：ベースライン径和に比して，標的病変の径和が30％以上減少．

安定stable disease（SD）：経過中の最小の径和に比して，PRに相当する縮小がなく，PDに相当する増大がない．

進行progressive disease（PD）：経過中の最小の径和（ベースライン径和が経過中の最小値である場合，これを最小の径和とする）に比して，標的病変の径和が20％以上増加，かつ，径和が絶対値でも5 mm以上増加した病変．

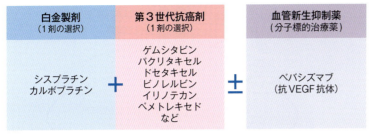

- 白金製剤と第3世代抗癌剤の2剤併用が標準治療である．
- 血管新生抑制薬の抗VEGF抗体（ベバシズマブ）が併用されることがある．
- ペメトレキセドとベバシズマブは非扁平上皮癌が対象となる．

図13　進行非小細胞肺癌の化学療法

リノテカン，パクリタキセル，ドセタキセル，ゲムシタビン，ビノレルビン，ペメトレキセドなどの薬剤）の2剤併用が標準治療となる．最近ではこれに血管新生阻害の分子標的治療薬である抗VEGF抗体（ベバシズマブ）を加えることもある（図13）．**ペメトレキセドは非扁平上皮癌に有効性**が高く，またベバシズマブは扁平上皮癌で喀血の危険性が高い．以上から**ペメトレキセド，ベバシズマブは非扁平上皮癌**が投与対象となる．

b 小細胞肺癌

限局型小細胞肺癌に対して化学放射線療法を行う場合，シスプラチン＋エトポシドを化学療法として行う．進展型の場合にはシスプラチン＋イリノテカンもしくはシスプラチン＋エトポシドが用いられる．

simple point

- 小細胞肺癌では限局型と進展型に分けて治療方針を決定する．
- 非小細胞肺癌では病期をもとに治療方針を決定する．
- EGFR遺伝子変異およびALK融合遺伝子陽性例では，分子標的治療薬の選択が可能である．
- 小細胞肺癌，非小細胞肺癌ともに予後不良の疾患である．
- 分子標的治療薬にて，適応症例では生命予後の延長が認められている．
- 進行非小細胞肺癌には白金製剤＋第3世代抗癌剤の2剤併用が標準治療である．
- ペメトレキセド，ベバシズマブは非扁平上皮癌が投与対象となる．

c 分子標的治療

1) 肺癌の分子標的としてのEGFR遺伝子変異

EGFR（epidermal growth factor receptor：上皮成長因子受容体）は多くの固形腫瘍の増殖や進展に関わっている．EGFRに変異が起こるとリガンド（EGF）が結合しなくても，EGFRの細胞内領域に自己リン酸化が起こり，核への癌活性化シグナルが伝達される（図14）．

EGFR遺伝子変異のほとんどが**腺癌**でみられ，**東アジア人**，**女性**，

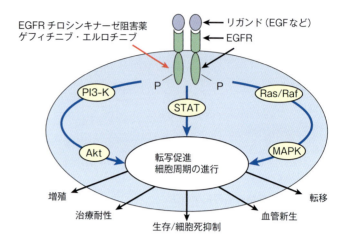

図14　EGFRシグナル経路
EGFRのシグナル伝達経路は，Ras/Raf/MAPK (mitogen-activated protein kinase) 経路，PI3-K (phosphoinositide-3 kinase) /Akt経路，Jak/STAT経路が重要である．このシグナル伝達の結果，細胞は分化，増殖の方向に向かう．EGFRチロシンキナーゼ阻害薬は，この伝達を阻止する（赤矢印）．

非喫煙者に多い．この遺伝子変異により，**EGFRのチロシンキナーゼが恒常的に活性化**した状態となり，**癌の増殖シグナルを送り続ける**こととなる（図14）．一方で**EGFRチロシンキナーゼ阻害薬**に対する親和性は高くなり，高い治療効果につながる．

現在EGFRチロシンキナーゼ阻害薬として**ゲフィチニブ**，**エルロチニブ**があるが，いずれもEGFR遺伝子変異陽性例できわめて高い効果を認めている．副作用として頻度が高いものに，皮膚障害，下痢，肝障害があげられる．重篤な副作用として**4～5%に間質性肺炎**が起こり，2%程度の死亡が認められるため，特に投与開始1～2ヵ月は厳重な観察が必要である．

2）肺癌の分子標的治療薬としてのALK融合遺伝子

2007年に間野らにより発見された遺伝子の転座で，癌化に重要な役割を果たしている．**肺腺癌の4～5%に存在**し，若年，非喫煙者に多く認められる．ALK（未分化リンパ腫キナーゼ anaplastic lymphoma kinase）**阻害薬であるクリゾチニブが高い治療効果**を示している．

---

simple point

- 日本人の肺腺癌患者の約半数でEGFR遺伝子変異が陽性となる．この変異は，東アジア人，女性，非喫煙者に多い．
- EGFR遺伝子変異陽性例ではEGFRチロシンキナーゼ阻害薬（ゲフィチニブ，エルロチニブ）の効果が高い．
- ALK融合遺伝子は肺腺癌の4～5%で陽性となり，ALK阻害薬（クリゾチニブ）の効果が高い．

C 気管・気管支腫瘍

　原発性肺癌は，気管・気管支・肺に存在する上皮細胞から発生する気管支腫瘍であり，この項目に取り上げる「気管・気管支腫瘍」とは，気管と主気管支に発生しやすい腫瘍と定義される．原発性肺癌（特に肺扁平上皮癌や小細胞癌）を除けば，その発生頻度は低く肺癌全体の1%未満とされ，臨床的に遭遇する腫瘍は①**腺様嚢胞癌**，②**カルチノイド**，③**粘表皮癌**が多いことからこの3つの腫瘍について解説する．

1　腺様嚢胞癌 adenoid cystic carcinoma

　粘液腺に由来して唾液腺・涙腺・食道・気管気管支・子宮に発生するまれな腫瘍であり，気管内腫瘍の20〜35%を占める低悪性度腫瘍である．

病因　喫煙との関連性は認められず，病因は不明である．

疫学　発生頻度に男女差はなく，平均年齢は63歳であり原発性肺癌の発症年齢より若い．

症状　咳嗽・血痰・呼吸困難・喘鳴など中枢気道病変に伴う症状を呈する．

病理所見　円形小型細胞が胞巣形態を取りながら多数の大小不同の腺腔形成をする篩状型 cribriform type が典型的である（**図15**）．

検査所見　病巣が気管・気管支であることから胸部X線では確認が困難で発見が遅れることがあるが，胸部CT検査は有用である．気管支喘息として長期治療が行われていることもあり，呼吸機能検査では気管支拡張薬に反応しない閉塞性肺障害例は要注意である．フロー・ボリューム曲線では，ピークフロー低下とこれに続く台形のプラトー形成が診断の助けになる（総論第2章**図8**，37頁参照）．

診断　気管支鏡検査では，気管・気管支部位に表面平滑で光沢を伴う粘膜下腫瘍が観察される（喀痰細胞診による診断率は低い）．鑑別診断には，肺扁平上皮癌・カルチノイド・粘表皮癌があげられる．

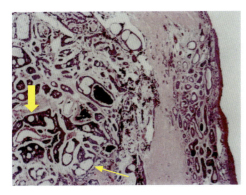

図15　腺様嚢胞癌
導管上皮様の細胞で形成された腺腔（太矢印）と囊胞様病理像（細矢印）を呈する．
（熊本地域医療センター藤井慎嗣先生より提供）

[治療] 原発性肺癌に準じて手術による根治治療が選択される．低悪性度腫瘍であるが，**気管・気管支に長軸進展することから完全切除ができるのは50%程度**であり，**残存腫瘍や断端部腫瘍に対して術後放射線治療**が追加されることが多い．抗癌剤治療は確立されていない．予後は，5年生存率で70%，10年生存率で50%程度の報告が多い．

2 気管支および肺カルチノイド carcinoid

気管支および肺カルチノイドは，肺小細胞癌・大細胞神経内分泌癌とともに神経内分泌腫瘍に分類される低〜中悪性度腫瘍である．

[病因] 気管支および肺カルチノイドでは喫煙との関連性は指摘されていないが，非定型カルチノイドでは喫煙者の割合が高い．

[疫学] 肺カルチノイドは原発性肺癌の1〜2%の頻度をもつまれな腫瘍であり，全臓器に発生するカルチノイドの20〜30%を占める．男女差はなく，定型カルチノイドの平均発症年齢は45歳であり，非定型カルチノイドでは10年程度平均発症年齢が高い．

[分類] 気管支および肺カルチノイドは核分裂像の程度によって，定型カルチノイド（$2mm^2$ あたり核分裂像が2個未満，壊死がない）と非定型カルチノイド（$2mm^2$ あたり核分裂像が2〜10個，壊死がある）に分類される．直径5mm以下の定型カルチノイドはテューモレット tumorlet と呼ばれ，慢性気管支炎や気管支拡張症などで観察される結節状過形成を呈する腫瘍様病変である．

[症状] **中枢性発生が60〜80%**と多いことから**血痰・咳嗽，気道狭窄症状**である**喘鳴，感染症状**が認められる．セロトニン過剰分泌によるカルチノイド症候群（下痢，振戦，頻脈，喘息）は気管支および肺カルチノイドではまれで，5%以下である．

[病理所見] 中等度に好酸性で顆粒状細胞質，やや粗造なクロマチンを有する核を特徴とする．楕円形もしくは円形の均一な細胞を呈する（図16）．神経内分泌化を示唆する類器官 organoid，索状 trabecular，島状 insular，柵状 palisading，リボン状 ribbon，ロゼット様 rosette-like などの増殖像を示す．

[検査所見] 中枢性発生では気道狭窄による二次陰影像（浸潤陰影・無気肺）を伴う．中枢性発生では気管支鏡検査にて表面平滑なポリープ様腫瘍が観察されることがあるが，易出血性であり組織生検には注意が必要である．末梢性の場合には境界明瞭で辺縁部整の充実性腫瘤のことが多く，ときに分葉または凹凸（notch）が存在する．

[診断方法] 気管支鏡検査や経皮的肺腫瘍生検が必要であるが，生検標本での確定診断率は30%程度である．FDG-PET検査の有用性は確立されていない．

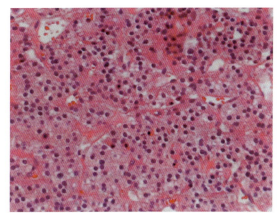

図16 肺カルチノイド
好酸性の細胞質を有する円形の腫瘍細胞が島状に増殖している.
(熊本地域医療センター藤井慎嗣先生より提供)

<u>鑑別診断</u> 大細胞神経内分泌癌（$2mm^2$あたり核分裂像が11個以上，壊死がある）．

<u>治　療</u> 根治治療は外科的切除のみ．非定型カルチノイドでは半数を超えることから系統的リンパ節郭清が必要である．進行例に対しては肺小細胞癌に準じた抗癌剤治療が行われることもあるが多くは無効である．

<u>予　後</u> 定型カルチノイドの10年生存率は80〜90％程度であり，非定型カルチノイドではリンパ節転移が多いことから40〜50％と低い．

3 粘表皮癌 mucoepidermoid carcinoma

　扁平上皮と粘液産生の2方向への分化を示す気管支腺由来の悪性腫瘍である．

<u>病　因</u> 喫煙との関連性は不明であり，病因は不明．

<u>疫　学</u> 原発性肺癌の0.1〜0.2％とまれな悪性腫瘍であり，明らかな性差はない．

<u>症　状</u> **粘表皮癌は中枢気道にポリープ状発生**することが多いことから血痰・咳嗽・喘鳴・閉塞性肺炎などの呼吸器症状を呈する．

<u>病理所見</u> 扁平上皮細胞，粘液産生細胞および両者の中間型の細胞から構成される（同名の唾液腺腫瘍と同様の組織型を呈する）．

<u>検査所見</u> 腺様嚢胞癌と同じ．

<u>診断方法</u> 気管支鏡検査では中枢気道に軟らかいポリープ状腫瘍が観察される．

<u>鑑別診断</u> 肺扁平上皮癌・腺様嚢胞癌・カルチノイド

<u>治　療</u> 外科的切除が原則であるが，腺様嚢胞癌と同様に中枢気道発生であることから気管支形成術が必要になることも多い．

<u>予　後</u> 手術症例では長期予後が期待できるが，エビデンスには乏しい．

simple point

- 気管・気管支腫瘍は胸部X線写真のみでは発見が遅れることがある．
- 診断には胸部CTが有用である．
- 治療抵抗性の喘息として治療されていることがある．
- フロー・ボリューム曲線は喘息やCOPDと異なり，気管の腫瘍の場合は，ピークフローの部分が低下し，台形のプラトーを呈する．

D 肺良性腫瘍

　肺良性腫瘍は全肺腫瘍の2～5％を占めるまれな腫瘍であり，WHO分類では表7が使用されている．この項目では，臨床的に重要な肺過誤腫，硬化性血管腫について解説する．

1　肺過誤腫 hamartoma

　肺過誤腫は，軟骨組織，気道上皮，脂肪組織，筋組織など正常組織から構成される奇形腫の一種である．

疫　学　肺良性腫瘍の中で最も頻度が高く，中高年男性に多い．

症　状　約90％は肺末梢に発症することから自覚症状に乏しい．

病理所見　上皮由来と間葉性由来成分で構成される良性腫瘍であるが，その成分の多くは軟骨成分である（図17）．

検査所見　肺末梢胸膜直下に存在し，結節辺縁部の凹凸（notch）や分葉が観察されることが多い（図18）．10～20％の症例でポップコーン様石灰化像が観察され，肺過誤腫の特徴的所見である．

診断方法　結節の画像的特徴は診断や悪性腫瘍との鑑別に役に立つが，確定診断は外科的切除となることが多い．

鑑別診断　孤立性結節影を呈する疾患・肺動静脈瘻・肺分画症を鑑別する．

　肺動静脈瘻は肺動脈と肺静脈が毛細血管を介さず短絡する先天性

表7　良性腫瘍の分類

良性上皮性腫瘍	乳頭腫，腺腫など
軟部組織腫瘍	限局性線維性腫瘍，類上皮性血管内皮腫，軟骨腫など
その他の腫瘍	過誤腫，硬化性血管腫，淡明細胞腫，奇形腫，胸腺腫など
リンパ組織増殖性疾患	
腫瘍性病変	テューモレット，ランゲルハンス細胞組織球症，炎症性偽腫瘍など

(WHO)

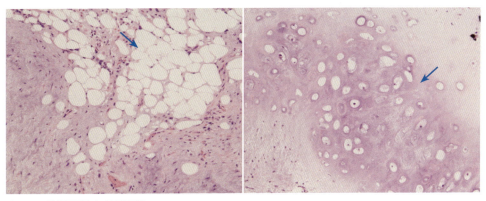

図17　肺過誤腫の病理組織
脂肪（左図矢印），軟骨成分（右図矢印）からなる腫瘍組織が認められる．

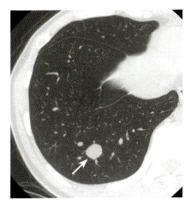

図18　肺過誤腫のCT像
右下葉の類円形で辺縁平滑な像が認められる（矢印）．

奇形であり，肺末梢に辺縁平滑な分葉型腫瘤が観察される．流入動脈と流出静脈が存在することから**造影CT**（もしくは**再構成CT**）を行えば肺過誤腫との鑑別は容易である．

　肺分画症は**大動脈やその分枝**より**血流支配を受ける肺組織**（左下葉が好発部位：心陰影の背側の腫瘤陰影）を特徴とする**先天性疾患**である．正常臓側胸膜外に囲まれる肺葉外分画症では正常気管支と交通がないことから腫瘤陰影を呈する．**造影CT**（もしくは**再構成CT**）にて大動脈やその分枝からの異常動脈が腫瘤陰影に入り込む像にて診断できる．

　治　療　術前診断がつけば経過観察もあり得るが，多くの場合には確定診断や感染の予防のため外科的切除になることが多い．

　予　後　良好．

2　硬化性血管腫 sclerosing hemangioma

　硬化性血管腫は血管内皮細胞の腫瘍性増殖と考えられていたが，現在ではⅡ型肺胞上皮細胞や細気管支細胞由来の腫瘍であることがわかっており，本来であれば「血管腫」の名称は不適切である．

　疫　学　壮年期女性に多い．

| 症　状 | 多くは無症状であるが，症状が存在する場合には血痰が多い．
| 病理所見 | 組織学的に充実性部分，乳頭状部分，硬化性部分，出血性部分の4パターンが混在するのを特徴とする上皮性腫瘍である．
| 検査所見 | 胸部X線写真およびCTによる所見は，孤立性の円形あるいは楕円形の1〜4cm径の腫瘤であり，近縁はスムーズで肺末梢側に認められることが多い．気管支動脈造影でメロン皮様網目状血管網が観察されることが診断に有用とされていたが，現在では特異的所見に乏しく診断的意義は少ないといわれている．
| 診断方法 | 経気管支的や経皮的腫瘍生検もしくは外科的切除．
| 鑑別診断 | 孤立性結節陰影を呈する疾患・肺動静脈瘻・肺分画症（上述）．
| 治　療 | 腫瘍核出術もしくは部分切除術．
| 予　後 | 良好．

simple point

- 肺動静脈瘻は流入動脈と流出静脈が存在する血管瘤である．
- 肺分画症は，心陰影の背側の腫瘤で大動脈やその分枝から血流を受ける．
- 硬化性血管腫は，血管内皮細胞の腫瘍性増殖と考えられていたが，現在ではⅡ型肺胞上皮細胞や細気管支細胞由来の上皮性腫瘍と考えられている．

E 転移性肺腫瘍 metastatic lung tumor

転移性肺腫瘍（癌，肉腫，良性転移性腫瘍など）は，腫瘍が存在する場所以外の肺も含めた臓器に原発腫瘍があり，**血行性**，リンパ行性，経気道性に転移をきたしたものである．肺は全身の静脈還流のフィルターとなるため，あらゆる臓器からの転移部位となり，転移性肺腫瘍のほとんどが**血行性転移**である．原発腫瘍としては甲状腺癌，乳癌，肺癌，大腸癌，腎臓癌，肉腫，胚細胞腫瘍など多くの腫瘍がある．

a 疫学

多くは血行性転移であるが，ときにはリンパ行性転移，まれに経気道性転移をすることがある．腺癌は癌性リンパ管症をきたすことがある．

b 症状

末梢肺野に多発する傾向があるため無症状であるが，気管あるいは中枢気管支に転移すると，血痰，喘鳴，息切れなどの呼吸症状が出現する．

c 診断

通常，血流を介した転移性肺腫瘍による自覚症状は乏しく，原発腫瘍

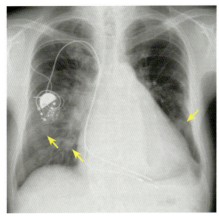
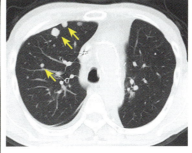

図19a 転移性肺腫瘍

胸部X線写真では多発する結節影が存在するが，CTでは大小不同の結節が明確に確認できる（黄矢印）．

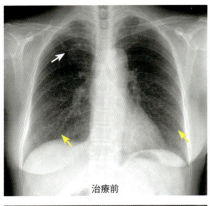

図19b 転移性肺腫瘍

右上葉の肺腺癌（白矢印）から全肺野に大小不同の多発結節の血行性転移巣（黄矢印）が認められる．本症例はEGFR遺伝子変異（Exon 21 L858R）があり，分子標的治療薬ゲフィチニブにて原発巣および転移巣も治療後2ヵ月で大幅に改善している．

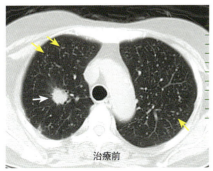
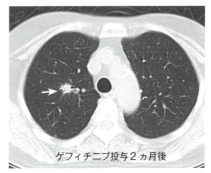

の検査中や経過観察中に撮影された胸部X線写真あるいはCT検査によって発見されることがほとんどであり，多くは多発性で**境界明瞭な結節影**を認め，特に血行性なので病変が下肺野優位となる．**大小さまざまなサイズが混在**するのが特徴である（図19）．

気管支に腫瘍が露出することは少ないので喀痰細胞診・気管支内視鏡による擦過細胞診などの診断の可能性はきわめて低い．

d 治療

原発腫瘍ごとに治療方針は異なるが，ほとんどが進行癌で血行性転移であるため**化学療法**が治療の原則である．

放射線感受性のある腫瘍に対しては**姑息的照射**が施行される．

表8 転移性肺腫瘍の手術適応の条件

①全身状態良好
②原発巣が治療でコントロールされている
③肺以外に転移巣がなく，肺病巣が1ヵ所か，少なくとも1葉に限局しているもの
④多発性であっても，原発腫瘍が骨肉腫・精巣腫瘍などの化学療法が著効するもの

表9 各種腫瘍と腫瘍マーカーの関連

TTF-1 (thyroid transcription factor 1)	肺腺癌（＋），甲状腺癌（＋），ほかの腺癌（－）	
surfactant apoprotein	肺腺癌の一部（＋）	
CK7（サイトケラチン7）	大腸腺癌（－）	肺腺癌（＋）
CK20（サイトケラチン20）	大腸癌（＋）	肺腺癌（－）
CDX-2	大腸癌（＋）	
estrogen receptor	乳癌（＋）	

転移性肺腫瘍の治療は化学療法を行うのが原則であるが，表8の条件が満たされた場合には**外科的切除**（**胸腔鏡手術**または**開胸手術**）の適応となる場合がある．

e 予後

予後不良である．特に癌性リンパ管症を発症している場合は顕著であるが，例外的に，甲状腺癌は5年生存率が50％以上である．

f 腫瘍マーカー

いろいろな臓器における原発性肺癌に特異的に発現するマーカーを免疫組織化学的に証明することにより，原発巣か転移巣か鑑別することができる（表9）．

F 縦隔腫瘍 mediastinal tumor

縦隔とは，左右の肺と胸骨および胸椎，胸郭上口，横隔膜に囲まれる部位であり，**縦隔腫瘍は，縦隔に発生する腫瘍のうち心臓，気管・気管支，食道，大血管などの管腔臓器の腫瘍を除いたものを指す**．縦隔腫瘍は多くの種類があり，主なものを表10に示す．

1 臨床症状

腫瘍が小さい場合は症状を呈しないことが多く，胸部X線写真検査などで偶然に発見される場合も多い．腫瘍が増大すると周辺臓器への圧迫や浸潤による症状が認められるが，症状がある場合，約半数は悪性腫瘍である．

縦隔腫瘍の症状として以下のものが認められるが，腫瘍が小さいときには無症状である．

①呼吸器症状：咳嗽，喀痰，気道圧迫による呼吸困難
②循環器症状：上大静脈の圧迫による上大静脈症候群，心嚢内浸潤による心タンポナーデ，心不全
③神経症状：胸痛，反回神経浸潤による嗄声，頸部交感神経浸潤によ

表10 縦隔腫瘍の分類

胸腺上皮性腫瘍 thymic epithelial tumor	1) 胸腺腫 thymoma	
	2) 胸腺癌 thymic carcinoma	a) 扁平上皮胸腺癌 b) リンパ上皮腫様胸腺癌 c) 肉腫様胸腺癌 d) 淡明細胞胸腺癌 e) 粘液性類表皮胸腺癌 f) 乳頭状胸腺癌 g) 未分化胸腺癌
	3) 神経内分泌腫瘍 neuroendocrine tumor	
胚細胞腫瘍 germ cell tumor		
神経原性腫瘍 neurogenic tumor		
悪性リンパ腫 malignant lymphoma		
嚢胞性疾患 cyst		

(日本胸腺研究会:臨床・病理縦隔腫瘍取扱い規約,金原出版,2009 より作成)

表11 縦隔の解剖学的な構成ならびに腫瘍発生部位による分類

1. 上縦隔	胸骨柄下端(胸骨角),第4椎体下端よりも上方で胸郭上口まで	甲状腺腫,異所性副甲状腺腫
2. 前縦隔	上行大動脈より前方	胸腺腫,胚細胞腫:セミノーマ(精上皮腫),非セミノーマ(奇形腫,卵黄嚢腫,絨毛表皮腫,胎児性癌),甲状腺腫,悪性リンパ腫,心膜嚢胞,気管支嚢胞
3. 中縦隔	心前面から心後面(食道前面)より腹側	悪性リンパ腫,気管支嚢胞,心膜嚢胞
4. 後縦隔	心後面(食道前面)より背側	神経原性腫瘍(神経鞘腫,神経線維腫,神経節細胞腫)

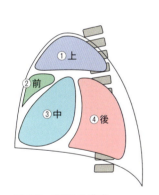

図20 縦隔の構成

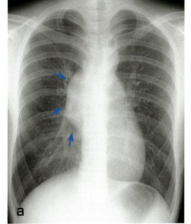
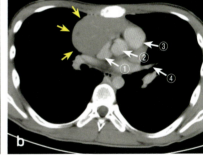

図21 セミノーマの症例
a:胸部X線写真では右肺門部のレベルを中心に巨大な腫瘤陰影(青矢印)が縦隔から張り出している.
b:同症例の縦隔条件の造影CTにて,巨大な全縦隔腫瘤(黄矢印)が上大静脈,上行大動脈,肺動脈幹(矢印①,②,③の順)および肺静脈(矢印④)を後方に圧排している.

るホルネル症候群
　④消化器症状:食道圧迫による通過障害
　⑤特殊な随伴症状:胸腺腫に合併する重症筋無力症および赤芽球癆,神経原性腫瘍(褐色細胞腫)に合併する高血圧など

2 縦隔の部位と発生しやすい腫瘍の分類(表11)

縦隔腫瘍は,発生部位に特徴があり,その好発部位を知っておくこと

は診断の参考となる．図20に縦隔の解剖学的な構成を示す．また，代表的な縦隔腫瘍の一例としてセミノーマを図21に示す．

> **simple point**
> - 縦隔腫瘍は好発部位を知ることで診断の参考になる．
> - 前縦隔：胸腺腫，胚細胞腫瘍，甲状腺腫，悪性リンパ腫
> - 中縦隔：悪性リンパ腫
> - 後縦隔：神経原性腫瘍

3 胸腺上皮性腫瘍

胸腺上皮性腫瘍は表10のように**胸腺腫，胸腺癌**，神経内分泌腫瘍に分類される．ここでは頻度の高い胸腺腫と胸腺癌について記す．

a 胸腺腫 thymoma

胸腺腫とは胸腺上皮細胞由来の腫瘍であり，縦隔腫瘍の中で最も頻度が高く，全縦隔腫瘍の15〜35％である．**組織学的には良性だが，浸潤・再発することが多く臨床的には悪性**である．よって，その浸潤および転移により臨床分類がなされている（**表12**）．

治療の第1選択は浸潤した腫瘍を一塊として外科的に切除すること（**胸腺全摘術**）である．外科手術後の局所再発率は，被膜に覆われた病巣では2％未満，周囲の組織に浸潤したもので20〜40％である．

再発症例であっても，条件を満たしていれば再度外科的に切除することもある．

表12 臨床病期分類（正岡分類）

Ⅰ期	腫瘤は肉眼的に被膜に覆われている
Ⅱ期	被膜浸潤の認められるもの
Ⅲ期	心嚢・大血管・肺などの周囲臓器に直接浸潤するもの
Ⅳa期	胸膜あるいは心嚢内播種のみられるもの
Ⅳb期	遠隔転移のあるもの．リンパ行性あるいは血行性転移

Ⅰ期は非浸潤性胸腺腫，Ⅱ期以上は浸潤性胸腺腫と呼ばれる．

症状

無症状のことが多く，周囲臓器を圧排してはじめて胸痛，咳嗽，上大静脈症候群などの症状を呈する．

合併症

胸腺腫は**自己免疫疾患を合併**することがある．

①重症筋無力症

胸腺腫をもつ患者における重症筋無力症の発生率は約30％であり，本症を合併する場合には拡大胸腺摘出術を行うことで症状が改善することが多い．胸腺腫を合併しない重症筋無力症においても同手術を施行することがある．

②赤芽球癆

骨髄で赤芽球が消失し末梢では網赤血球が減少する．本症では胸腺を摘出しても病状に変化を認めない．

治療

局在性が高いため，原則として手術を行う．ただし赤芽球癆を合併した場合には手術適応を欠く．放射線感受性は高い．

> **重症筋無力症**
> 筋力低下をもたらす疾患である．胸腺が自己抗体（抗アセチルコリン受容体抗体）を産生した結果，アセチルコリン受容体が障害され，アセチルコリンによる神経筋接合部における刺激伝導が阻害され，筋力低下をきたす．

ほとんどすべての病期Ⅰ期およびⅡ期の患者，および病期Ⅲ期の患者の27〜44％では腫瘍を残存させることなく胸腺全摘出術が可能である．術後の放射線療法は一般に病期Ⅱ期およびⅢ期の患者に選択される．病期Ⅳ期の患者では，放射線療法および化学療法が一般的である．

① 非浸潤胸腺腫
　（ⅰ）外科切除
　　全体が被膜に覆われている非浸潤胸腺腫を完全切除すると，局所再発率は2％未満で，通常は治癒する．
　（ⅱ）放射線療法
　　全体が被膜に覆われている胸腺腫の完全切除後は施行されないが，非浸潤胸腺腫が不完全切除された場合，あるいは手術の適応とならない場合は放射線療法が選択される．

② 浸潤胸腺腫
　（ⅰ）手術可能症例
　　可能であれば完全摘出を行うが，完全切除に至らなかった場合や病期Ⅲ期，Ⅳa期の患者では術後放射線療法が推奨される．術後放射線療法により局所再発率の低下と生存期間の向上が期待される．
　（ⅱ）手術不能症例
　　- 放射線療法：60〜90％は局所制御可能といわれている．
　　- 化学療法：プラチナ製剤を含む多剤併用療法を行う．

> **simple point**
> - 胸腺腫は全縦隔腫瘍の15〜35％であり最も多い．
> - 正岡分類は予後を反映し，治療方針を決めるにあたって重要である．
> - 重症筋無力症，赤芽球癆などの特徴的な合併症を呈することがある．
> - 治療の原則は手術だが，切除不能の場合は放射線療法や化学療法を行う．

b 胸腺癌

胸腺腫とは対照的に，胸腺癌には未熟リンパ球が欠如しており，存在するリンパ球は成熟した形質細胞と癌細胞（扁平上皮癌が多い）とが，混ざっている．胸腺癌は診断時，すでに進行していることが多く5年生存率が38％と予後不良の疾患である．また，胸腺腫とは対照的に，自己免疫疾患との関連はまれである．

胸腺癌の分類は**表10**に示す．扁平上皮胸腺癌が最も頻度が高い．

> **simple point**
> - 胸腺癌は自己免疫疾患の合併はまれである．
> - 組織型は扁平上皮癌が多い．

4 胚細胞腫瘍 germ cell tumor

胎生期に迷入した原始胚細胞由来の腫瘍を胚細胞腫瘍と呼ぶ．**10〜30歳の男性**に好発する．この腫瘍は，性腺での発症が最も多いが性腺以外での発症（**性腺外胚細胞腫瘍**）では縦隔に，とりわけ**前縦隔に50％**が発症する（表13に分類を示す）．

性腺外胚細胞腫瘍は，男性に多く，通常は若年成人にみられる．進行は速く，典型的には正中（縦隔，後腹膜，松果体）に発生する．したがって，**診断困難な上皮性悪性腫瘍が若年患者の正中線上に認められる場合は本疾患を考えるべきである．**

a 良性胚細胞腫（良性奇形腫）

複数の胚葉，もしくは三胚葉性の成分からなる腫瘍であり，特に精巣や卵巣などの生殖能をもつ組織から出現する．胸部の奇形腫は前縦隔に好発し胚細胞腫瘍の80％以上を占める．

1) 成熟奇形腫

腫瘍組織が分化成熟した奇形腫であり，**基本的に良性**である．成熟奇形腫は色々な胚葉由来の成熟した組織から構成される腫瘍で，**皮膚，髪，歯，気管支，膵組織**などを含んでいる．しばしば**皮膚上皮に覆われた嚢胞を形成する**（**皮様嚢腫 dermoid cyst**）．

2) 未熟奇形腫

神経管などの未熟な体細胞組織からなる奇形腫で未熟な神経膠細胞がロゼット構造をとる．一部，悪性である．

3) 検査所見

胸部X線写真およびCTにて腫瘍内部に石灰化や嚢胞形成を認める．

4) 治療

治療の原則は外科的切除である．

表13 胚細胞腫瘍の分類

1. 良性胚細胞腫（良性奇形腫）	成熟奇形腫 未熟奇形腫	
2. 悪性胚細胞腫	セミノーマ（精上皮腫） 非セミノーマ	胎児性癌 卵黄嚢癌 絨毛癌

（日本胸腺研究会：縦隔腫瘍取扱い規約，金原出版，2009より作成）

b 悪性胚細胞腫

悪性胚細胞腫は，組織型を**セミノーマ**か**非セミノーマ**かに分類する．その理由は，**セミノーマがかなり進行していても治癒可能**であり，**非セミノーマは完全切除で治癒する例を除き予後が著しく不良**のためである．

1) 症　状

咳嗽，発熱，呼吸困難がある．初期では症状がみられない．

2) 検　査

①胸部 CT，胸部 MRI

腫瘍の進展，周囲への浸潤の評価に有用である．

②腫瘍マーカー

胎盤性アルカリホスファターゼ（P-ALP），β-ヒト絨毛性ゴナドトロピン β-human chorionic gonadotropin（**β-hCG**），α-フェトプロテイン α-fetoprotein（**AFP**）が上昇する．

3) 診　断

診断は針生検による組織診断で行われる．針生検にて確定診断に至らない場合は，縦隔鏡検査を考慮する．

病理診断がセミノーマであってもほかの胚細胞腫瘍が混在している可能性もあり，AFP が陽性であれば純粋なセミノーマではない．また，hCG や β-hCG は純粋なセミノーマでも上昇していることがある．

非セミノーマでは，AFP，β-hCG，LDH の**血中レベルが高いほど予後が悪い**．

4) 治　療

セミノーマには，**BEP 療法**（ブレオマイシン，エトポシド，シスプラチン）が選択される．この治療後も**腫瘍径が 3 cm を超えていれば手術にて切除**する．セミノーマ以外の胚細胞腫瘍は手術と主にシスプラチンを中心とする化学療法が行われる．化学療法で腫瘍マーカーが正常化したものは予後が良い．化学療法を行った後に，残存病変があれば手術を行う集学的治療が行われる．

胚細胞腫瘍は放射線感受性が良好であることから，一般的には**多剤併用化学療法**と**放射線療法**の組み合わせが行われる．

> **simple point**
>
> ● セミノーマは化学療法の感受性が高く，治癒が期待できる腫瘍である．

5　神経原性腫瘍

神経原性腫瘍は交感神経幹，肋間神経から発生する腫瘍である．後縦隔に好発し，自律神経節や傍神経節の神経細胞由来の腫瘍と末梢神経の神経線維の腫瘍に大別される（**表 14**）．おのおのに良性，悪性の腫

表14 神経原性腫瘍の分類
①神経鞘腫
②神経線維腫
③交感神経由来の腫瘍
④神経節腫
⑤神経節芽腫
⑥神経芽腫
　a) 神経節に由来する
　　神経芽細胞腫, 神経節細胞腫, 褐色細胞腫
　b) 神経線維に由来する
　　神経鞘腫, 神経線維腫

瘍があり, 悪性腫瘍の頻度は約10%程度である. フォン・レックリングハウゼン von Recklinghausen 病を合併することがある.

1) 症　状

腫瘍の成長は緩徐であり症状を認めないことが多い. 胸腔内重圧感, 胸背部痛, 上肢痛, ホルネル症候群, 嗄声, 咳嗽, 呼吸困難などがある.

神経原性腫瘍の中には, 腫瘍の発育が神経に沿って上行し, 椎間腔内に腫瘍が発育した場合, 腫瘍は脊柱管内と外に成長し, **亜鈴型腫瘍** dumbbell tumor と呼ばれる. その場合は, 胸椎レベルにおける神経圧迫症状, 下肢対麻痺などが出現する.

2) 治　療

悪性化の傾向があるため, 診断がつき次第, 摘出術を行い術後に放射線療法, 化学療法を行う.

simple point

- 神経原性腫瘍は神経鞘腫が最も多く, 約半数を占める.
- 成人の神経原性腫瘍はほとんどが良性である.

6 悪性リンパ腫

縦隔のリンパ腫は, 縦隔のリンパ節あるいは胸腺から発生する. 胸腺由来の悪性リンパ腫としてT細胞リンパ芽球型リンパ腫, 縦隔原発大細胞型B細胞リンパ腫, 節外性粘膜関連濾胞辺縁帯リンパ腫 (MALTリンパ腫) がある. 胸腺あるいはリンパ節に発生するものとしてホジキンリンパ腫がある. その他のリンパ腫もあるが非常にまれなので省略する.

7 囊胞性疾患

気管・気管支・心膜・食道の形成異常による先天性の囊腫であり, 腫瘍ではない. 主なものとして気管支囊胞, 心膜囊胞がある.

1) 分　類

①気管支囊胞

発生段階において, 前腸が気管と食道に分かれるときに発生する.

気管支囊胞は胎生期に気道と食道に分離する際にその一部が遊離し, 発育して生じる.

②心膜囊胞

原因は不明であるが, 大部分は心横隔膜角に発生し, 右側が多い.

2) 治　療

自覚症状がある場合, 巨大な場合, 増大傾向がある場合, 外科的に切除する.

> **simple point**
> - 囊胞症は，MRIにてT1で低信号，T2で高信号を呈するため画像で診断が可能である．

G 悪性胸膜中皮腫
malignant pleural mesothelioma

　悪性胸膜中皮腫は**石綿曝露**と高い相関があり（90％），**低濃度曝露でも発症**する．肺癌とは異なり，喫煙との相関はない．石綿曝露から**20～50年の潜伏期間**を経て発症する．壁側胸膜由来がほとんどである．予後は2年生存率が30％，生存期間中央値15ヵ月，5年生存率が5％以下であり**きわめて予後不良**な疾患である（7章D 12, 228頁参照）．

　石綿曝露と関連が強いため，問診の際に詳細な職歴の聴取が重要であり，建設業，造船業，ボイラー，電気配線や配管業などに従事していなかったかどうかを注意して問診する．石綿の種類としては，白石綿（クリソタイル）は発癌性が低いが，茶石綿（アモサイト），青石綿（クロシドライト）は針状の形態であり発癌性が高い．

a 臨床症状
　咳嗽，胸痛，胸水貯留などによる呼吸困難がみられる．

b 分類
　組織所見により，①上皮型中皮腫（頻度60％），②肉腫型中皮腫（15％），③二相型中皮腫（25％）の3つに分類される．上皮型が最も頻度が高く，ほかの組織型と比較して治療反応性が良い．二相型中皮腫は，上皮様細胞と肉腫様細胞がそれぞれ10％以上含まれているものをさす．

c 検査
　本疾患に特徴的な腫瘍マーカーはない．画像所見としては，不整で結節状のびまん性胸膜肥厚を呈する．胸水貯留は70％にみられる（図22）．

　胸水検査にてLDHや**ヒアルロン酸の上昇**を認め（10万ng/mL以上），診断の参考となるが，特異性は低い．胸水のADAやCYFRA（サイトケラチン19フラグメント）が上昇することもある．また，胸水細胞診では上皮型では60％，二相型では40％が陽性となる．

　確定診断は，胸膜生検により行う．コープ針による生検は盲目的となり，診断率は30％と低い．**胸腔鏡を用いた生検は診断率が80％と高く**，推奨される．

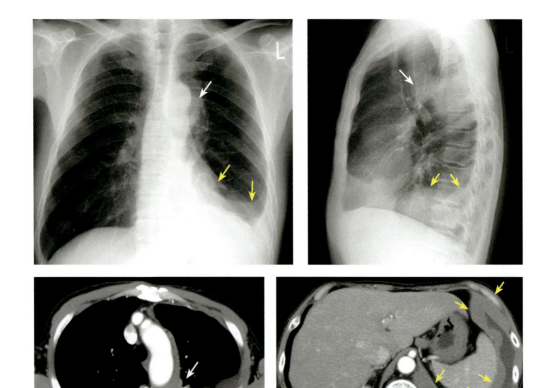

図22　胸膜中皮腫症例
胸部X線写真正面像では大動脈弓に重なって腫瘤陰影が認められ側面像でも観察できる（白矢印）．また，心陰影に重なる腫瘤陰影が外側に伸び肋骨横隔膜角が鈍角となり胸膜の肥厚が認められる（黄矢印）．CT（左下図）でも大動脈弓の外側から背側にかけ腫瘤が認められ（白矢印），その外側には胸水が貯留している．また肺底部のCT（右下図）では，横隔膜に接して腫瘤が拡大している（黄矢印）．

組織学的に肺腺癌との鑑別が重要となるが，**陽性マーカーとしてカルレチニン，陰性マーカーとしてCEA**（癌胎児性抗原 carcino-embryonic antigen）が有用である．

d 治　療

切除可能な場合は手術療法を行う．手術の適応とならない場合あるいは術後再発の場合は化学療法を選択する．

1) 手術療法
胸膜肺全摘術（壁側胸膜の外側全体を切開して病巣と肺を一塊として切除する方法．胸腔は開けない．）

2) 化学療法
シスプラチンとペメトレキセドの併用療法が標準治療となっている．

3) 放射線療法
主たる治療法ではなく，疼痛緩和や術後補助療法として行うことがある．

> **simple point**
> - 悪性胸膜中皮腫は石綿曝露が深く関係する予後不良な疾患である．
> - 職歴の詳細な問診が重要である．
> - 胸腔鏡による生検が最も診断率が高い．
> - 治療は手術可能症例では胸膜肺全摘術を行う．

H 癌患者のQOLと緩和医療

　肺癌においては，診断時にすでに外科的切除が不能であることが多く，化学療法の成績も決して良好とはいえない．そのため加療の過程において緩和医療が重要な位置を占める．非小細胞肺癌患者においては，診断早期より緩和ケアを導入することにより生命予後を改善させるとの報告もあり，**診断早期からの緩和ケアの重要性**が示されている．

　肺癌患者は疼痛や呼吸困難感，不安など多彩な症状を呈することが多く，その緩和は患者のQOL向上にも寄与する．

1 緩和ケアとは

　緩和ケアについてWHOは以下のように定義している．
「治癒を目的とした，治療に反応しなくなった疾患をもつ患者に対して行われる積極的で全人的な医療，ケアであり，痛みのマネジメント，精神的，心理的，社会的，霊的な問題の解決が最も重要な課題となる．**緩和ケアの最終目標は，患者とその家族にとってできる限り良好なQOLを実現させることである．**緩和ケアはこのような目標をもつことにより**終末期だけではなく，それ以前の早い病期の患者に対しても，癌病変の治療と同時に適応すべき多くの利点をもっている．**」

　また，WHOは緩和ケアの実践において以下のような提言を行っている．

1. 生きることを尊重し，誰にも例外なく訪れる「死に行く過程」にも敬意を払う．
2. **死を早めることも，死を遅らせることも意図しない．**
3. 痛みのマネジメントと同時に，痛み以外の諸症状のマネジメントを行う．
4. 精神面のケアやスピリチュアルな面のケアも行う．
5. 死が訪れるとしたら，そのときまで積極的に生きていけるよう患者を支援する．
6. 患者が病気に苦しんでいる間も，患者と死別した後も家族の苦

難への対処を支援する.
7. 放射線治療，化学療法，外科治療も症状のコントロールに有用であり，不利益をもたらさない限り緩和ケアとしての一定の役割を果たす
8. 研究目的の治療の実施は最小限に抑える

2 諸症状のマネジメント

a 癌性疼痛

終末期癌患者の2/3以上でみられる．骨や軟部組織，神経への浸潤に伴い発生する場合が多いが，このような身体的な痛みに，精神的因子（絶望感，死に対する恐怖，不安，抑うつなど），社会的因子（病気がもたらす経済面の困難など），スピリチュアルな因子が加わり，**トータルペイン（全人的な痛み）**となる.

癌性疼痛の緩和の基本は薬物療法である．WHO癌性疼痛治療の原則にそって行う.

① By the mouth（経口的に）
② By the clock（時刻を決めて規則正しく）
③ By the ladder（WHO 3段階除痛ラダーに沿って効力順に）（**図23**）
④ By the individual（患者ごとに個別的な量で）
⑤ With attention to detail（その上で細かい配慮を）

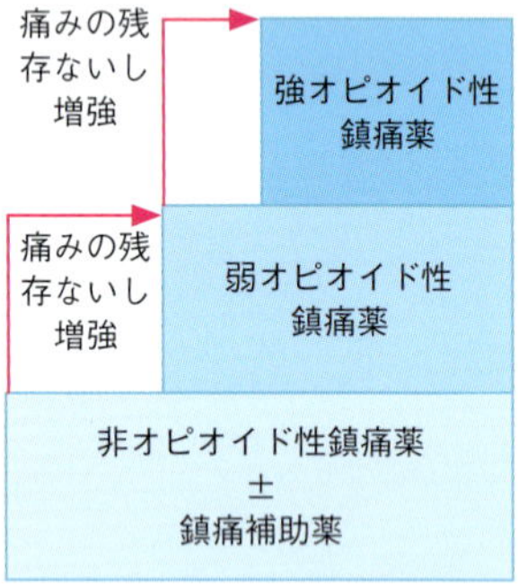

WHO 3段階除痛ラダーに従い，**非ステロイド抗炎症薬から開始し，弱オピオイド，強オピオイドの順に加えていく**．ただし，**非ステロイド抗炎症薬とオピオイドは可能な限り併用**する．現在わが国で使用できる強オピオイドには**モルヒネ**，**オキシコドン**，**フェンタニル**の3種類がある．オピオイド共通の副作用として**悪心・嘔吐**，**便秘**，**眠気**などがみられるため，投与する場合にはこれらの副作用にも留意する必要がある.

図23 WHO 3段階除痛ラダー

b 呼吸困難感

呼吸困難感は自覚的に感じる呼吸の不快感であり，必ずしも低酸素血症を合併しなくても起こりうる．肺癌に合併した呼吸困難感の原因としては，肺炎や胸水貯留，癌性リンパ管症などがあげられる.

呼吸困難感の治療としては，まず原因に対する治療を行うが，症状改善が得られないこともしばしば見受けられる．また，低酸素血症を伴う場合は酸素投与を行う.

上記の治療でも十分な症状改善が得られない場合は，薬物療法を検討する．モルヒネは臨床試験において呼吸困難感に対する有効性が証明されている．また癌性リンパ管症や気道狭窄を認める場合は，抗炎症

作用を期待して副腎皮質ステロイドの投与を行うことがある．呼吸困難感はしばしば不安感を助長し，さらに呼吸困難感が増強する場合もあり，この場合は抗不安薬の投与が有効な場合もある．

C 緩和できない苦痛に対する鎮静

　肺癌に伴う苦痛症状に対しては，十分な原因検索と治療を行う必要があるが，それでも症状の緩和が得られない場合がある．緩和できない症状に伴う苦痛が著しく，かつ予後が2～3週間以内と推測される場合は鎮静剤を使用することで，鎮静状態とし苦痛緩和を図ることがある．

simple point

- 緩和ケアは終末期だけではなく，それ以前の早い病期から積極的に適応すべきである．
- 癌性疼痛に対する薬物療法は非ステロイド抗炎症薬から開始し，弱オピオイド，強オピオイドの順に加えていく．
- 非ステロイド抗炎症薬とオピオイドは可能な限り併用する．
- オピオイドの副作用として悪心・嘔吐，便秘，眠気などがみられる．

練習問題

【問1】
以下の組み合わせのうち誤っているものを2つ選べ.
- a 高カルシウム血症 ―― 抗利尿ホルモン不適合分泌症候群
- b 顔面浮腫 ―― 上大静脈症候群
- c 嗄声 ―― 横隔神経麻痺
- d 上肢への放散痛 ―― パンコースト腫瘍
- e 両下肢麻痺 ―― 脊椎転移

【問2】
[症例] 55歳, 女性
[主訴] 臀部痛
[既往歴] 特記すべきことなし
[嗜好] 喫煙歴:なし
[現病歴] 2ヵ月前より臀部痛が出現し, 徐々に増強, 近医画像検査で仙骨部に骨腫瘍を指摘され, 当院整形外科紹介入院. 全身精査のCT写真にて肺に腫瘤陰影を指摘された. 骨腫瘍からのCTガイド下針生検で肺腺癌と診断された. 頭部MRIでは多発脳転移を認めた.

設問1. 臨床病期は以下のどれに該当するか選べ.
- a Ⅰ期
- b Ⅱ期
- c ⅢA期
- d ⅢB期
- e Ⅳ期

設問2. 本症例では病変組織のEGFR遺伝子変異が陽性だった. 今後考えられる治療として間違っているものを1つ選べ.
- a UFT投与
- b 骨転移への姑息的放射線治療
- c オピオイド投与
- d 白金製剤+第3世代抗癌剤
- e ゲフィチニブ投与

【問3】
喘息様症状を呈することがある疾患を2つ選べ.
- a 気管支結核
- b 肺線維症
- c 腺様嚢胞癌
- d じん肺
- e 細菌性肺炎

【問4】
上皮性腫瘍でないものを1つ選べ.
- a 粘表皮癌
- b 硬化性血管腫
- c 限局性線維性腫瘍
- d カルチノイド
- e 腺様嚢胞癌

【問5】
53歳, 女性. 3ヵ月前より夕方になると雑誌の文字が読みにくい症状を自覚していた. 1ヵ月前より, 夕方の家事, 夜間の歯磨きの際に腕のだるさが出現したため来院した.
[既往歴, 家族歴] 特記事項なし
[身体所見] 両側眼瞼下垂あり. 四肢の筋力低下は認めない

正しいものを3つ選べ.
- a 本疾患では血清中の抗アセチルコリン受容体抗体が陽性となる患者は約85%である.
- b 誘発筋電図にてwaxing現象が認められる.
- c テンシロン試験が陰性である.
- d 本疾患は前縦隔に好発する.
- e 治療法として拡大胸腺摘出術を行う.

【問6】
58歳, 男性. 2ヵ月前より労作時呼吸困難を自覚していた. 1ヵ月前より, ときどき胸痛が出現し, 5kgの体重減少も認めたため来院した.
[既往歴, 家族歴] 特記事項なし
[職歴] 20歳から3年間配管業に従事し, その後は事務職に従事している
[身体所見] るい痩(やせ)を認める. SpO_2 94%(室内気), 左呼吸音の減弱あり
[画像所見] 胸部X線写真にて左胸膜の不規則な肥厚と胸水貯留を認める. 胸部CTでは左胸膜の不整な肥厚と腫瘤形成を認める. 左胸水の貯留も認める
[胸水検査] LDH 452 mg/dL, ヒアルロン酸 150,000 ng/mL. 細胞診 Class I

正しいものを3つ選べ.
- a 本疾患は石綿曝露から5年以内に発症することが多い.
- b 胸水細胞診で陰性の場合は, 本疾患は否定的

である.
- c 胸水ヒアルロン酸の上昇が診断の参考となる.
- d 手術を行う場合,術式は胸膜肺全摘術が標準的である.
- e 化学療法としてはシスプラチンとペメトレキセドの併用療法が標準的である.

【問7】
緩和医療について正しいのはどれか.1つ選べ.
- a 疼痛緩和に強オピオイドは使用しない.
- b 緩和ケアを癌の診断早期から行っても予後を改善させることはできない.
- c 緩和ケアは死を早めることも遅らせることもしない.
- d 緩和ケアは癌終末期に重点をおいている.
- e 全人的苦痛(トータルペイン)に身体的苦痛は含まれない.

【問8】
癌性疼痛緩和のための薬物療法の原則について正しいものはどれか.1つ選べ.
- a 可能な限り静注薬から開始する.
- b 時刻を決めて投与する.
- c 強オピオイドから開始する.
- d 非ステロイド抗炎症薬とオピオイドの併用は避ける.
- e 原発巣が確定する前には開始しない.

練習問題の解答

【問1】
　解　答：a, c
　解　説：
　a. 高カルシウム血症は扁平上皮癌などでPTH-rP産生に関連する腫瘍随伴症候群として起こることがある．抗利尿ホルモン不適合分泌症候群（SIADH）では低ナトリウム血症が起こる．
　c. 嗄声は反回神経麻痺で起こる．とりわけ左肺門，♯5リンパ節（大動脈下リンパ節：ボタロリンパ節）の転移で誘発されるため重要なポイントとなる．

【問2】
　設問1解答：e
　解　説：遠隔転移陽性例はM1bに相当し，Ⅳ期となる．
　設問2解答：a
　解　説：手術不能，根治的放射線療法不能の進行非小細胞肺癌であり，標準治療は白金製剤＋第3世代抗癌剤であるが，EGFR遺伝子変異陽性であり，EGFRチロシンキナーゼ阻害薬であるゲフィチニブも治療薬となる．痛みのある骨転移は除痛のために姑息的放射線治療が適応となる．また癌性疼痛にはオピオイドの投与が考慮される．UFTはⅠB期の術後補助化学療法として用いられる．

【問3】
　解　答：a, c
　解　説：喘息様症状の原因は気道狭窄である．肺線維症とじん肺は拘束性換気障害の代表疾患であり気道狭窄は起こらない．細菌性肺炎は膿性痰，咳嗽，低酸素血症を呈するが喘鳴は伴わない（伴ってもまれ）．気管支結核や腺様嚢胞癌では気道病変の発見が遅れて難治性気管支喘息として治療されることのある疾患であり，aとcが解答である．

【問4】
　解　答：b
　解　説：粘表皮癌，カルチノイド，腺様嚢胞癌は，いずれも悪性上皮性腫瘍である．限局性線維性腫瘍は限局性胸膜中皮腫といわれていた疾患であるが，腫瘍細胞の由来が中皮下の間葉系細胞であることがわかっている．硬化性血管腫は血管内皮細胞の腫瘍性増殖と考えられていたが，現在ではⅡ型肺胞上皮細胞や細気管支細胞由来の上皮性腫瘍と考えられている．

【問5】
　解　答：a, d, e
　解　説：縦隔腫瘍のうち，最も頻度が高い胸腺腫についてその特徴的な合併症である重症筋無力症から診断にアプローチさせる問題である．
　胸腺腫の好発年齢は50歳代である．胸腺腫は約30％に重症筋無力症を合併する．重症筋無力症の特徴として，夕方以降に増悪する眼症状（眼瞼下垂，複視），四肢近位筋の筋力低下がある．朝は問題ないが夕方以降になると症状が出現するという日内変動が特徴である．患者は，日常生活において病歴に示したような「文字の読みにくさ」「歯磨きで腕がだるい」のほか，「階段を昇るのがだるい」といった症状を訴えることが多い．本疾患では約85％の症例で血清の抗アセチルコリン受容体抗体が陽性となる．検査では，アセチルコリンの分解を阻害するテンシロン（抗コリンエステラーゼ薬）を用いたテンシロンテストで眼瞼下垂や複視などの症状改善がみられる（テンシロンテスト陽性）．また，誘発筋電図では反復刺激での漸減現象（いわゆるwaning現象）がみられる．waxing現象は漸増現象であり，小細胞肺癌に合併するランバート・イートン症候群でみられる所見である．
　前縦隔に好発する腫瘍は，代表的な4つを記憶すべきである．すなわち胸腺腫，胚細胞腫，甲状腺腫，悪性リンパ腫である．
　通常の術式は胸腺全摘出術であるが，重症筋無力症を認めた場合，可能な限り拡大胸腺摘出術（胸腺周囲の広範囲で脂肪組織を含めて切除する）を行う．

【問6】
　解　答：c, d, e
　解　説：悪性胸膜中皮腫に特徴的な職歴と，臨床経過から悪性腫瘍を疑わせる問題である．
　悪性胸膜中皮腫は，石綿曝露と高い相関があり，短期間，低濃度の曝露でも発症しうる．本症例は，30年ほど前に配管業に3年間ほど携わっており，石綿曝露が推察される．石綿曝露から悪性胸膜中皮腫発症までには20〜50年という長い潜伏期間がある．5年以内という短期間で発症することはほとんどない．胸水細胞診では，上皮型中皮腫でもせいぜい60％程度であり，悪性胸膜中皮腫の患者においては胸水細胞診が陰

性となることもしばしばである．したがって，胸水細胞診が陰性だからといって否定することはできない．胸水ヒアルロン酸が上昇するのは，本疾患の特徴の1つである．手術が可能な場合は，原則として手術療法を行う．術式は，胸腔を開けない胸膜肺全摘術が標準的であり，根治性のある術式である．胸膜を含めて胸腔を開けずに手術するという点で，肺癌などの部分切除，肺葉切除などとは異なる．化学療法のレジメンとして唯一大規模臨床試験で効果が証明されたのは，シスプラチンとペメトレキセドの併用療法であり，臨床では化学療法の第1選択薬となっている．

【問7】
解　答：c
解　説：

a．× 癌性疼痛のコントロールにおいて，非ステロイド抗炎症薬から開始し，弱オピオイド，強オピオイドの順に加えていく．わが国で使用可能な強オピオイドには，オキシコドン，モルヒネ，フェンタニルがある．

b．× 近年，非小細胞肺癌患者に診断早期から緩和ケアを導入することで，予後を改善したとの報告があり，診断早期からの緩和ケア導入の重要性が高まっている．

c．○ WHOは緩和ケアの実践において，「緩和ケアは死を早めることも遅らせることもしない」と提言している．

d．× 診断早期からの緩和ケアの重要性が叫ばれている．

e．× 担癌患者の苦痛には，身体的苦痛，精神的苦痛，社会的苦痛，霊的苦痛（スピリチュアルペイン）などがあり，それらがあいまって全人的苦痛となる．

（国家試験類似問題）

【問8】
解　答：b
解　説：

a．× 可能な限り経口投与から開始する．経口投与が難しい場合は経皮的投与や静脈内投与などを行う．

b．○ WHO癌性疼痛治療の5原則にそって治療を行う（①経口的に，②時刻を決めて規則正しく，③WHO 3段階除痛ラダーに沿って効力順に，④患者ごとに個別的な量で，⑤その上で細かい配慮を）．

c．× 原則としてWHO 3段階除痛ラダーに沿って，非ステロイド抗炎症薬→弱オピオイド→強オピオイドの順に投与する．

d．× 特に禁忌がない限り，非ステロイド抗炎症薬とオピオイドは併用する．

e．× 原発巣が確定する前でも，臨床的に癌性疼痛が疑われた場合は，疼痛緩和を開始する．

（国家試験類似問題）

9章 肺循環障害

A 肺血栓塞栓症 pulmonary thromboembolism

　肺血栓塞栓症は，**静脈，心臓内（右心系）に形成された血栓が遊離して肺動脈を閉塞して生じる疾患**である．肺血栓塞栓症には急性肺血栓塞栓症と，急性期後の残存血栓による**慢性肺血栓塞栓症**があるが，本項では一般臨床・救急領域における胸痛・低酸素血症の鑑別にきわめて重要な疾患である急性肺血栓塞栓症について概説する．

1 疫　学

　肺血栓塞栓症は，わが国では従来まれな疾患と考えられてきたが，最近増加してきており，決してまれな疾患とはいえなくなった．厚生労働省人口動態統計の資料でも，わが国における肺血栓塞栓症による死亡者数が10年間で約2.8倍に急増したことが示されている．
　本症は，男性より女性に多く，好発年齢は60歳代から70歳代にピークを有している．

2 危険因子

　肺血栓塞栓症の主な危険因子を**表1**に示す．
　ウィルヒョー Virchow の3徴：①血流の停滞，②血管内皮の障害，③血液凝固能の亢進が，血栓形成の3大要因である．

表1　肺血栓塞栓症の危険因子

1. 血流の停滞	・長期臥床（手術後，脳血管障害） ・肥満，妊娠 ・心不全 ・長時間の飛行機搭乗（エコノミークラス症候群）
2. 血管内皮の障害	・手術（整形外科，婦人科領域など） ・静脈炎
3. 血液凝固能の亢進	・先天性凝固因子欠損症（アンチトロンビンⅢ欠損症，プロテインC欠損症，プロテインS欠損症） ・担癌状態，抗癌剤治療，糖尿病，脂質異常症，ネフローゼ症候群，妊娠 ・外傷，骨折，手術，脱水，多血症 ・抗リン脂質抗体症候群 ・凝固異常をきたす薬剤の服用（経口避妊薬，エストロゲン薬）

3 発生状況

安静解除後の起立, 歩行や排便, 排尿時などに発症することが多く, 本症の塞栓源は**下肢深部静脈の血栓**が多い.

4 病態

急性肺血栓塞栓症は, 静脈, 心臓内（右心系）で形成された血栓が遊離して, 急激に肺血管を閉塞する疾患であり, その**塞栓源の約90％以上**は, **下肢深部**あるいは**骨盤内静脈**である. 主たる病態は, 突然に発症する**肺高血圧**および**低酸素血症**である. 低酸素血症の主な原因は, 肺血管床の減少および非閉塞部の代償性血流増加と気管支攣縮による換気血流不均等が原因である. **肺梗塞は肺血栓塞栓症により生じる肺の出血性壊死**と定義されるが, 急性肺血栓塞栓症の約10〜15％に合併する.

5 症状・身体所見

a 症状

主要症状は, 突然発症する**呼吸困難と胸痛**であり, **頻呼吸**を認める. しかし, 急性肺血栓塞栓症と診断できる症状がない場合もあり, 診断が遅れることもある. 急性肺血栓塞栓症と診断された症例の90％は症状より疑われており, 診断の手がかりとして症状の理解は重要である.

ほかに説明ができない突然の呼吸困難で, 危険因子がある場合には急性肺血栓塞栓症を鑑別診断にあげなくてはならない. 胸痛は吸気時に増強することが多い.

塞栓が広範囲に及ぶ場合には, 失神やチアノーゼ, 血圧低下, ショックを認めることもある.

b 身体所見

頻呼吸, 頻脈が高頻度に認められる. **チアノーゼやショックで発症する重症例もあり突然死もありうる**. 重症度分類（表2）は, それによる治療方針の決定のために血行動態の評価はきわめて重要である. 肺高血圧症に基づく**心音聴診所見としてはⅡp音亢進**が主なものである. **右心不全**をきたすと頸静脈の怒張や右心性Ⅲ音, Ⅳ音を認める. 肺梗塞を合併すると断続性ラ音を聴取することがあり, 胸水貯留により打診で濁音

表2　急性肺血栓塞栓症の重症度分類

重症度	血行動態	心臓超音波検査上の右心負荷所見
Massive（広範型）	不安定*	あり
Submassive（亜広範型）	安定	あり
Non-massive（非広範型）	安定	なし

*収縮期血圧90 mmHg以下, あるいは40 mmHg以下の血圧が15分以上継続する.

となり清音伝導が低下する．深部静脈血栓症に起因する所見としては下腿浮腫，Homans 徴候（仰臥位で足関節を背屈することで生じるふくらはぎの疼痛）などがある．

6 検査所見

a スクリーニング検査

臨床症状，発生状況，危険因子の有無から，まずは肺血栓塞栓症を疑うことが重要である．疑った場合，引き続きスクリーニング検査を行う．

1）血液検査

D-ダイマーの上昇があれば本症を疑う．D-ダイマーは血栓形成と二次線溶が血管内で起こっていることを示すマーカーであり，本症のスクリーニングに非常に有用である．ただし D-ダイマーが高値であっても肺血栓塞栓症と確定診断できるわけではないが，正常範囲内であれば高い確率で肺血栓塞栓症は否定される．

白血球数や CRP，LDH の上昇を認めることもある．

2）動脈血ガス分析

低酸素血症，$PaCO_2$ 低下，呼吸性アルカローシスが特徴的所見である．ショックの場合は代謝性アシドーシスになる．

3）胸部 X 線写真

心拡大や肺門部肺動脈主幹部の拡張と急激な途絶で形成される**こぶし状の陰影**（knuckle sign）がみられる．また，肺動脈の血流低下を反映して肺血管陰影が減弱するため，**肺野の透過性亢進**（Westermark's sign）が認められることもある．また，肺梗塞を起こすと**楔状の浸潤影**（Hampton's hump）や胸水がみられるが，頻度は高くない．

4）心電図

右側胸部誘導（V_1〜V_3）の陰性 T 波，洞性頻脈を高頻度に認める．SIQⅢTⅢ（Ⅰ誘導での著明な S 波，Ⅲ誘導での明瞭な Q 波と陰性 T 波），右脚ブロック，ST 低下，肺性 P 波も出現することがあるが，本症に特異的な心電図所見は存在しない．

5）経胸壁心臓超音波検査

経胸壁心臓超音波検査は診断のみならず，重症度判定や予後予測にも有用であるため，本症を疑った場合は重要な検査である．閉塞血管床が広範な場合には右室拡大，および心尖部の壁運動は保たれるが右室自由壁運動が障害される，いわゆる McConnell 徴候を認める．ドップラー法により推定される肺動脈圧も上昇する．

b 画像診断

上記のスクリーニング検査を行い，肺血栓塞栓症が疑われる場合，さらに下記の検査を追加して行う．

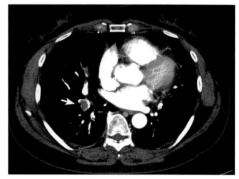

図1 肺血栓塞栓症の胸部造影CT
右肺下葉動脈において内腔の外側のみが造影され中心部に大きな造影欠損（矢印）を認める．右肺動脈内の血栓栓塞像である．

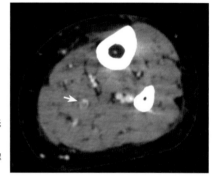

図2 肺血栓塞栓症の下肢造影CT
左下肢（左後脛骨）静脈内に造影欠損部を認める（白矢印）．

1) 造影CT

造影CTは区域枝までの検出精度が良好であるため，本症は**肺動脈の造影欠損像**により診断できる（**図1**）．特にCTは同時にほかの胸痛の原因についての検索を行え，**下肢，骨盤，腹部の静脈の血栓**を検索もできるため使用頻度は増加している（**図2**）．

2) 肺動脈造影と心臓カテーテル検査

肺動脈造影はいまだに**急性肺血栓塞栓症確定診断**のgold standardである．直接所見として造影欠損filling defect，血流途絶cut off，間接所見として血流減弱oligemia，充満遅延filling delayがある．肺血流シンチグラフィーによる診断の普及，加えて最近のCTによる診断能力の上昇に伴い，カテーテル治療が必要な重症例を除いて施行されることは少なくなっている．

3) 肺シンチグラフィー（換気，血流）

典型的には換気シンチグラフィーで異常所見がない部位に，血流シンチグラフィーで楔形の欠損像を示す**換気血流不均等**が重要である．しかしながら，特異性が低く，換気シンチグラフィーを緊急検査として実施できる施設はきわめて限定される．

4) 下肢静脈超音波検査

下肢静脈超音波検査はベッドサイドで簡便に繰り返して行うことが可能である．また残存する血栓の確認の意味も含めて重要な検査である．

7 治療

急性肺血栓塞栓症の治療は，まずその重症度により分けて考える．一般的には，①ショックが遷延する例，②血圧は正常であるが，心臓超音波検査所見上，右心機能不全を認める例，③血圧，右心機能とも正常である例に分けられる．**ショックが遷延する例では血栓溶解療法**が積極的に用いられ，一方，**血圧，右心機能とも正常である例では抗凝固療法**のみで治療可能である場合が多い．

a 呼吸循環管理

低二酸化炭素血症を伴った低酸素血症が本症の呼吸不全の特徴であり，必要に応じて酸素療法を開始する．酸素療法でも安定した酸素化（PaO_2 60 Torr もしくは SpO_2 90％以上）が得られなければ，挿管ならびに人工換気を導入する．

ショックを伴う症例では容量負荷，薬物療法（ドパミン，ドブタミン，ノルアドレナリン）を行う．

心肺停止で発症した例やショックを伴う場合は早めに経皮的心肺補助装置（PCPS）を導入する．

b 薬物療法

1）抗凝固療法

急性肺血栓塞栓症の薬物療法の第1選択は抗凝固療法であり，禁忌でない限り，急性肺血栓塞栓症が疑われた段階で投与を開始する．一般的には**急性期には即効性のある未分画ヘパリンの静脈内投与**を，**慢性期にかけてはワルファリンの経口投与**を行う．

①未分画ヘパリン

主に急性期に用いられる．まず5,000単位を急速静注し，以後持続静注を行う．APTT（活性化部分トロンボプラスチン時間）が施設基準値の中央値の1.5～2.5倍となるように調節する．**未分画ヘパリンは後述するワルファリンによるコントロールが安定するまで投与する**．有害事象として，出血やヘパリン起因性血小板減少症 heparin-induced thrombocytopenia（HIT）などがある．

②ワルファリン

未分画ヘパリン投与に引き続き**ワルファリンの内服**を開始する．未分画ヘパリン投与初期から併用することが可能で，**PT-INR**（プロトロンビン時間の国際標準化比）が**至適域2.0～3.0に達した段階で未分画ヘパリンを中止する**．わが国においてはPT-INR値を1.5～2.5でコントロールされることが多い．

2）血栓溶解療法

血行動態の不安定（ショックや低血圧）な症例に対して行われる．しかし，血栓溶解療法は迅速な血栓溶解作用や血行動態改善作用には明らかに優れるものの，いずれの無作為試験においても予後改善効果は

ワルファリン誘発性皮膚壊死

ワルファリンは，凝固因子のプロトロンビンや第Ⅹ，第Ⅸ因子を抑制するが，凝固阻止因子のプロテインCやプロテインSも抑制する．プロテインCの半減期がプロトロンビンや第Ⅹ，第Ⅸ因子より短いためにワルファリン投与後1～2日目に過凝固状態になり，まれではあるが微小血栓が多発し皮膚壊死および紫斑が発症することがある．ヘパリンとワルファリンを併用することで予防できる．

認めていない．出血性合併症の頻度も高く，適応には十分注意する必要がある．

c カテーテル治療・外科的治療

急性肺血栓塞栓症の治療は，呼吸循環管理，抗凝固療法，血栓溶解療法が基本である．しかしながら全身投与による血栓溶解療法禁忌例や血栓溶解療法不成功例のその次の治療手段として，直接肺動脈内血栓に対してさまざまなカテーテル的治療が実施されている．また循環不全やショックを呈した症例では，人工心肺を用いた外科的肺動脈血栓摘除術が適応となる．

d 下大静脈フィルター

下大静脈フィルターは，下肢の深部静脈血栓を肺に到達する前段階の下大静脈レベルでトラップし，肺血栓塞栓症の発症を予防するためのデバイスである．下大静脈フィルターには永久留置型と一時留置型がある．

出血合併例，抗凝固療法禁忌例，抗凝固療法の合併症ないし副作用発現例，十分な抗凝固療法にもかかわらず肺血栓塞栓症を再発する場合などである．

> **静脈血栓症の予防**
> 手術をはじめとした二次性の静脈血栓症発症の高危険群においては，適切な抗凝固療法を行い静脈血栓の予防を行う必要がある．わが国では，未分画ヘパリンの皮下注射がよく行われていたが，下肢の整形外科手術，腹部手術など特にリスクの高いケースに限定して，低分子ヘパリン（エノキサパリン），選択的第 Xa 因子阻害薬（フォンダパリヌクス）の皮下注射製剤が最近保険適用となった．

simple point

- 安静解除後の起立，歩行時に急性発症の呼吸困難，胸痛を呈することが多い．
- 本症の多くは下肢深部静脈の血栓が原因である．
- D-ダイマー上昇があれば本症を疑う．胸部造影 CT にて肺動脈に造影欠損部を認めれば診断可能である．
- 治療の第 1 選択は抗凝固療法である．

B 肺高血圧症 pulmonary hypertension

肺高血圧症とは，肺動脈圧の上昇を認める病態の総称である．

1 定義

安静時平均肺動脈圧が 25 mmHg を超えた場合，肺高血圧と定義する（正常の平均肺動脈圧は 20 mmHg 未満である）．

2 分類

2008 年に新しい肺高血圧の分類（ダナポイント分類）がなされた

（表3）．ここでは，その中でも重要な疾患を下記に詳記する．左心系疾患による肺高血圧症は，循環器疾患のためにここでは省略する．

a 特発性肺動脈性肺高血圧症

遺伝子変異を認めず，肺高血圧症の基礎疾患となりうる心肺疾患がない，**原因不明の肺高血圧症**である．罹患率は 100 万人あたり 2 人程度とまれな疾患であるが，発症年齢のピークは **20 ～ 40 歳の若年者**にある．小児では性差はないが，成人では女性に多い．病態は不明な部分も多いが，何らかの機序による肺血管収縮，肺血管内皮の障害や二次的な血栓形成による肺血管抵抗の上昇がその主病態である．

b 呼吸器疾患および/あるいは低酸素血症による肺高血圧症

COPD や間質性肺炎といった慢性肺疾患のため肺高血圧を呈する状態である．慢性肺疾患に伴う肺高血圧の結果，右心負荷，右心不全をきたした状態を**肺性心 cor pulmonale** と呼ぶ．肺性心の発生機序には，COPD や間質性肺炎などに伴う慢性呼吸不全を合併した結果，低酸素血症や高二酸化炭素血症により肺血管の攣縮をきたし肺血管抵抗が上昇し肺高血圧を呈する換気障害型と，肺血栓塞栓症や原発性肺高血圧症などにより肺血管内腔が狭窄した結果，肺高血圧を呈する血管障害型の2つがある．低酸素血症や右心不全に伴う症状や身体所見，検査所見を認める．

治療としては肺性心をきたした基礎疾患の管理が最も重要である．**低酸素血症**に対して**酸素投与**を行う．低酸素血症改善のほか，低酸素曝露による**肺血管攣縮の緩和**により**肺動脈圧の低下効果**も期待できる．右心不全に対しては，安静のほか，塩分や水分の制限，利尿薬，強心薬の投与を行うが，肺性心をきたした場合の長期予後は不良である．

c 原因不明あるいは全身性疾患による肺高血圧症

膠原病性肺動脈性高血圧症は MCTD，全身性強皮症，CREST 症候群に合併することが多い．また，シェーグレン症候群，SLE，多発性筋炎・皮膚筋炎に合併することがある．

3 症 状

特異的な症状はなく，**労作時呼吸困難**，易疲労感，動悸，**胸痛**，**失神**，めまい，血痰などがある．また，無症状で病態が進行していることもある．

4 身体所見

頻呼吸，頻脈が認められる．**右心負荷**をきたすと，頸静脈の怒張や全身の浮腫，肝腫大，チアノーゼなどがみられる．また，安静時に比較して労作時に極端な低酸素血症がみられることがある．聴診上はⅡ音の肺動脈成分（Ⅱp音）の亢進や Graham Steel 雑音（肺動脈弁から右心

表3 ダナポイント分類

① 肺動脈性肺高血圧症
② 左心系疾患による肺高血圧症
③ 呼吸器疾患および/あるいは低酸素血症による肺高血圧症
④ 慢性血栓塞栓性肺高血圧症
⑤ 原因不明あるいは全身性疾患による肺高血圧症

肺静脈閉塞性疾患 pulmonary venous obstructive disease (PVOD) / 肺毛細血管腫症 pulmonary capillary hemangiomatosis (PCH)
PVOD/PCH は非常にまれな疾患である．PVOD では後毛細血管肺静脈が病変の主座であり，後毛細血管肺静脈内膜の線維化，毛細血管の拡張や増殖がみられる．一方で PCH は毛細血管の増殖が特徴的である．確定診断は病理学的になされるが，生前に肺生検で診断されることは少なく，剖検での診断例が多い．PVOD/PCH では胸部 CT にて肺動脈の拡張に加え，小葉間隔壁の肥厚，小葉中心性の粒状斑状影，すりガラス影などの肺血流うっ滞による肺水腫を示唆する所見がみられる．現時点では肺移植以外には決定的な治療はない．予後は非常に悪く，診断後2年以内に死亡することが多い．

室への血流の逆流により生じる拡張期灌水様雑音）を認める．

5 検査所見

特異的な症状がないため，上記のような症状や身体所見から，まず本疾患を疑うことが重要である．

a スクリーニング検査

1）血液検査
BNP上昇．右心負荷が進行すれば多血症や肝機能異常を認めることもある．

2）動脈血ガス分析
PaO_2の低下ならびに$PaCO_2$低下を認める．

3）胸部X線写真
肺門部肺動脈の拡大がみられる．右心負荷を反映して右心房右心室拡張による心拡大を認める．

4）心電図
右側胸部誘導（V_1～V_3）の陰性T波，右軸偏位，肺性P波などを認める．

5）経胸壁心臓超音波検査
右心房，右心室の拡大，心室中隔の左室側への偏位，推定肺動脈圧の上昇，下大静脈の拡張や呼吸性変動消失などを認める．

b 確定診断

上記のスクリーニング検査を行い，肺高血圧症が疑われる場合，さらに右心カテーテル検査を行う．**平均肺動脈圧が25mmHg以上，肺動脈楔入圧正常（12mmHg以下）**で肺高血圧症の確定診断に至る．

原因診断，鑑別診断のため，肺血流換気シンチグラフィー，胸部造影CTなどを行う．

6 治療

現在，肺高血圧症の治療はその原因にかかわらず，特発性肺動脈性肺高血圧症の治療に準じて行われることが多いため，ここでは特発性肺動脈性肺高血圧症に対する治療について解説する．

a 酸素投与

低酸素血症を伴う場合は，**酸素投与**を行う．低酸素血症改善のほか，低酸素曝露による肺血管攣縮の緩和による肺動脈圧の低下効果も期待できる．

b 抗凝固療法

本症の病態には肺動脈内の微小血栓も関与していると考えられてお

り，禁忌がない限りワルファリンによる**抗凝固療法**を行う．

c 右心不全に対する治療

右心不全を合併する場合は，安静のほか，塩分や水分の制限，利尿薬の投与を行う．

d 肺血管拡張療法

1) 経口カルシウム拮抗薬

血管拡張作用を期待して投与するが，有効例は少ない．

2) エンドセリン (ET) 受容体拮抗薬

エンドセリンは強力な血管収縮作用を有しており，エンドセリン受容体拮抗薬は，本症に有効である．

3) ホスホジエステラーゼ-5 (PDE5) 阻害薬

NO はサイクリック GMP を介して肺血管を拡張させる．PDE5 阻害薬はサイクリック GMP の分解酵素である PDE5 を阻害して，結果的に NO を増加させ肺血管を拡張させる効果がある．本症に有効だが，硝酸薬を服用中には併用できない．

4) プロスタサイクリン (PGI₂) およびその誘導体

プロスタサイクリンには血管平滑筋の弛緩作用や血小板活性化の抑制作用がある．

エポプロステロールは強力な血管拡張作用を有し，臨床試験により運動耐容能や生命予後の改善効果が証明されており，重症例では最も確実な治療法である．血中半減期が短いため静脈内への持続投与が必要である．

ベラプロストは経口プロスタサイクリン誘導体であり，軽症〜中等症に汎用されている．

e 外科的治療

最大限の内科的治療にもかかわらず，改善が認められない場合は，肺移植が考慮される．肺高血圧症はわが国の肺移植待機症例の最も多い基礎疾患の1つである．

7 予　後

特発性肺動脈性肺高血圧症の予後は不良であり，診断確定後の平均生存期間は2.5〜3年，5年生存率は40％程度とされてきたが，上記の薬剤が開発され，多剤併用療法も可能となり，その生命予後は改善傾向にある．

> **simple point**
> - 肺高血圧症は，安静時平均肺動脈圧が 25 mmHg を超えた状態である．
> - 肺高血圧症は，労作時呼吸困難が認められ，聴診上はⅡp音亢進やGraham Steel雑音を聴取する．
> - 肺高血圧症には，カルシウム拮抗薬，抗凝固療法，エンドセリン受容体拮抗薬，ホスホジエステラーゼ（PDE）5阻害薬やプロスタサイクリン（PGI$_2$）製剤を併用しながら，また右心不全合併には利尿薬を加えて治療するが，いまだに予後不良な疾患である．

C 肺動静脈瘻 pulmonary arteriovenous fistula（pulmonary AVF）

　肺動静脈瘻（pulmonary AVF）は，肺動脈と肺静脈との異常短絡をきたす血管奇形で，**右左シャント**が生じる疾患である．胸部造影CTで，結節影に出入りする2本の血管（動静脈）がみられる．静脈系で形成された血栓が肺動静脈瘻をシャントして動脈系に入り込み**脳塞栓症**，**脳膿瘍**をきたすことや破裂による喀血・血胸などが生じる可能性があるため，**外科的切除**あるいは**カテーテル塞栓術**を施行する必要がある．

1 概念・成因

　肺動静脈瘻の多くは**肺動脈系と肺静脈系が毛細血管床を介さずに直接連結している血管奇形**である．
　肺病変のみの場合と Osler-Weber-Rendu 病の一部分症としての肺疾患の場合がある．肺動静脈瘻のうち，わが国では 7〜10% が Osler-Weber-Rendu 病に関連する．多発性の肺動静脈瘻では遺伝性出血性末梢血管拡張症 hereditary hemorrhagic telangiectasia に合併する頻度が高い．

2 病態生理

　肺動静脈瘻では，酸素化されない肺動脈血が体循環に流入し，右左シャントが生ずる．その結果，動脈血酸素飽和度は低下し，シャント量が一定量を超えると**チアノーゼ**を生ずる．

3 臨床症状

　シャント率の高い症例では低酸素血症による諸症状として，易疲労感，労作時呼吸困難，チアノーゼ，ばち指がみられる．自覚症状の少ない症例でも，脳塞栓症，脳膿瘍，破裂による喀血，血胸などの合併症を生じる場合がある．

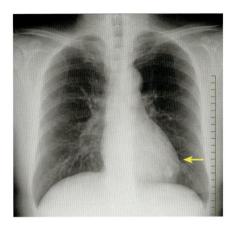

図3　肺動静脈瘻の胸部X線写真

左下肺：心陰影に重なって（左第4弓のシルエットサイン陰性）境界明瞭な結節影がみられる（矢印）．

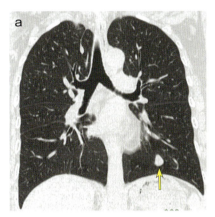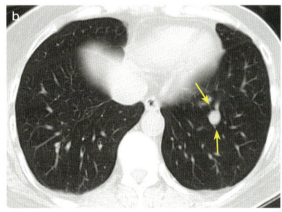

図4　肺動静脈瘻の胸部CT（図3の症例）

a：冠状断像，b：水平断像．左下葉に境界明瞭な結節影が存在し，その結節（肺動静脈瘻）に棒状，線状影（矢印：輸入動脈，輸出静脈）が認められる．

4　診　断

胸部X線写真は，**円形あるいは類円形の辺縁明瞭で分葉化した結節影**を呈する（図3）．中下肺野にみられることが多い．胸部CTで，**結節に出入りする動静脈**が確認できる（図4，5）．

5　鑑別診断

鑑別は，肺癌，転移性腫瘍，肺結核，真菌感染症，肺炎などである．

6　治　療

症状に乏しくても，合併症発症の可能性があるため，**外科的手術**あるいは**カテーテル塞栓術**を施行する．

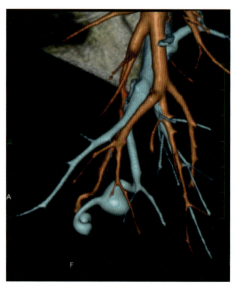

図5 肺動静脈瘻の造影CT（3次元構成像）
肺動脈（赤）および肺静脈（青）が結節（青）に出入りしていることが確認できる．

simple point

- 肺動静脈瘻は肺動脈と肺静脈との異常短絡をきたす血管奇形である．
- 胸部造影CTで，結節に出入りする動静脈を認める．
- 脳梗塞などの合併症が生じる可能性があるため，外科的手術やカテーテル塞栓術を施行する．

練習問題

【問1】
特発性肺動脈性肺高血圧症の薬物療法として正しくないものはどれか.
- a 利尿薬
- b ワルファリン
- c カルシウム拮抗薬
- d β2受容体拮抗薬
- e エンドセリン受容体拮抗薬

【問2】
58歳, 女性. 頭重感で来院. 10年前からときどき鼻出血をきたすことがあった. 3ヵ月前からふらつき, 1週間前から頭重感があり, 増強したため来院. 父, 弟も若年時より鼻出血を繰り返していた. pH 7.42, $PaCO_2$ 32 Torr, PaO_2 62 Torr, HCO_3^- 20 mEq/L 画像のような異常が複数箇所認められる.

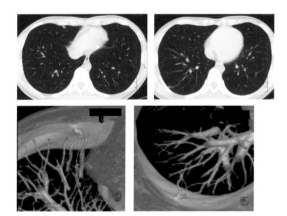

本疾患の主な病態として正しいのはどれか.
- a 拡散障害
- b 肺胞低換気
- c 死腔換気量増加
- d 肺内右左シャント
- e 換気血流不均等

【問3】
胸部X線写真で結節影を認める疾患はどれか. 2つ選べ.
- a 肺クリプトコックス症
- b 癌性リンパ管症
- c 肺血栓塞栓症
- d 肺動静脈瘻
- e 肺胞蛋白症

練習問題の解答

【問1】

解　答：d

解　説：
a. ○　右心負荷を軽減するために使用される.
b. ○　本症の病態には，肺動脈の微小血栓も関与すると考えられており，微小血栓予防のために抗凝固療法を行う.
c. ○　肺血管の拡張効果を狙い使用される.
d. ×　肺動脈性肺高血圧症の治療には用いられない.
e. ○　エンドセリンは強力な血管収縮作用を有しており，エンドセリン受容体拮抗薬が使用されている.

【問2】

解　答：d

解　説：病歴の易出血性と家族歴，画像で動静脈瘻を考える．ふらつき，1週間前から頭重感は脳内の病変からの症状が考えられる．以上より Osler-Weber-Rendu 病，遺伝性出血性末梢血管拡張症を疑う．動脈血ガス分析により低酸素血症があることがわかり，その病態は肺内右左シャントである.

(106回国家試験類似問題)

【問3】

解　答：a, d

解　説：癌性リンパ管症は線状影をきたし，肺血栓塞栓症はX線写真では肺動脈主幹部の拡張はあっても異常を示さない．また，クリプトコックス症は，単発あるいは多発の結節影を認め，肺動静脈瘻は結節影に流入する脈管と流出する脈管を認める．肺梗塞になると浸潤影が出現する．肺胞蛋白症はびまん性浸潤影とすりガラス影を示す.

10章 胸膜・縦隔疾患

A 胸膜疾患

1 気　胸 pneumothorax

a 一般的な気胸

肺と胸壁との間隙（胸腔）に空気などの気体が存在する状態を**気胸**と呼ぶ．分類を**表1**にまとめた．

1) 病　因

通常，胸腔内は常に陰圧であり，正常な肺は縮もうとする弾性作用と胸腔内陰圧とが釣り合って膨らんでいるが，エアリーク（肺から胸腔への空気の流出）により胸腔内陰圧が弱くなると縮む（虚脱する）．

自然気胸の場合は臓側胸膜面のブラあるいはブレブが破裂することによって肺胞内から胸腔内へ空気が流出する（**図1**）．外傷性気胸と医原性気胸は外的な要因で臓側胸膜が穿通し，あるいは，胸壁組織が傷害され，胸腔内に空気が流入して発症する．

2) 疫　学

原発性自然気胸は，**長身，やせ型体型の若年（20歳代）男性**に多い．喫煙も危険因子である．**25〜50％以上が再発**する．続発性（二次性）自然気胸は，肺の基礎疾患（COPD，肺癌，間質性肺炎，リンパ脈管筋腫症など）に併発して起こり，60歳代がピークである．

3) 症　状

突然始まる呼吸困難感と胸痛が特徴である．原発性自然気胸よりも続発性自然気胸で強い．

> **ブラとブレブ**
> ブラは肺胞が融合してできた囊胞，ブレブは胸膜内弾性板が破れ胸膜内にできた囊胞のことであるが，臨床的には区別しにくく，まとめてブラと呼ばれることが多い．

表1 気胸の原因による分類

自然気胸	原発性	基礎疾患のない肺のブラ・ブレブが破裂して生じる
	続発性（二次性）	慢性閉塞性肺疾患（COPD），間質性肺炎，リンパ脈管筋腫症（LAM），ニューモシスチス肺炎，肺癌などに伴って，あるいは月経随伴性に生じる
外傷性気胸		胸部打撲，肋骨骨折などによる
医原性気胸		医療行為（中心静脈カテーテル挿入時，肺生検，胸腔穿刺など）に伴う合併症

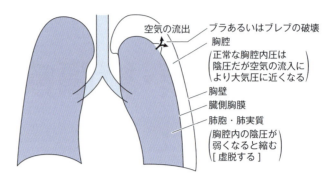

図1 左原発性自然気胸の胸部X線写真の模式図

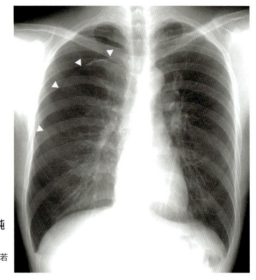

図2 右自然気胸の単純X線写真

臓側胸膜のラインを▼で示す．若干縦隔が左方へ偏位している．

4) 身体所見

患側の呼吸性胸郭運動の低下，呼吸音の減弱，打診での鼓音，**声音振盪**の減弱，皮下気腫，SpO_2値の低下を認める．虚脱の程度が軽ければ異常所見が表れにくい．

> **声音振盪**
> 胸壁に手掌をあて，患者に発声してもらい振動を感知すること．

5) 検査所見

動脈血ガス分析でPaO_2値が低下する．その機序は，換気の少なくなった肺局所にも血流が維持されることによる**換気血流不均等**である．気胸が重篤でなければ呼吸性アシドーシス（$PaCO_2$上昇）はまれであり，むしろ努力呼吸により換気量が増え，しばしば呼吸性アルカローシス（$PaCO_2$低下）となる．

①胸部X線写真

胸郭内に肺の輪郭（臓側胸膜の淡い白色のライン）とそれより外側の無血管領域が確認される．縦隔は健側のほうが陰圧が強いため健側へ偏位する（図1，2）．

②胸部CT

肺の虚脱が明瞭に描出される（図3）．ブラ・ブレブの存在も確認できることがある．

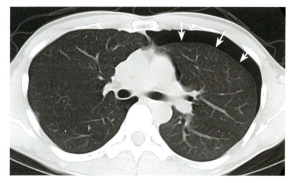

図3 左原発性自然気胸のCT
左胸腔内前方に虚脱腔を認める(矢印).

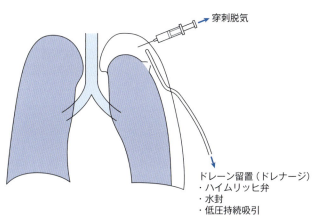

図4 気胸の治療
治療の選択肢のうち胸腔穿刺脱気と胸腔ドレーン留置を図示した.

6) 鑑別診断

高度な肺気腫による巨大なブラが存在すると,気胸と見分けがつきにくいことがある.

7) 治　療

肺のエアリーク部が塞がることと,胸腔に漏れた空気が自然に吸収されるか,または脱気によって治癒する.

①安静(＋酸素吸入)

初発で肺の虚脱が軽度(胸壁から肺までの距離≦2～3cm)な場合はエアリーク部の創傷治癒機転を待ち,エアリークがなくなれば胸腔内の気体は胸壁や肺表面から吸収されて治癒する.酸素吸入を行うと吸収が速い.

②胸腔穿刺脱気

初発で肺の虚脱が高度(胸壁から肺までの距離＞2～3cm)あるいは呼吸困難などの症状があるときに脱気を行う.外套付き注射針などで穿刺し,シリンジ(注射筒)で排気する(図4).

③胸腔ドレーン留置(ドレナージ)

状態が不安定な患者や,穿刺脱気で治癒しない患者に対してドレーン留置を行う(図4).

④胸腔鏡下手術

再発症例やドレーン留置で改善しないときに行う．ブラの破れが大きいときは手術となる．

⑤胸膜癒着術

何らかの理由で手術が不可能なときに行う．胸腔ドレーンから癒着剤を注入し臓側胸膜と壁側胸膜を癒着させる治療法である．

> **simple point**
> - 原発性自然気胸は20歳代のやせ型男性に多く，再発しやすい．
> - 気胸は急性発症の呼吸困難や身体所見での鼓音，呼吸音の減弱にて疑い，画像検査で確定診断する．
> - 状態が不安定な患者や穿刺脱気で治癒しない患者には，胸腔ドレーンを留置して脱気する．

b 特殊な気胸

1) 緊張性気胸 tension pneumothorax

胸膜のエアリーク部が**一方向弁（チェックバルブ）**として働き，**胸腔内圧が異常に高まった状態**（図5）である．自然気胸でも起こるが，人工呼吸管理中や外傷性気胸では特に起こりやすい．

①症状，身体所見

通常の気胸よりも呼吸困難などの症状が強く，**頻脈**，**血圧低下**，**頸静脈怒張**も認める．上下大静脈の圧排による静脈還流量の減少のため心拍出量が減少する（**閉塞性ショック**）．

②治療

生命にかかわる危険があり，速やかに**胸腔内の陽圧を解除**する必要がある．はじめに**胸腔穿刺脱気**を行い，続いて**ドレーンを留置**する．

> **simple point**
> - ショックを呈する緊張性気胸は，まず穿刺脱気を行い，速やかに胸腔内の陽圧を解除する必要がある．

2) 血気胸 hemopneumothorax

気胸に合併して胸腔内に出血をきたした状態．肋骨骨折を伴う外傷や血管の損傷などで生じる．自然気胸でも発症することがある．

①身体所見，検査所見

立位胸部X線写真では，**気胸とニボー像（鏡面像）**が認められる（図6）．出血量が多ければ出血性ショックを呈する．

②治療

ドレーン留置を行い，手術による止血術を考慮する．

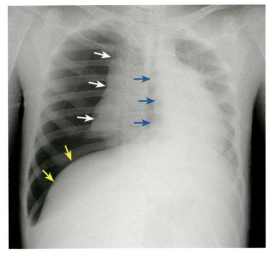

図5 人工呼吸管理中に発症した右緊張性気胸の胸部X線写真

右肺が高度に虚脱(白矢印)し,縦隔の左方偏位(青矢印),右横隔膜低下(黄矢印)を認める.

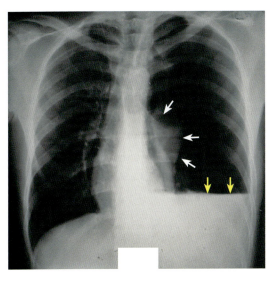

図6 血気胸の胸部X線写真

18歳の男性,突然の胸痛を自覚し,その後,血圧が低下した.左肺の気胸(白矢印)とニボー像(黄矢印)を認める.胸腔穿刺にて新鮮血が確認された.

2 胸膜疾患,胸水

a 胸膜の解剖(図7)

　胸膜は肺を囲む**臓側胸膜**と,胸壁・横隔膜・縦隔に沿った**壁側胸膜**があり,臓側胸膜は肺門部で反転して壁側胸膜に移行する.これら2つの胸膜に囲まれた部分を**胸腔(胸膜腔)**という.胸膜表面は1層の中皮細胞により覆われ,臓側胸膜は中皮細胞からなる基底膜 endopleura,膠原線維と弾性線維からなる内・外弾性板 internal/external elastic lamina,緩い結合組織に血管・神経を含んだ間質層 interstitial layer で形成され,呼吸に伴って伸縮できるような構造になっている.壁側胸膜は部位により胸壁胸膜,横隔胸膜,縦隔胸膜に分けられる.また,壁側胸膜には知覚神経があるが,臓側胸膜にはない.

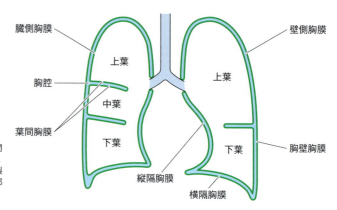

図7　胸膜の解剖
正常の胸部X線写真，CTでみられる葉間裂は実際には2層の臓側胸膜をみている．正常の胸部X線正面像では右上中葉葉間裂（minor fissure）のみが確認できる．（胸部X線写真の項を参照）

b 胸水の産生と吸収

　胸腔には約5〜20 mLの胸水 pleural effusion が生理的に存在しており，呼吸運動に際して胸膜間の摩擦を和らげる役割をしている．通常，体液は壁側胸膜の毛細管から胸腔に入り，胸水となる．そのほとんどは壁側胸膜のリンパ管から吸収されることで均衡を保っている．

c 胸水貯留の病態・分類

　胸水の過剰産生あるいは**リンパ管からの吸収減少**により**産生が吸収を上回る**と病的な胸水貯留が起こる．胸水産生が過剰となる病態としては，①静水圧の上昇，②膠質浸透圧の低下，③毛細管の透過性亢進，④周囲血管・臓器の破綻，があげられる．また，横隔膜の欠損孔による腹水の胸腔内への移動や胸腔内圧の低下により胸水が貯留することもある．
　胸水はその性状により**漏出性胸水**と**滲出性胸水**に分類され，**①静水圧の上昇，②膠質浸透圧の低下**による胸水は漏出性であり，そのほかは滲出性である．

d 胸水貯留の症状・身体所見

　少量の胸水の場合はほとんど無症状である．中等量から多量の場合は呼吸困難や咳嗽がみられることがある．打診では濁音を認める．聴診では呼吸音の減弱，山羊音を認め，**胸膜摩擦音**を聴取することもある．声音聴診は減弱し，声音振盪も減弱・消失する．横隔膜の動きは打診上，明確ではなくなる．

山羊音
声音聴診時に胸水が貯留している部位では音が健側に比べて小さいが，やや高い明瞭な音で聴取される．

胸膜摩擦音
炎症により粗造化した臓側胸膜と壁側胸膜がこすれることで発生する音．握雪音とも呼ばれ，呼吸に合わせて雪を握ったときのような「ぎゅ，ぎゅ」という音が聴取される．

e 胸水貯留の診断

　胸水は主に胸部X線写真で明らかになる．より少量ではCTや超音波検査により明らかになる場合もある（図8）．
　胸水は液体であり，X線透過性が低いため，胸部X線写真では白く写る．立位像では少量の胸水では**肋骨横隔膜角 costophrenic angle（CP angle）は鈍化**し，**横隔膜縁は不鮮明**となる．胸水の量が

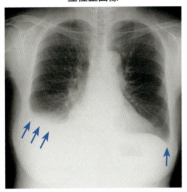
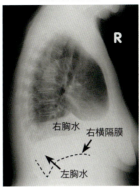
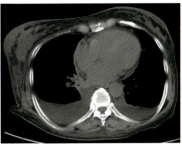

立位正面像 / 立位右側面像 / 胸部CT像（縦隔条件）

左右肋骨横隔膜角の鈍化
右横隔膜は不鮮明化して左より胸水が多いことがわかる．

右胸水　右横隔膜　左胸水

（胸部X線写真と同一症例）

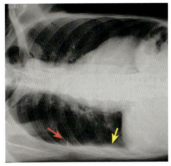
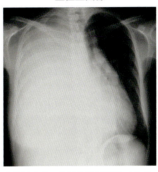

右側臥位正面像 / 立位正面像

胸壁側に沿って少量の胸水を認める（黄矢印）．
上中葉間裂に一部胸水が入り込んでいる（赤矢印）．

右大量胸水により右肺は透見できず
縦隔は左に偏位している．

図8　胸水の画像所見

増えてくるにつれ，下胸部から徐々に上胸部に透過性低下領域が拡大する．大量の胸水では縦隔は対側に圧排される．**胸腔は背側でより低位に存在しているため**，正面像よりも**側面像のほうがより少量の胸水を検出**できる．また，胸膜癒着がなければ胸水は重力方向に移動するため，**側臥位正面像では胸水は下側に胸壁に沿って広がる**．しかし，胸膜が癒着している場合には限局性に胸水が貯留し，体位では移動しない（**被包性胸水**）．

f 胸水貯留の原因疾患

胸水貯留は，胸部疾患だけでなくさまざまな臓器障害により認められる（表2）．

表2　胸水貯留の原因疾患

漏出性胸水	
静水圧の上昇 うっ血性心不全　など	**膠質浸透圧の低下（低蛋白血症）** 肝硬変，ネフローゼ症候群，低栄養　など

滲出性胸水	
腫瘍性疾患 癌性胸膜炎（肺癌，転移性腫瘍） 胸膜中皮腫 悪性リンパ腫　など **感染性疾患** 感染性胸膜炎（一般細菌，結核，真菌，ウイルス） 寄生虫感染 **膠原病・血管炎** 全身性エリテマトーデス，関節リウマチ，シェーグレン症候群，混合性結合組織病，好酸球性多発血管炎性肉芽腫症　など **肺血栓塞栓症**（滲出性も漏出性もある） **消化器疾患** 食道破裂，膵炎，腹腔内膿瘍，横隔膜ヘルニア，腹腔内外科手術後，内視鏡的静脈瘤硬化術後　など	**薬剤性** ダントロレン，メトトレキサート，ニトロフラントイン，ブロモクリプチン　など **その他** 外傷による血胸，胸腹部手術に伴う血胸 冠動脈バイパス術後 心膜外傷後症候群（Dressler症候群） 石綿曝露（良性石綿胸水） 尿毒症 無気肺 肺切除後 乳糜胸 Meigs症候群 医原性損傷　など

> **乳糜胸**
> 胸管の損傷により，乳糜液（牛乳様のリンパ液）が胸腔内に貯留して起こる．主成分は中性脂肪である．

> **Meigs症候群**
> 良性卵巣腫瘍（卵巣線維腫など）により腹水，胸水が貯留する症候．間欠的な捻転などによる腫瘍の静脈やリンパの循環障害のため腫瘍表面から腹腔へ体液が漏れ，さらに横隔膜に存在する欠損孔を通して胸膜腔に及ぶと考えられている．

表3　漏出性胸水と滲出性胸水の鑑別点

	漏出性胸水	滲出性胸水
肉眼所見	無色透明に近い	淡黄色～黄褐色，混濁，血性*，膿性，乳糜
におい	無臭	ほとんど無臭 （嫌気性菌感染では腐敗臭のことあり）
細胞数	白血球＜1,000/mm^3 赤血球＜1,000/mm^3	白血球＞10,000/mm^3 赤血球＞10,000/mm^3
蛋白量	＜3.0g/dL 胸水蛋白/血清蛋白＜0.5	＞3.0g/dL 胸水蛋白/血清蛋白＞0.5
LDH	血清正常上限値の2/3以下 胸水LDH/血清LDH＜0.6	血清正常上限値の2/3以上 胸水LDH/血清LDH＞0.6
比重	＜1.015	＞1.018
機序	静水圧の上昇，膠質浸透圧の低下	毛細管透過性亢進，周囲血管・臓器の破綻，リンパ管からの吸収障害　など

*悪性腫瘍ではしばしば血性となる．

g 胸水の鑑別法

1）胸水検査

　胸水の原因は，病歴や症状とともに，胸腔穿刺により胸水を採取し，その性状を調べることで鑑別できる．胸水の性状は，まず，漏出性胸水と滲出性胸水を鑑別することが重要であり，それにより鑑別すべき疾患は大きく異なる（**表2，3**）．

　日常臨床では，滲出性胸水の診断には**Lightの基準**が用いられる（**表4**）．

　滲出性胸水では，胸水の生化学検査，細胞分画，細菌学的検査，細胞診，腫瘍マーカーなど，診断的検査が必要となる（**表5**）．悪性腫瘍や結核などでは，胸水検査でも診断がつかないことがあり，その場合は胸膜

> **表4　Lightの基準**
> - 胸水蛋白/血清蛋白＞0.5
> - 胸水LDH/血清LDH＞0.6
> - 胸水LDH＞血清LDH正常上限値の2/3
>
> 上記の3項目のいずれかを満たせば，滲出性胸水である．
> （Light RW, 1972）

表5 滲出性胸水鑑別のための胸水検査

生化学検査			細菌学的検査	
グルコース（糖）	低下 （＜60 mg/dL）	細菌感染，結核，悪性腫瘍，リウマチ性胸膜炎　など	一般菌	グラム染色 細菌培養（一般，嫌気性菌）
アミラーゼ	上昇	膵炎，悪性腫瘍，食道破裂　など	結核菌	Ziehl-Neelsen染色，蛍光染色（オーラミン染色） 抗酸菌培養（小川培地，MGIT法） 核酸増幅法（PCR法）
アデノシンデアミナーゼ（ADA）	＞40 IU/L	結核		
中性脂肪	上昇	乳糜胸 → 胸管の損傷（外傷，手術，悪性腫瘍，フィラリア症　など）	真菌	培養

細胞分画			腫瘍関連・その他	
好中球優位	細菌感染　など		悪性腫瘍	細胞診（Papanicoloau染色） 腫瘍マーカー（CEA，CYFRA，Pro-GRP，CA19-9　など） ヒアルロン酸（胸膜中皮腫）　など
リンパ球優位	結核，悪性腫瘍，膠原病　など		真菌	Grocott染色，PAS染色
好酸球	寄生虫，アレルギー疾患，自然気胸　など		自己免疫疾患	RA因子，抗核抗体，LE細胞，補体の低下　など

針生検や胸腔鏡や開胸での胸膜生検が必要となる．

2）病歴・症状

病歴や症状，身体所見も胸水の原因の鑑別に重要である．また，心不全やネフローゼ症候群などの漏出性胸水や膠原病など全身性炎症性疾患に伴う胸水は両側胸水となることが多い．胸水診断の問診のポイントを以下に示す．

■ 経過は急性か，慢性か？（急性：感染症，血気胸，食道破裂など）
■ 既往歴（基礎疾患），薬剤の使用歴はないか？
■ 職業歴は？（石綿曝露歴：胸膜中皮腫，良性石綿胸水）
■ 随伴症状は？
  ・発熱（感染症が強く示唆されるが，膠原病・血管炎による胸水もある）
  ・咳嗽，喀痰，胸痛（深呼吸で胸痛は増悪しないか？ 肺炎随伴性胸水なども考慮する）
  ・腹痛（膵炎や肝周囲膿瘍などによる二次的な胸水を考慮する）
  ・関節痛，皮膚症状（膠原病，血管炎などの鑑別が必要である）
  ・全身の浮腫（心不全，ネフローゼ症候群，肝硬変などを考慮する）
■ 気胸の合併は？（血気胸，食道破裂などを考える）

h 胸腔穿刺法（図9）

胸水は，坐位にて，中腋窩線，後腋窩線付近より穿刺する．立位胸部X線写真で胸水の位置を確認して穿刺部位を推測し，超音波検査にてより正確な穿刺部位を決定する．肋骨下縁には肋間神経と血管が走行しているため，**肋骨上縁から穿刺**する（図9）．

壁側胸膜，肋骨骨膜には知覚神経が豊富に存在するため，十分な局所麻酔が必要となる．合併症として気胸，出血，感染，まれに迷走神経反射によるショック（血圧低下，徐脈，心停止など）がある．

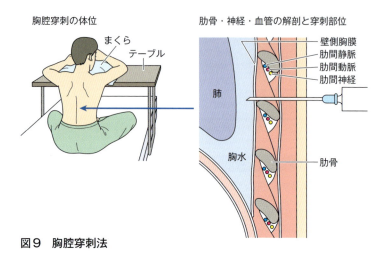

図9　胸腔穿刺法

i 治療

原因療法と対症療法があり，多くは原疾患の治療により改善する．しかし，悪性胸水，胸膜炎などで大量の胸水が貯留している場合や，膿胸，血胸などでは穿刺排液あるいは胸腔ドレナージによる排液を行う．肺炎随伴胸水でも胸水 pH＜7.20，胸水グルコース＜60 mg/dL，胸水グラム染色または培養陽性などでは胸腔ドレナージが必要となる．また，急激に大量の胸水を排液すると，**再膨張性肺水腫**を起こす危険があり，大量の排液を行う場合は，1度の排液量は1,000 mL程度にとどめる．

さらに，悪性胸水では，胸膜癒着術を行い，胸水が貯留するスペースをなくしてしまうことにより胸水の治療が可能である．

再膨張性肺水腫
胸水・気胸・血胸に対し胸腔ドレナージを行った際，虚脱していた肺の再膨張が一気に起こり，肺血流の再灌流および血管透過性亢進が生じた結果起こると考えられる肺水腫．ドレナージ後，数時間以内に発症することが多く，肺虚脱時間が長く虚脱率が大きいほど発生しやすい．

simple point

- 胸水は漏出性胸水と滲出性胸水に分類される．
- 漏出性胸水では心不全，ネフローゼ症候群，肝硬変などを考える．
- 胸水蛋白/血清蛋白＞0.5，胸水LDH/血清LDH＞0.6，胸水LDH＞血清LDH正常上限値の2/3のいずれかを満たせば，滲出性胸水である．
- 胸腔穿刺は肋骨上縁より行う．

3 膿胸 empyema

a 疾患概念・病因

臓側胸膜と壁側胸膜の間（胸腔）には正常でも約5〜20 mL程度の胸水が存在しており，これは呼吸運動において胸膜間の潤滑油の役割を果たしている．

胸腔内に炎症を起こすと胸水は増加する．特に，**肺炎に合併して起こることが多く（40〜50%），肺炎随伴性胸水 parapneumonic**

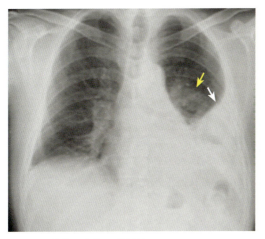

図10 膿胸の胸部X線写真
左肺にメニスカスサイン（白矢印）が認められ胸水の存在が強く示唆される．肺門に重なり淡い陰影が認められ（黄矢印），被胞性胸水が認められる．

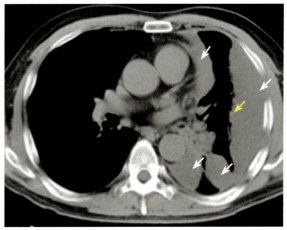

図11 膿胸の胸部CT
複数の被包化した胸水を認める（白矢印）．仰臥位にもかかわらず，胸水が外側および縦隔側に貯留して背側に正常肺の陰影が残っている．また，胸水が肺と接する面では一部石灰化（黄矢印）しており，長期に胸膜炎が続いているか，過去の胸膜炎の既往が示唆される．

effusion（PPE）と呼ばれる．肺炎随伴性胸水は，胸腔への細菌の侵入の有無により**単純性PPE**と**複雑性PPE**に分類される．複雑性PPEのうち，胸水が肉眼的に膿となった場合を**膿胸**という．

肺炎以外を原因とする膿胸には，胸部手術後，食道疾患，縦隔疾患，外傷などがあがる．

b 症状

膿胸は，急性に発症し，**胸痛**（吸気で増強），**発熱，咳嗽，呼吸困難**の症状をきたす．結核性膿胸では長期間無症状のまま経過することもある．

c 身体所見

胸水貯留に伴う身体所見がみられる．胸部打診で胸水貯留部位に一致して濁音を呈し，**大量胸水の場合は，呼吸音・声音振盪の減弱・消失**や胸郭運動の制限がみられる．

d 検査所見

膿胸の診断は，炎症反応の上昇（白血球増多，好中球増多，赤沈亢進，CRP陽性など）に加え，以下に示す**胸水の性状**を解析することが重要である．

1）胸部X線写真（図10）

胸部X線写真では，胸水貯留に伴う，肋骨横隔膜角 costophrenic angle の鈍化・消失を認める．また，胸水量が増加してくると，横隔膜の不明瞭化や胸骨横隔膜角でメニスカスサインを呈するようになる．また，少量の場合には，患側を下にした側臥位正面像が有用である．

2) 胸部CT（図11）

　胸部CTでは，少量の胸水でも検出も可能となる．膿胸が進行して線維素膿性期や器質期になると臓側胸膜および壁側胸膜が造影されるようになる（split pleural sign）．また，胸水分布，多房化の状況，胸腔ドレーンの挿入部位確認に非常に有用である．

3) 超音波検査

　超音波検査も，胸腔穿刺の穿刺部位の位置を決定するのに有用である．簡便で非侵襲的に，**胸水の多房性の有無，胸壁との癒着の有無**を胸膜の呼吸性移動を観察することで確認できる．穿刺・ドレナージを行う前に必ず施行すべきである．

4) 胸水検査

　胸水の診断には胸水の性状を解析することが，不可欠である．肉眼的に膿性であることが確認できれば膿胸と診断できる．

　そのほかの特徴としては，滲出性，pH＜7.3，胸水グルコース＜60 mg/dL，白血球数＞10,000/μL，胸水中好中球＞50％などが診断の助けになる．また，嫌気性菌感染の場合，腐敗臭・悪臭を伴うことも多い．

5) グラム染色・細菌培養

　原因菌の同定のために，グラム染色および細菌培養を実施する．**レンサ球菌および黄色ブドウ球菌**が原因となることが多い．レンサ球菌の中では，肺炎球菌や口腔内常在菌であるミレリグループ milleri group（あるいは anginos group）が主である．また，そのほかには，肺炎桿菌，緑膿菌などの関与が重要である．**嫌気性菌**の混合感染も多い．

e 治　療

　急性期の対応が重要であり，一般的には**胸腔ドレナージと抗菌化学療法**の併用療法が行われる．膿胸では，時間経過とともにフィブリン析出により胸膜の癒着を生じやすく，しばしば多房性の胸水貯留を生じ，

表6　胸腔ドレナージの適応

カテゴリ	胸水の性状	細菌学的検査	生化学検査	リスク	ドレナージ
1	極少量（＜10 mm）流動性	培養・塗抹未検	pH未施行	極軽度	不要
2	少量～中等量（≧10 mm，＜胸腔の1/2）流動性	培養・塗抹陰性	pH≧7.20 あるいはグルコース≧60 mg/dL	軽度	不要
3	大量（＞胸腔の1/2）多房性，胸膜肥厚を伴う	培養・塗抹いずれかが陽性	pH＜7.20 あるいはグルコース＜60 mg/dL	中等度	要
4		膿性	検査不要	高度	要

(Colice GL, et al：Medical and surgical treatment of parapneumonic effusions：an evidence-based guideline. Chest 118：1158-1171, 2000)

これが治療を難渋させる. 癒着をきたしている場合には, ウロキナーゼ・ストレプトキナーゼなどの**線維素溶解療法**や**手術**(**開胸もしくは胸腔鏡下**)が必要な場合もある.

1) 胸腔ドレナージ

胸水が膿性, pH＜7.2, グルコース＜60 mg/dL の場合には, 迷わず胸腔ドレナージを行う(PPE が疑われる症例での胸腔ドレナージの適応については, **表6** 参照). また, 膿胸腔の多房化がみられる場合には, 複数のドレーンを挿入する必要がある. ドレーンからの排液量が 50 mL/日以下となり, 臨床症状の改善, 胸水の混濁の消失が認められれば, ドレーンは抜去可能である.

2) 抗菌薬療法

嫌気性菌には, クリンダマイシン, β-ラクタマーゼ阻害薬配合ペニシリン, カルバペネム系薬が効果を示す. また, 好気性菌との複数菌感染を考慮するとクリンダマイシンは β-ラクタム系との併用が有用である.

胸腔内への抗菌薬の移行性は悪いため, 長期の投与を要する(少なくとも 4〜6 週間).

f 予後

死亡率は 20% 程度とする報告がある.

g その他：膿胸関連リンパ腫

結核性胸膜炎や人工気胸後の**慢性膿胸**罹患し, 数年〜十数年経た後に膿胸関連リンパ腫を発症することがある. **びまん性大細胞型 B 細胞性リンパ腫** diffuse large B-cell lymphoma に属することが多く, 治療抵抗性で予後不良である.

> **simple point**
> - 膿胸の診断には, 必ず胸腔穿刺が必要である.
> - 胸水の評価, 穿刺部位の決定には超音波検査が有用である.
> - 胸腔穿刺の結果により, 膿胸が疑われる場合には, 速やかに胸腔ドレーンの挿入を行う.
> - 抗菌薬は, 嫌気性菌も考慮し選択する.

B 縦隔・横隔膜疾患

縦隔とは胸膜によって左右の肺の間に隔てられた部分を指し, **心臓**, **大血管**, **気管**, **食道**, **胸腺**, **リンパ節**, **神経節**などの臓器が存在する. **横隔膜**は**両側の胸腔**, **腹腔を隔てる膜状の筋組織**で主要な**呼吸筋**である

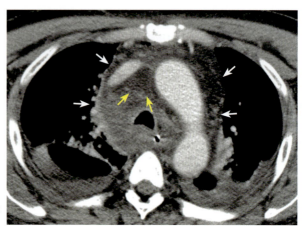

図12 急性縦隔（洞）炎
縦隔（白矢印）の拡大．縦隔内低吸収域（黄矢印，軟部陰影）を認める．

（縦隔の腫瘍性病変については8章F, 260頁参照）．

1 縦隔（洞）炎 mediastinitis

a 急性縦隔（洞）炎

縦隔に生じた急性の感染症を急性縦隔（洞）炎と呼ぶ．

1）原　因

ほとんどが細菌性感染であり，その要因は以下に示すとおりである．

①食道穿孔

上部消化管内視鏡の操作，義歯や魚骨などの誤飲，特発性食道破裂，食道癌により，食道と縦隔に交通ができた場合に発症する．

②口腔・頸部のからの波及（降下性壊死性縦隔炎）

抜歯後の感染や扁桃腺炎が下行性に進展したもの．

③開胸手術後

手術部位感染によって誘発されたもの．

2）症　状

発熱，胸部不快感，呼吸困難感，ときには敗血症性ショックなどを呈する．

3）検　査

末梢血白血球数増多，CRP上昇を示し，胸部X線写真にて縦隔陰影の拡大を認める．胸部CTにて縦隔内低吸収域（軟部陰影）を認める（図12）．血液培養，膿汁の培養にて原因菌を検出する．

4）治　療

抗菌薬による保存的治療の効果が不十分なときは，頸部ドレナージ，胸腔鏡下／開胸ドレナージにて滲出液あるいは膿瘍のドレナージを行う．縦隔は血流の少ない閉鎖空間であり抗菌薬の効果が現れにくく，ドレナージも容易ではないため治療に難渋することが多い．

b 慢性縦隔(洞)炎

縦隔に生じた慢性の感染症を慢性縦隔(洞)炎と呼ぶ.

1) 原　因

大部分は結核性である. その他, 真菌, 梅毒によるものもある.

2) 症　状

症状に乏しいことが多いが, 炎症による圧迫症状(上大静脈症候群, 呼吸困難など)を生じることがある.

3) 検　査

急性縦隔炎に準じる.

4) 治　療

結核感染に対しては抗結核薬を使用する.

c 硬化性縦隔炎, 縦隔線維症

縦隔組織に過剰な線維化を生じる疾患である.

1) 原　因

ヒストプラズマ感染症が原因となる場合が多い(わが国では発症はなく, 米国・中南米に存在する).

2) 検　査

胸部CTが有用. 石灰化を認めることもある.

3) 治　療

特に有効な治療はないが, 気道や血管の圧排を解除する対症療法が行われることがある.

2 縦隔気腫 mediastinal emphysema (pneumomediastinum)

縦隔内に空気が存在する状態を縦隔気腫と呼ぶ.

1) 分　類

①特発性：呼吸器疾患や外傷などの要因なく突然発症するもの.

②続発性：呼吸器疾患を有する患者が, 強い咳嗽などを契機に発症するもの.

2) 好発年齢

特発性は新生児〜乳幼児と若年男性に多い.

3) 原　因

誘因は, 呼吸器感染症や気管支喘息による激しい咳嗽, 強い息こらえ動作, 上部消化管/気管支内視鏡検査, 陽圧換気など. 機序は, 肺胞の断裂, 食道・気管・気管支の損傷による縦隔への空気の侵入である.

4) 症　状

突然の胸痛(吸気で増強する), 呼吸困難感があるが, 無症状のこともある.

5) 身体所見

頸部前胸部の皮下気腫(触診にて握雪感), Hamman(ハンマン)徴候(心拍動に一致して前胸部で聴取される捻髪音)を認めることがある.

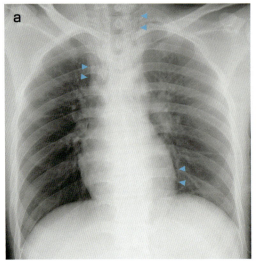
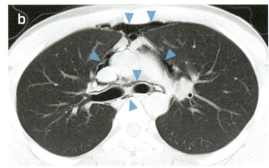

図13 特発性縦隔気腫
a：縦隔影の辺縁に沿った透亮像を認める．
b：縦隔や縦隔内構造物の辺縁に沿って透亮像が存在する．

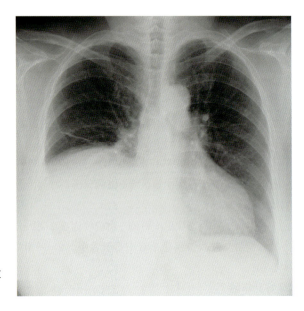

図14 右横隔膜麻痺
右横隔膜の挙上を認める．

6）検　査

胸部X線写真，CTでは縦隔や縦隔内構造物の辺縁に沿って走る透亮像を認める（図13）．

7）治　療

予後は良好であり，基本的には安静と経過観察である．

3 横隔膜の疾患

a 横隔膜麻痺 diaphragmic paralysis（横隔膜弛緩症 eventration of the diaphragm）

横隔膜麻痺（横隔膜弛緩症）は，横隔膜の呼吸性運動がなくなり挙上した状態である．

1）原　因
横隔神経の傷害による．横隔神経は頸部神経 C3 ～ C5 に由来し，心臓外科手術，頸部の外傷，悪性腫瘍浸潤などにより麻痺を生じる．片側性のことが多い．

2）症　状
労作時呼吸困難を自覚する場合もあるが，通常は無症状のことが多い．

3）検　査
胸部単純 X 線写真による横隔膜位置の挙上（図 14），あるいは，X 線透視による横隔膜の呼吸性運動の消失を認める．

4）治　療
無症状であれば治療の必要はない．症状があり持続する場合は横隔膜縫縮術，非侵襲的陽圧換気（NPPV），横隔膜ペーシングなどを適用する．

> **simple point**
> - 急性縦隔洞炎は食道損傷や頸部からの波及などによって生じる難治性細菌感染症である．
> - 特発性縦隔気腫は新生児，乳幼児と若年男性に多く，予後は良好である．
> - 横隔膜麻痺は一般的に片側性の横隔神経の傷害によって生じる．

練習問題

【問1】
正しいものを3つ選べ．
- a 自然気胸の好発年齢のピークは40歳代である．
- b 気胸に合併して皮下気腫がみられることがある．
- c 通常，片側の気胸では縦隔が対側へ偏位する．
- d 強い呼吸困難，酸素化の低下，頻脈を伴う気胸は胸腔ドレーン留置の適応である．
- e 緊張性気胸を確認したら，まず気管挿管を行う．

【問2】
胸膜炎で認められる疼痛の特徴はどれか．
- a 肩へ放散する．
- b 叩打痛がある．
- c 背部の疼痛は次第に下方へ移動する．
- d 食事をするときに強くなる．
- e 深呼吸をすると強くなる．

【問3】
胸水の診断について，正しくないのはどれか．
- a 心不全では漏出性胸水となる．
- b 大量の胸水では縦隔は患側に偏位する．
- c 胸水LDH/血清LDH＞0.6は滲出性胸水を考える．
- d 結核性胸膜炎ではリンパ球優位となる．
- e 胸腔穿刺は肋骨上縁から行う．

【問4】
膿胸に関して，正しいのはどれか．3つ選べ．
- a 膿胸が疑われる場合には，胸腔穿刺を行う．
- b 胸腔穿刺部位を決定するためには超音波検査が有用である．
- c 嫌気性菌が関与していることが多い．
- d 抗菌薬の投与のみで容易に軽快する．
- e 慢性膿胸罹患後には，胸膜中皮腫を発症しやすい．

【問5】
正しいものを2つ選べ．
- a 急性縦隔（洞）炎は抗菌薬による治療で早期に回復しやすい．
- b 抜歯が急性縦隔（洞）炎の誘因になることがある．
- c 陽圧式人工呼吸が縦隔気腫の原因となることがある．
- d 特発性縦隔気腫は症状が軽度でも穿刺脱気が必要である．
- e 横隔膜麻痺の主な原因は脳梗塞である．

練習問題の解答

【問1】
　解　答：b, c, d
　解　説：
　a. ×　ピークは20歳代である．
　b. ○　正しい．
　c. ○　患側の胸腔内陰圧が弱まるため縦隔は対側へ偏位する．
　d. ○　気胸に伴う症状や身体所見の異常が強い場合は，確実な胸腔ドレーン留置が勧められる．
　e. ×　緊張性気胸はショックから離脱するために，速やかに胸腔穿刺を実施し胸腔内陽圧を解除する必要がある．

【問2】
　解　答：e
　解　説：胸膜炎での疼痛は，深呼吸にて増悪する．ほかに肋骨骨折や筋挫傷などでも深呼吸で増悪することがある．心筋梗塞では疼痛が左肩や左腕へ放散する．胸部の叩打痛は脊椎疾患や肋骨骨折などでみられる．c は大動脈乖離などでみられる．d は逆流性食道炎などが疑われる．

（第106回医師国家試験類似問題）

【問3】
　解　答：b
　解　説：大量の胸水では縦隔は健側に偏位する．ほかは本文参照．

【問4】
　解　答：a, b, c
　解　説：膿胸の診断には胸腔穿刺が必要であり，穿刺の際には非侵襲的で繰り返し施行できる超音波検査が有用である．膿胸の原因は，肺炎の合併が多く，嫌気性菌感染も関与している．膿胸部分には抗菌薬は浸透しにくいために胸腔ドレナージや手術による排膿を併用する．また，慢性膿胸罹患後には悪性リンパ腫を発症することがある．

【問5】
　解　答：b, c
　解　説：
　a. ×　縦隔は血流の少ない組織であるため，縦隔炎は抗菌薬の効果が現れにくく，ドレナージも容易ではないため治療に難渋しやすい．
　b. ○　抜歯は降下性壊死性縦隔炎の原因の1つである．
　c. ○　正しい．
　d. ×　縦隔気腫は一般に予後良好であり，安静のみで経過観察する．
　e. ×　横隔膜麻痺の原因のほとんどは横隔神経の傷害である．

11章 まれな呼吸器疾患

A 肺胞蛋白症 pulmonary alveolar proteinosis (PAP)

　肺胞蛋白症（PAP）は肺胞および呼吸細気管支内にサーファクタントが貯留するまれな疾患で，1958年にRosenらによりはじめて報告された．病因により特発性，二次性，先天性に分類されている．CTで，敷石状陰影（すりガラス影と索状影の混在）を認め，気管支肺胞洗浄液（BALF）は米のとぎ汁様の乳濁色を呈する．治療は，全肺洗浄，GM-CSF投与が行われる．

1 病態

　肺胞蛋白症は非常にまれな疾患で，年間発症率は0.36人/100万人，有病率は3.7人/100万人である．肺胞マクロファージのサーファクタント代謝能の低下によりサーファクタントが肺胞内に大量に貯留して発症すると考えられている．

　GM-CSF（granurocyte macrophage-colony stimulating factor）欠損マウスで肺胞蛋白症が発症する．**特発性肺胞蛋白症については抗GM-CSF抗体**が発症に関与している．その機序は，この自己抗体が，GM-CSFの肺胞マクロファージへの活性を阻害し，分化が障害され，サーファクタントのクリアランスが低下するためと考えられている．

　続発性には，骨髄性白血病，悪性リンパ腫，多発性骨髄腫などの血液疾患，粉じん吸入曝露，薬剤，感染症などの基礎疾患がある．粉じんについては急性珪肺やセメントの埃，セルロースファイバー，アルミニウムダストなどの吸入により発症する．感染症ではニューモシスチス肺炎，クリプトコックス症，肺アスペルギルス症などに続発することがある．

　先天性肺胞蛋白症は生後より発症し，重症の呼吸不全を呈する予後不良の疾患である．原因としてはサーファクタント蛋白遺伝子の変異によるものとGM-CSF受容体の変異が認められている．

2 症状・検査所見・診断

　進行した症例では乾性咳嗽，労作時呼吸困難，軽度の発熱などが認められることもある．特異的な臨床所見はなく，胸部ラ音は聴取されないことが多い．

図1 肺胞蛋白症の画像所見
a：両側の下肺優位にすりガラス影および浸潤影（斑状影）が認められる．
b：全肺にすりガラス・浸潤影がみられる．小葉間隔壁が肥厚してみられ，敷石状陰影 crazy paving appearance といわれる．

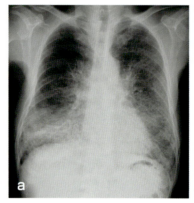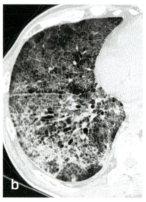

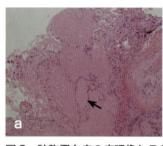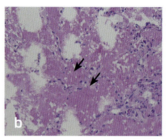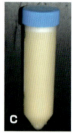

図2 肺胞蛋白症の病理像とBALF
a．ヘマトキシリン・エオジン染色，b．PAS染色，c．BALF．
a，b：経気管支肺生検による肺組織．肺胞腔内に好酸性・PAS染色陽性の物質の貯留を認める（矢印）．
c：米のとぎ汁様の乳白色のBALF．

　胸部X線写真は，びまん性の**すりガラス影**，**斑状影**を呈する（図1）．胸部CTでは**敷石状陰影 crazy paving appearance** が認められる．気管支鏡検査による肺生検で，肺胞腔内に**好酸性・PAS染色陽性の無構造物質の蓄積**と**大型の泡沫状マクロファージ**が認められる．BALFが，**米のとぎ汁様の乳白色**を示す（図2）．血清マーカーとしてKL-6，CEA，SP-A，SP-D，LDHの上昇が認められることがある．特発性の診断は，続発性の原因となりうるものの除外と，BALFや血清中の抗GM-CSF抗体の証明が必要である．

3 治療

　咳嗽や労作時呼吸困難などの症状が認められ，低酸素血症が認められた場合は，全身麻酔下での片側ずつの全肺洗浄が有効であるが，再発する場合もある．続発性はその原因疾患に対する治療を行う．
　特発性はGM-CSFの投与が有効であるという報告がある．

> **simple point**
> - 肺胞蛋白症は，特発性，二次性，先天性に分類できる．
> - 胸部CTで敷石状陰影crazy paving appearanceを呈する．
> - BALFが，米のとぎ汁様の乳白色を呈する．
> - 治療は，全肺洗浄が有効で，特発性はGM-CSFの投与が有効である．

B 肺分画症 pulmonary sequestration

肺分画症は**気道と交通のない肺組織**（**分画肺**）と，そこに大循環系から血液を供給する**異常血管**の2つの存在を特徴とする先天性肺疾患である．分画肺が本来の肺と同じ肺胸膜に覆われている肺葉内肺分画症（全症例の75％）と，分画肺が独自の胸膜に覆われている肺葉外肺分画症（全症例の25％）に分類される．Pryceは，次の3型に分類した．
　Ⅰ型：分画肺を欠き体循環系よりの異常動脈が正常肺の一部を灌流するもの
　Ⅱ型：異常動脈が分画肺と隣接する正常肺を灌流するもの
　Ⅲ型：異常動脈が分画肺のみを灌流するもの

1 病　態

肺葉内肺分画症は下葉に好発し，特に**左下葉**に多い．異常動脈は，多くが**胸部下行大動脈，腹部大動脈**から分岐する．その他，肋間動脈，鎖骨下動脈，内胸動脈から分岐する場合もある．**流出血管は肺静脈**である．肺葉外肺分画症は横隔膜と下葉の間に発生することが多く，90％が左側である．異常動脈は，胸部大動脈と腹部大動脈が多く，流出血管は多くは奇静脈である．

2 症　状

肺葉内肺分画症の1/3の症例は無症状であり，胸部X線写真で偶然に発見される．咳嗽，喀痰，発熱，胸痛などの呼吸器感染症状や血痰，喀血を呈する場合がある．肺葉外肺分画症では合併奇形による症状が中心であり，成人例では検診や他病精査中に偶然発見されることが多い．

3 診　断

a 胸部X線写真

肺葉内肺分画症の胸部X線写真所見は，正常気管支との交通や感染

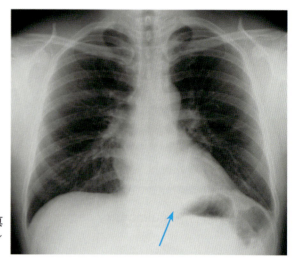

図3 肺葉内肺分画症の胸部X線写真
左下肺縦隔側，心陰影に重なり，下行大動脈のラインを消失する異常陰影（矢印）を認める．

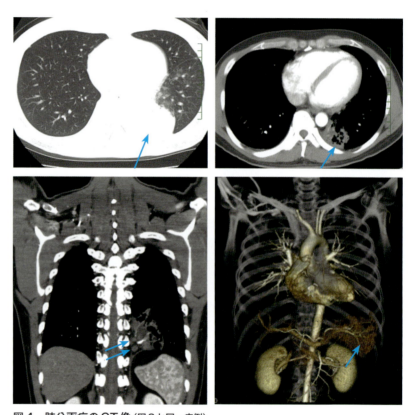

図4 肺分画症のCT像（図3と同一症例）
a：肺野条件．左下葉背側に腫瘤陰影を認める（矢印）．
b：縦隔条件（造影）．左下葉に不均一な陰影を認める（矢印）．
c：縦隔条件（造影，冠状断）．不均一な陰影の中に造影された異常血管を認める（矢印）．
d：3次元構成CT．大動脈から肺分画症に流れる異常動脈が認められる（矢印）．

症の合併の有無により肺底部縦隔側の辺縁明瞭な均等陰影，結節影，液面形成性陰影，限局性気管支拡張性陰影，限局性気腫性陰影など多彩である（図3）．一方，肺葉外肺分画症は正常臓側胸膜外に存在するため含気はなく，腫瘤陰影を呈するものが大半である．

b 胸部CT

肺葉内肺分画症では分画肺の内部構造の分析にはCTが最適である．また異常血管の描出には造影CTと3次元画像表示の方法がある（図4）．肺葉外肺分画症では異常動脈が描出される頻度は低い．

c 胸部MRI

MRIは分画肺内の気管支構造の描出ならびにその内容物の解析に有用である．しかし，その周囲の肺胞構造の解析に関してはCTより解像度が低い．異常動脈の描出に関してはMRAが有用である．

4 治療

反復する呼吸器感染症やシャントによる心負荷の軽減のため，また，縦隔腫瘍との鑑別が困難な場合や横隔膜異常などの合併奇形を伴うことが多いため，外科的切除が行われる．

> **simple point**
> - 気道と交通のない肺組織（分画肺）に大循環系からの異常血管の2つの存在を特徴とする肺疾患である．
> - 左下葉に好発する．
> - 無症状，呼吸器感染症状や血痰，喀血を呈する．
> - 外科的切除の治療が行われる．

C リンパ脈管筋腫症
lymphangioleiomyomatosis（LAM）

リンパ脈管筋腫症（LAM）は，主として**生殖可能年齢の女性**に発症するまれな疾患で，**肺に多発性の囊胞**を認める．**自然気胸を反復する**ことが多く，**女性の繰り返す気胸**では，本疾患を考慮する．

常染色体優性遺伝性疾患である**結節性硬化症** tuberous sclerosis complex（TSC）の**肺・リンパ節病変**として発症する場合（TSC-LAM）と，TSCとは無関係に発症する場合（**孤発性LAM** sporadic LAM）の2種類の病型がある．また30〜50%に腎血管筋脂肪腫を合併する．

1 病因・病態

LAMは，平滑筋細胞様の**LAM細胞**が，**肺実質**や**胸膜，体軸リンパ節**などで増殖する腫瘍性疾患である．LAM細胞は，癌抑制遺伝子である*TSC*遺伝子の異常により，ラパマイシン標的蛋白質 mammalian

表1 リンパ脈管筋腫症の臨床症状

胸腔内病変による症状	労作時呼吸困難（74%） 気胸に伴う胸痛（53%） 咳嗽（32%） 喀痰（21%） 血痰（8%） 乳糜胸水（7%）
胸腔外病変による症状	乳糜腹水（5%） 後腹膜〜骨盤腔病変や腎血管筋脂肪腫による症状（腹部膨満感，腹痛，下肢のリンパ浮腫，血尿など）

target of rapamycin（mTOR）が恒常的に活性化されて増殖する．

2 疫 学

わが国のLAMの有病率は1.2〜2.3人/100万人と推測されており，欧米とほぼ同様である．平均初発年齢は32.6歳，診断年齢は33.9歳である．TSC-LAMではまれに男性にもみられる．

3 臨床所見

早期では無症状であるが，進行すると呼吸器症状を呈する．また胸腔外病変による症状を呈することもある（**表1**）．

身体所見は聴診所見も含めて正常であるが，TSC-LAMでは顔面の血管線維腫，爪囲線維腫，白斑などの皮膚病変を認める場合がある．

4 検査所見

進行すると低酸素血症，高二酸化炭素血症を呈する．呼吸機能検査では初期には拡散障害がみられ，進行に伴い閉塞性換気障害を認める．

5 画像所見

軽症例では，胸部X線写真では異常は指摘できない．進行例では網状・線状・粒状影，肺気腫様の過膨張などの所見が認められる（**図5**）．胸部HRCTは，肺野にびまん性に**数mm〜2cm程度の円形の薄壁囊胞**を認める．肺気腫の低吸収領域と異なり正常肺野との境界は明瞭で壁を有している（**図6**）．囊胞の破裂による気胸や乳糜胸による胸水貯留を認めることもある．

胸郭外病変では，腹部〜骨盤CTにおいて腎血管筋脂肪腫，腹部リンパ節腫大，腹水，肝臓の血管筋脂肪腫などがみられる．

6 病理所見（図7）

LAM細胞は紡錘形〜類上皮様形態を呈し，核は類円形〜紡錘形で，細胞質は好酸性または泡沫状を示す．免疫染色では抗α smooth muscle actin（α SMA）抗体，抗HMB45抗体，抗エストロゲン受容体 estrogen receptor（ER）抗体，抗プロゲステロン受容体 progesteron

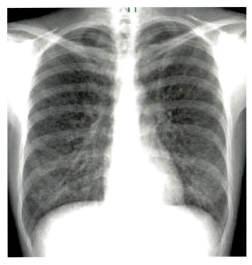

図5 リンパ脈管筋腫症の胸部X線写真
肺の過膨張あり．上肺野の透過性亢進，下肺野に網状・線状影を認める．

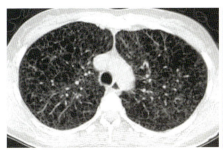 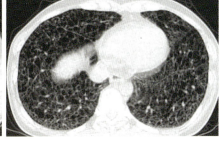

図6 リンパ脈管筋腫症の胸部CT
両肺野にびまん性に多発性嚢胞を認める．

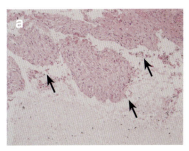 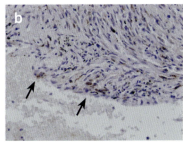

図7 リンパ脈管筋腫症の組織所見
a：ヘマトキシリン・エオジン染色：嚢胞壁にLAM細胞の増殖を認める．
b：抗HMB45抗体：免疫染色では抗HMB45抗体がLAM細胞で陽性を示す．

receptor (PR) 抗体に陽性を示す．

組織所見は，肺では嚢胞壁，胸膜，細気管支・血管周囲にLAM細胞が集簇および増殖し，内部にスリット状に新生したリンパ管を伴う．リンパ節などの肺外病変でも同様の所見を示す．

7 診 断

若年女性に認める反復性の気胸では本症の可能性を考慮する．HRCTで典型的な所見を示し他臓器でも特徴的な所見があれば臨床診断が可能であるが，基本的には組織学的にLAM細胞を証明して確定

診断するほうが望ましい．確定診断の場合には，TSCの合併や胸郭外病変の検索も必要である．

8 鑑別診断

鑑別診断としては，肺気腫，ブラ，肺ランゲルハンス細胞組織球症，リンパ増殖性疾患，空洞形成性転移性肺腫瘍などがある．肺気腫は壁のない肺野の低吸収域である点が，ランゲルハンス細胞組織球症は囊胞が円形ではなく不整形で小葉中心性の結節影がみられる点がLAMとは異なる．多発の囊胞性を形成するBart-Hogg-Dube（BHD）症候群も鑑別診断として重要である．BHD症候群は*BHD*遺伝子異常による常染色体優性遺伝性疾患である．

9 治　療

LAMに対する有効な治療法は確立していない．無症状で呼吸機能検査が正常な軽症例では，経過観察を行う．中等症～重症例に対しては，LAMの発症と進行に女性ホルモンの関与が推測されるため，Gn-RHアゴニストやプロゲステロン製剤の投与，外科的両側卵巣摘出術などのホルモン療法（抗エストロゲン療法）が行われるが，効果については一定の見解はない．呼吸不全が進行した症例では，在宅酸素療法を導入する．最大限の内科的治療を行っても呼吸不全が進行し，予後不良と考えられる症例には，肺移植を考慮する．

> **分子標的治療**
> LAMは*TSC*遺伝子の異常によりmTORが活性化されているため，mTOR阻害薬であるラパマイシンがLAM細胞の増殖を抑制すると考えられている．本症に対して有効性が確認されたが，まだ臨床では使用されていない．

10 経過・予後

呼吸不全は慢性に進行するが，突発的な気胸などにより悪化することもある．わが国のLAM患者の5年生存率は91％，10年生存率は76％である．妊娠・出産により増悪した報告もあるが，一方で呼吸機能に変化なく通常の出産が可能であったとの報告もある．

simple point
- LAMは平滑筋細胞様のLAM細胞が増殖する腫瘍性疾患で，肺に多発性囊胞を形成する．
- 若い女性の繰り返す自然気胸の原因疾患として重要である．

D 肺ランゲルハンス細胞組織球症
pulmonary langerhans cell histiocytosis（PLCH）

> 以前Histiocytosis Xと呼ばれていた好酸球性肉芽腫症，Hand-Schüller-Christian病，Letterer-Siwe病の3疾患は，いずれもランゲルハンス細胞が増殖する疾患であることが判明し，現在はLCHの呼称が提唱されている．

ランゲルハンス細胞組織球症（LCH）は，**ランゲルハンス細胞が肺，骨，皮膚，下垂体，肝臓，リンパ節**などの組織に浸潤し増殖するまれな疾患である．肺に病変を認める場合を肺ランゲルハンス細胞組織球症（PLCH）といい，**線維化や囊胞形成**をきたす．**喫煙との関連が強く**，患

者の9割以上が喫煙者で，禁煙により改善する．

1 病因・病態・疫学

PLCHは，喫煙との関連が強く推測されている．タバコ煙の刺激によりランゲルハンス細胞が異常に増殖をきたし，肉芽腫形成や線維化，気腫化に関与すると考えられている．有病率は，2〜5人/100万人と推定されている．男女比はわが国では男性：女性＝4：1の比率である．PLCHの発症年齢は20〜40歳代が多く，喫煙率は90％以上ときわめて高率である．

2 症状・身体所見

症状は，無症状で健診発見例も多い．有症状時は乾性咳嗽，呼吸困難感，気胸などの呼吸器症状や，倦怠感，体重減少，発熱などの全身症状がみられる．**気胸の合併は25％程度と比較的多く**，初発症状となることもある．他臓器病変の症状として，骨病変による疼痛や，下垂体病変による尿崩症などがある．身体所見は，聴診上ラ音を聴取することもあるがまれである．

3 検査所見・画像所見

血液検査では特異的な所見はない．呼吸機能検査では早期から**拡散能が低下**し，進行すると**拘束性障害，閉塞性障害**ともにみられる．労作時の低酸素血症は比較的早期からみられる．胸部X線写真では**上〜中肺野優位の小結節影，線状網状影**を呈し，**肋骨横隔膜角はスペアされる**傾向がある．進行すると**囊胞性陰影**がみられ，**囊胞は不整形で大きさは数mm〜数cm**である（図8）．肺野容積は正常あるいは増加する．

胸部CTでは**結節影と壁の厚い不整形な囊胞**がみられる．分布は上〜中肺野優位で，肋骨横隔膜と肺底部はスペアされる．**早期には結節影が優位**であるが，進行すると囊胞性陰影が増加し，次第に囊胞が融合し不整な形状を呈する．終末期では囊胞が著明に拡大し，進行した

> **ランゲルハンス細胞**
> ランゲルハンス細胞は組織球系由来の抗原提示細胞である．皮膚表皮に分布し，肺では気道上皮に分布する．細胞質は好酸性でくびれた脳回状の核を有する．電子顕微鏡にて特有なBirbeck顆粒を細胞質に認める．免疫染色ではCD1aが陽性になる．

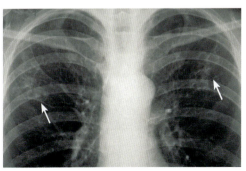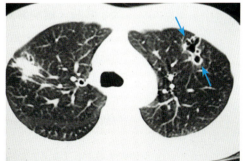

図8 肺ランゲルハンス組織球症の胸部X線写真，CT

胸部X線写真：両側上肺野に結節影（矢印）が認められる．CT：右肺では腫瘤を形成し，左肺では厚い空洞壁を有する空洞病変（矢印）が認められる．

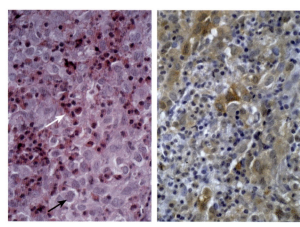

図9 肺ランゲルハンス組織球症の組織
ヘマトキシリン・エオジン染色（左図）では，赤く染まる好酸球（白矢印）と淡い好酸性細胞質を示す細胞（黒矢印）が認められる．S-100蛋白免疫染色（右図）にて陽性に染まり肺ランゲルハンス組織球症がつよく疑われる．

表2　PLCH，LAM，COPDの鑑別診断のポイント

	PLCH	LAM	COPD
臨床像	20〜40歳代の男性 喫煙者	若年女性	高齢男性 喫煙者
囊胞の分布・性状	上中肺野優位，肋骨横隔膜角の病変なし 形状：不整	びまん性 形状：整，円形・楕円形	上肺野優位
ほかの所見	小結節影，すりガラス影		

肺気腫と鑑別が困難になる．

4　病理所見

病初期には細気管支周囲にランゲルハンス細胞が増殖し，結節を形成する．同時に好酸球，リンパ球などの炎症細胞の浸潤も認める（図9）．病態の進行につれて結節は線維性変化をきたし，結節は融合し，壊死による空洞化や肺胞構造の破壊による気腫化を伴い，多彩な大きさの囊胞を形成する．

5　診断・鑑別診断・治療

CTで典型的な所見がみられ，気管支肺胞洗浄液中のランゲルハンス細胞が5%以上あれば診断可能である．組織診断は，ランゲルハンス細胞肉芽腫を証明できれば確定診断である（図9）．

鑑別診断は，囊胞性疾患としてリンパ脈管筋腫症（LAM），慢性閉塞性肺疾患（COPD），Birt-Hogg-Dube（BHD）症候群などが重要である（表2）．

禁煙は必須であり，**禁煙のみで軽快，寛解する症例もある**．現時点では有効な薬物療法はない．呼吸不全を伴う進行例では，肺移植も考慮する．

> **simple point**
> - PLCHはランゲルハンス細胞が肺で増殖するまれな疾患で,肺に多発性に不整形な囊胞を形成する.
> - 喫煙の関与があり,治療として禁煙が必須である.

E 肺アミロイドーシス pulmonary amyloidosis

アミロイドーシスは,**アミロイド蛋白が全身臓器に沈着し臓器障害を**きたす疾患である.標的臓器は,消化管や腎臓が多く,肺病変は比較的まれである.全身諸臓器にアミロイドが沈着する全身型と,限局した臓器に沈着する限局型があり,肺に限局する場合を肺アミロイドーシスという.

原発性または血液疾患に伴う免疫細胞性アミロイドーシスと,何らかの基礎疾患に伴う続発性の反応性アミロイドーシスがある.局所免疫応答の異常,慢性抗原刺激などが原因となり,局所免疫細胞が異常に増殖または反応した結果,異常蛋白が産生されると考えられている.

1 画像所見・病理所見・診断

胸部X線写真,CT(図10)では**孤立性あるいは多発性の結節影**を認め,半数で**石灰化**を伴う.

病理所見は,**組織にアミロイドの沈着**を認める.アミロイドは,**Congo red染色で橙赤色**に染まり,**偏光顕微鏡で緑色の複屈折**を示す(図11).

組織診断でアミロイドの沈着を証明すれば,確定診断となる.

肺の結節性病変の鑑別として,肺癌,肺良性腫瘍,肺結核,転移性腫瘍などとの鑑別が重要である.

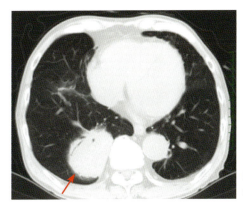

図10 肺アミロイドーシスのCT
右下葉に石灰化を伴う腫瘤陰影を認める.

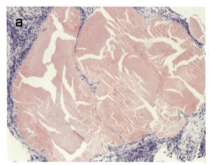 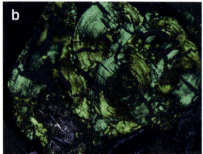

Congo red染色　　　　　　　　　偏光顕微鏡

図11　肺アミロイドーシス病理所見
Congo red染色で橙赤色に染まり（a），偏光顕微鏡で緑色の複屈折を認める（b）．

2　治療・予後

　無症状の場合は，経過観察を行う．増大傾向を示すものや圧迫による症状のあるものは，外科的切除を考慮する．切除後の再発はまれである．一般的に，予後は比較的良好である．

> **simple point**
> - 肺アミロイドーシスは肺にアミロイド蛋白が沈着する疾患である．
> - 石灰化を伴う結節影が特徴である．

練習問題

【問1】

56歳,女性.1ヵ月続く労作時呼吸困難のため受診.聴診で両側下肺野 fine crackles を聴取した.体温 36.7℃. WBC 5,800, CRP 0.3 mg/dL, CEA 2.3 ng/mL(基準値5以下).胸部X線写真,胸部CT,気管支肺胞洗浄液を示す.治療として適切なものはどれか.

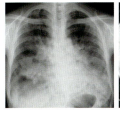 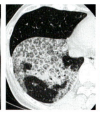 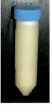

- a 利尿薬の投与
- b 抗癌化学療法
- c ペンタミジン投与
- d 全身麻酔下での全肺洗浄
- e ニューキノロン系抗菌薬投与

【問2】

肺分画症について,正しいものはどれか.

- a 右上葉に好発する.
- b 通常,気道との交通を認める.
- c 感染症を発症することがある.
- d 異常動脈は,肺動脈から分岐する.
- e 胸部X線写真は,空洞性陰影を示す.

【問3】

[症例] 35歳,女性
[主訴] 胸痛
[現病歴] 23歳時に左気胸を初発し,その後左5回,右1回の気胸の既往があり,今回は,両側気胸を発症し,入院となった.
[既往歴] 23歳 急性膵炎

月経歴:初経 13歳・不整,妊娠出産歴:なし,喫煙歴:なし,家族歴:特記事項なし

正しいものを2つ選べ.

- a 慢性閉塞性肺疾患(COPD)である.
- b 肺ランゲルハンス細胞組織球症である.
- c リンパ脈管筋腫症である.
- d 検査には,胸部CTが重要である.
- e 検査には,呼吸機能検査が重要である.

【問4】

胸部CTを示す.診断はどれか.

- a 慢性閉塞性肺疾患(COPD)
- b 肺炎
- c リンパ脈管筋腫症(LAM)
- d ランゲルハンス細胞組織球症(LCH)
- e 転移性肺腫瘍

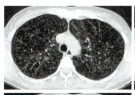 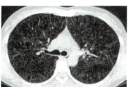
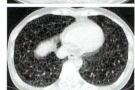

練習問題の解答

【問1】
　解　答：d
　解　説：亜急性経過の症状で炎症反応の上昇はみられない．腫瘍マーカーの上昇なし．画像上，小葉間隔壁の肥厚を伴うすりガラス影（メロンの皮状）．BALFが米のとぎ汁様の白濁を示しており肺胞蛋白症の典型的な所見である．治療は，薬物療法でなく全身麻酔下での全肺洗浄を行う．このように診断を求めることなく治療法を問いかける問題が多くなった．

（105回医師国家試験類似問題）

【問2】
　解　答：c
　解　説：肺分画症は，左下葉に好発し，気道との交通がない症例もあり，大循環系から血液が供給される．胸部X線写真は，結節影，液面形成性陰影，限局性気管支拡張性陰影，限局性気腫性陰影などを呈する．感染を繰り返す場合がある．

【問3】
　解　答：c, d
　解　説：本症は，繰り返す気胸がある妊娠可能な年齢の女性である．喫煙がなく，リンパ脈管筋腫症が肺ランゲルハンス細胞組織球症（男性に発症しやすい）より可能性が高い．COPDは，年齢から考えにくい．診断には，CTが大きな参考所見となる．気胸の患者に対しては呼吸機能検査は基本的に禁忌である．

【問4】
　解　答：c
　解　説：両側肺野に多発性に囊胞を認めリンパ脈管筋腫症に典型的なCT画像である．

12章 薬剤性肺障害

　薬剤性肺障害は，発症機序から，**細胞障害性**と**アレルギー性**の2つに大別される．臨床像は，**間質性肺炎，急性肺障害・急性間質性肺炎，好酸球性肺炎，気道系疾患，肺血管疾患，胸膜病変**を呈する．治療は，疑わしい薬剤の中止，および副腎皮質ステロイドの投与である．

A 薬剤性肺障害の主な臨床病態

　薬剤性肺障害の発症機序は，**肺組織に直接作用**する**細胞障害性**と**アレルギーや免疫反応**による**アレルギー性**の2つに大別される．細胞障害性の機序は，肺胞上皮細胞，気道上皮細胞，肺毛細血管内皮細胞が直接障害され炎症が起こる．肺胞障害性では間質の炎症，線維化へと進行し，非可逆性の薬物濃度依存性の障害である．アレルギー性の機序は，薬剤がハプテン作用やmimicking作用として働き，リンパ球などの免疫系細胞の賦活化の結果，I型・III型・IV型のアレルギー反応が生じると考えられている．

　薬剤性肺障害の原因薬剤としては，**抗菌薬，抗リウマチ薬（金製剤やMTX：メトトレキサート），生物学的製剤（インターフェロンやG-CSF），漢方薬（小柴胡湯**など），**抗癌剤（ブレオマイシン**など），**分子標的治療薬（ゲフィチニブ**など）によるものが多い．

　薬剤性肺障害発症の危険因子や増悪因子として，高齢（60歳以上），既存の肺病変（特に間質性肺炎やCOPD），肺手術後，高濃度酸素投与，肺への放射線照射，抗癌剤の多剤併用療法，腎障害の存在などがある．

1 間質性肺炎

　薬剤性肺障害の代表的病型であり，**特発性間質性肺炎**の中の**非特異性間質性肺炎**や**特発性器質化肺炎**と類似の病型を呈するものが多い．アレルギー反応による場合は過敏性肺炎の像を呈することがある．薬剤投与開始から数週〜数ヵ月の間に，発熱・乾性咳嗽・呼吸困難などが**亜急性に進行**することが多い．画像所見は，**両側性にすりガラス影**や**辺縁性浸潤影**がみられることが多く，病変の進行とともに肺線維化が進行する．メトトレキサートは，抗癌剤あるいは抗リウマチ薬として使用される頻度が高いために薬剤性肺炎の原因薬剤として記憶しておくことが重要である（図1）．また，**アミオダロン**は，治療困難な心室性不整脈に使用されるが，マクロファージなどの細網内皮系に取り込まれて蓄積され，長期内服中

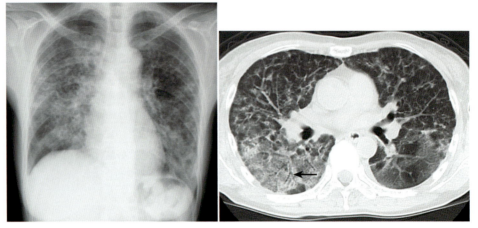

図1 メトトレキサート投与開始3週間後に発症した薬剤性肺炎
a:胸部X線写真.全肺野にわたり網状影に重なり,すりガラス・浸潤影がみられる.
b:胸部CT.全肺野に網状影が認められ,背側にはすりガラス影が重なっている.右肺には牽引性気管支拡張があり線維化が誘発されつつあることが示唆される(矢印).

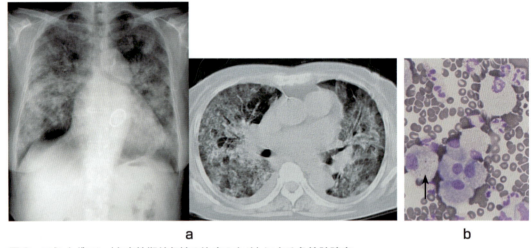

図2 アミオダロン(心室性期外収縮の治療のため)による急性肺障害
a:胸部X線写真およびCTにて両側びまん性にすりガラス影と浸潤影を認める.
b:BALFにて細胞質内に泡状の物質を含む泡沫状マクロファージが認められる(矢印).

に重篤な薬剤性肺障害を起こすことがある(図2).

2 急性肺障害・急性間質性肺炎

　薬剤投与から比較的短期間に発症し,急速に進行する呼吸困難,頻呼吸,呼吸促迫が特徴的である.画像所見は両側性の斑状浸潤影やすりガラス影が多く,典型例では蝶形分布を呈する(図2, 3).臨床的には急性型の間質性肺炎や非心原性肺水腫,肺水腫であり,病理学的には**DADパターン**が多い.**ゲフィチニブ**による肺障害(図3)はこの型を呈することが多く,肺障害発症者の半数(2〜3%)が死亡する.男性,喫煙者,PS(パフォーマンス・ステータス)不良例,非腺癌,既治療例に多い.早期発

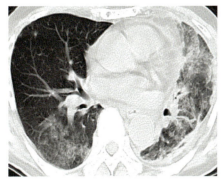

図3 ゲフィチニブによる急性肺障害
右側肺は背側，左側肺は全体にすりガラス影を認める．

症例ほど予後不良である．咳嗽，発熱，呼吸困難が3徴候である．治療開始2週間内の発症は，死亡に至る危険性が高いので治療導入は入院にて行い，厳重な観察が必要である．

3 好酸球性肺炎

肺局所で好酸球を主体とした炎症細胞浸潤をきたす病態で，臨床的には急性好酸球性肺炎，慢性好酸球性肺炎の病型が代表的である．診断には肺生検やBALで好酸球分画の増加を確認することが必要である．ミノサイクリン（ミノマイシン）は本病型を誘起する代表的薬剤である．急性好酸球肺炎は，喫煙開始後に発症する例が多い．

4 気道系疾患

薬剤誘発性喘息や気管支攣縮には3つの機序がある．①β遮断薬による喘息発作の誘発，②非ステロイド抗炎症薬（NSAIDs）によるアスピリン喘息，③職業性喘息としてみられる薬剤粉末吸入による喘息である．アスピリン喘息は成人喘息の約13%にみられ，NSAIDsの投与後1時間以内に強い喘息発作を起こす．NSAIDsだけでなく食用色素（黄色4号）やコハク酸エステル型の副腎皮質ステロイド（ヒドロコルチゾンコハク酸エステルナトリウムやメチルプレドニゾロンコハク酸エステルナトリウムなど）でも発作が誘発されることがある．またACE阻害薬は，0～30%の患者に乾性咳嗽を引き起こすが，中止により早期に改善する．

5 肺血管疾患

薬剤による肺血管病変としては，肺血管炎／肺胞出血，肺高血圧，肺血栓塞栓症などが認められる．PTU（プロピルチオウラシル）によるMPO-ANCA陽性の血管炎や，エストロゲン製剤による肺血栓塞栓症が代表的である．

6 胸膜病変

薬剤性の胸膜炎，胸水貯留，胸膜肥厚などが知られているが，薬剤性ループスはヒドララジンやプロカインアミドなどにより起こり，しばし

ば胸膜炎として発症する．**抗核抗体は homogeneous 型で，抗 ds-DNA 抗体は陰性**で，**抗 ss-DNA 抗体が陽性**である．また IL-2 では，毛細血管漏出症候群に伴う肺水腫と胸水貯留を誘起する．

B 薬剤性肺障害の診断

薬剤性肺障害の診断で，**すべての薬剤（栄養食品やサプリメントも含む）が薬剤性肺障害を惹起する可能性**があることを常に念頭においておくことが必要である．初発症状としては，発熱・咳嗽・呼吸困難が認められることが多い．血液検査での好酸球増多や白血球増多，CRP 陽性，LDH・KL-6・SP-D などの間質性肺炎マーカーの上昇は薬剤性肺障害を示唆する所見となる．ほかに薬剤による LST（drug-induced lymphocyte stimulation test：DLST）やパッチテストは，起因薬剤を同定する上で参考になる検査法であるが，偽陽性例も存在する．

薬剤性肺障害の画像所見は，病型に応じて辺縁性浸潤影，斑状の浸潤影，びまん性小粒状影，すりガラス影，移動性浸潤影など多彩であり，病理所見も病型に応じて，非特異性間質性肺炎，器質化肺炎，好酸球性肺炎，びまん性肺胞障害（DAD）などの組織形態を呈する．

C 薬剤性肺障害の治療

薬剤性肺障害の治療の基本は，**疑わしい薬剤の中止，副腎皮質ステロイドの投与，呼吸不全への対策，全身管理**である．

一般にアレルギー反応による場合は，副腎皮質ステロイドの反応性は良好だが，細胞障害性機序による DAD などは副腎皮質ステロイド療法抵抗性であることが多い．

通常，副腎皮質ステロイドはアレルギー性の場合は 0.5 〜 1 mg/kg/日を開始量とし，重症例や細胞障害性が疑われる場合には，メチルプレドニゾロン 1 g/日（3 日間）のパルス療法を施行し，その後，維持療法をする．

simple point

- 薬剤性肺障害の発症機序は，細胞障害あるいはアレルギーが原因である．
- 主な病型は，間質性肺炎，急性肺障害・急性間質性肺炎，好酸球性肺炎である．
- 治療は，薬剤の中止と副腎皮質ステロイド療法である．

練習問題

【問1】

70歳,女性.主訴は呼吸困難.3週間前に感冒様症状があり,近医で抗菌薬と漢方薬の処方を受けた.症状の改善はなく,乾性咳嗽と呼吸困難が悪化したため近医より紹介され受診.紹介受診まで,近医での投薬は継続していた.呼吸数22回/分,SpO$_2$ 92%,聴診にて両側胸部背側にfine cracklesを聴取する.グラム染色,抗酸菌染色は陰性.白血球数13,300(好中球60%,好酸球26%,単球4%,リンパ球10%),総ビリルビン1.7 mg/dL, AST 85 IU/L, ALT 63 IU/L, LDH 619 IU/L(基準値176〜353), CRP 5.2 mg/dL, KL-6 803 U/mL(基準値400未満),クラミジア抗体陰性,マイコプラズマ抗体陰性,サイトメガロウイルス抗原陰性,β-D-グルカン上昇なし.動脈血ガス分析:pH 7.50, PaCO$_2$ 28 Torr, PaO$_2$ 65 Torr, HCO$_3$$^-$ 21 mEq/L.

胸部X線写真,CTにて両側多発性すりガラス影,浸潤影を認めた.

治療薬として適切なものはどれか.

- a 副腎皮質ステロイド
- b ガンシクロビル
- c 気管支拡張薬
- d 抗結核薬
- e ST合剤

練習問題の解答

【問1】

　解　答：a

　解　説：亜急性発症の浸潤影, すりガラス影で, fine cracklesを聴取し, 低酸素血症を伴っている. 経過から抗菌薬, 漢方薬を服用後に症状が悪化しており薬剤性肺障害の可能性が高い. 喀痰, 血清学的検査で感染症は否定的である. 治療は副腎皮質ステロイドが適当である.

（106回医師国家試験類似問題）

参考図書

- 日本呼吸器学会肺生理専門委員会(編):臨床呼吸機能検査,第7版,メディカルレビュー社,2008
- 日本呼吸器学会COPDガイドライン第4版作成委員会(編):COPD(慢性閉塞性肺疾患)診断と治療のためのガイドライン,第4版,メディカルレビュー社,2013
- 日本呼吸器学会薬剤性肺障害の診断・治療の手引き作成委員会(編):薬剤性肺障害の診断・治療の手引き,メディカルレビュー社,2012
- 日本呼吸器学会,日本循環器学会ほか(合同研究班)(編):肺高血圧症治療ガイドライン,2012年改訂版 http://www.j-circ.or.jp/guideline/pdf/JCS2012_nakanishi_h.pdf
- 日本呼吸器学会びまん性肺疾患診断・治療ガイドライン作成委員会(編):特発性間質性肺炎診断と治療の手引き,第2版,南江堂,2011
- 日本呼吸器学会ARDSガイドライン作成委員会(編):ALI/ARDS診療のためのガイドライン,第2版,学研メディカル秀潤社,2010
- 日本呼吸器学会呼吸器感染症に関するガイドライン作成委員会(編):成人院内肺炎診療ガイドライン,2008
- 日本呼吸器学会医療・介護関連肺炎(NHCAP)診療ガイドライン作成委員会(編):医療・介護関連肺炎(NHCAP)診療ガイドライン,2013
- 日本呼吸器学会市中肺炎診療ガイドライン作成委員会(編):成人市中肺炎診療ガイドライン,2008
- 日本アレルギー学会喘息ガイドライン専門部会(監):喘息予防・管理ガイドライン2012,協和企画,2012

和文索引

あ

青石綿　267
悪性胸膜中皮腫　231, 267
悪性所見　20
悪性リンパ腫　221, 266
アザチオプリン　208
アスピリン喘息　111, 114
アスベスト　223
アスペルギルス症　89
圧外傷　179
アマンタジン　61
網目状毛細血管怒張　234
アミロイドーシス　162, 321
アルコール誘発喘息　112
アレルギー性気管支肺アスペルギルス症　89, 116, 197
アレルギー性肉芽腫性血管炎　194

い
易感染性宿主　96
異型肺炎　→非定型肺炎
石綿　223, 267
石綿肺　208, 230
石綿肺癌　231
Ⅰ型呼吸不全　147
一次結核　79
1秒率　34
1秒量　34
一酸化炭素ヘモグロビン　41
医療・介護関連肺炎　63, 68
医療面接　4
インターフェロンγ遊離測定法　82
院内肺炎　63, 68, 73
インフルエンザ　60
　──ワクチン　124, 208
インフルエンザウイルス肺炎　76
インフルエンザ菌　72

う

ウイルス性肺炎　76
ウィルヒョーの3徴　277
ウェゲナー肉芽腫症　189
運動誘発喘息　111

え
エアトラッピング　117, 186
エアリーク　291
衛星病巣　83
エルロチニブ　249
嚥下性肺炎　220
炎症性偽腫瘍　222
エンドセリン受容体拮抗薬　216, 285
エンドトキシン吸着カラム　209
エンピリック治療　66, 68

お

横隔膜弛緩症　307
横隔膜麻痺　307
黄色ブドウ球菌　73
オウム病クラミジア　75
オピオイド　270
オマリズマブ　114

か

咳嗽　8, 74
化学放射線療法　250
過換気症候群　40, 170
拡散障害　147
拡散能低下　186, 203
喀痰　9
加湿器肺　184
かぜ症候群　59
カタプレキシー　167
褐色マクロファージ　215
活性酸素　179
過敏性肺炎　184
紙袋再呼吸法　172
可溶性IL-2受容体　234
ガラクトマンナン抗原　91
カーリーB線　154
カリニ肺炎　→ニューモシスチス肺炎
カルチノイド　254
カルレチニン　268
換気血流不均等　147, 280, 292
換気装置肺炎　184
換気不全　126
換気補助療法　124, 125, 136
環境誘発試験　188

き
間質　203
間質性陰影　17, 18
間質性肺炎　222, 325
間質性肺疾患　203
乾性咳嗽　8
癌性リンパ管症　258
関節リウマチ　216
感染症　51
完全房室ブロック　232
乾燥症　221
緩和ケア　269

機械工の手　218
機械的人工呼吸　177
気管・気管支呼吸音　12
気管・気管支腫瘍　253
気管支拡張症　130, 217
気管支拡張薬　110, 124
気管支カルチノイド　254
気管支鏡下擦過細胞診　242
気管支結核　45
気管支腫瘍　45
気管支性嚢胞　133
気管支喘息　109
　──フロー・ボリューム曲線　36
気管支透亮像　17
気管支内視鏡　42, 43
気管支嚢胞　266
気管支肺炎　64
気管支肺胞洗浄　43
気管支肺胞洗浄液　43, 206
気管内腫瘍　37
気胸　291
起坐呼吸　154
器質化肺炎　17
帰宅誘発試験　188
喫煙　240
喫煙関連疾患　138
喫煙関連肺疾患　215
気道過敏性亢進　109
気嚢腫　133
キャッスルマン病　216
急性間質性肺炎　213, 326
急性気管支炎　62

急性好酸球性肺炎　199, 215
急性呼吸促迫症候群　149, 213
急性細気管支炎　62
急性縦隔(洞)炎　304
急性肺血栓塞栓症　278
急性肺障害　326
急性ループス肺炎　220
吸入ステロイド薬　109, 113, 124
　　──・長時間作用性β2刺激薬配合剤　124
胸郭動揺　10, 156
胸腔　295
胸腔鏡下胸膜生検　243
胸腔鏡下手術　294
胸腔穿刺脱気　293, 294
胸腔ドレナージ　293, 300, 302
胸骨後腔　16
胸水　298
強制換気　178
胸腺癌　263
胸腺腫　262
強皮症　219
胸部X線写真　14, 16
胸膜陥入像　244
胸膜腔　295
胸膜生検　267
胸膜中皮腫　299
胸膜肺全摘術　268
胸膜摩擦音　13, 296
胸膜癒着術　294
鏡面像　294
棘状突起　21, 244
禁煙指導　124
菌交代症　73
筋線維芽細胞　207
緊張性気胸　294

く

空気感染　51, 77
空調病　184
空洞性陰影　17
クォンティフェロン®TBゴールド　82
口すぼめ呼吸　120
クッシング症候群　246
グッドパスチャー症候群　194
クボスティック徴候　171
クラミジア　75
グラム染色　53
クラリスロマイシン　88
クリゾチニブ　249
クリプトコックス抗原　94

け

経気管支吸引細胞診　43
経気管支生検　43

経気管支肺生検　43, 45
経気道性転移　258
形質細胞　212
頸静脈怒張　120, 294
珪肺結節　224
珪肺症　227
経皮的酸素飽和度モニター　33, 38
経鼻的持続的気道陽圧療法　165
結核　51, 76
結核菌　79
結核菌特異的全血インターフェロンγ遊離測定法　82
結核腫　83
結核性胸膜炎　84
結核性脊椎炎　84
結核予防ワクチン　82
血管陰影　17
血管炎症候群　189
血気胸　294
血行性転移　258
血性BALF　220
結節影　19
結節性硬化症　315
ゲフィチニブ　249
牽引性気管支拡張像　151, 203
限局型小細胞肺癌　250
原発性肺胞低換気症候群　168, 170
顕微鏡的多発血管炎　191

こ

抗ARS抗体　184
　　──症候群　218
抗-グリコプロテインⅠ抗体　184
抗CCP抗体　184
抗ds-DNA抗体　184
抗GBM抗体　184, 194
抗GM-CSF抗体　184, 311
抗IgE抗体　114
抗Jo-1抗体　184, 218
抗MDA-5抗体　184
抗Scl-70抗体　184, 219
抗Sm抗体　184
抗SS-A抗体　184
抗SS-B抗体　184
抗U1-RNP抗体　184, 221
抗VEGF抗体　251
抗ウイルス薬　55
高音性連続音　13, 110
口蓋垂軟口蓋咽頭形成術　165
降下性壊死性縦隔炎　304
硬化性血管腫　257
硬化性縦隔炎　222, 305
抗ガラクトース欠損IgG抗体　184
抗カルジオリピン抗体　184
抗凝固療法　281
抗菌薬　55

口腔内装置　165
抗結核薬　86
抗原特異的IgE抗体　110
膠原病関連間質性肺炎　205
抗コリン薬　114, 124
好酸球性多発血管炎性肉芽腫症　115, 194
好酸球性肺炎　195, 327
抗酸菌　76
抗糸球体基底膜抗体　194
膠質浸透圧の低下　296
甲状腺機能低下症　162
抗真菌薬　58
拘束性換気障害　34, 121, 186, 203
　　──フロー・ボリューム曲線　36
好中球エラスターゼ阻害薬　209
後天性免疫不全症候群　100
行動療法　141
抗トリ抗体　187
高二酸化炭素血症　137, 148
高病原性鳥インフルエンザ　61
高分解能CT　21, 204
抗利尿ホルモン不適合分泌症候群　241, 246
抗リン脂質抗体症候群　221
誤嚥性肺炎　51
呼気終末陽圧　156, 179
呼気中一酸化窒素濃度　110
呼吸機能検査　33
呼吸困難　9
呼吸細気管支炎を伴う間質性肺疾患　215
呼吸性アシドーシス　40, 126
呼吸性アルカローシス　40, 172
呼吸不全　147
呼吸リハビリテーション　124
固形がんの治療効果判定のためのガイドライン　250
ゴットロン徴候　217
混合型粉じん性線維化巣　224
混合型無呼吸　161
混合性換気障害　34, 121
混合性結合組織病　221

さ

細菌性肺炎　17, 64, 66
最小発育阻止濃度　54
在宅酸素療法　125, 135, 216
在宅人工呼吸　125, 136
サイトメガロウイルス肺炎　98
細胞浸潤型非特異性間質性肺炎　210
細胞性免疫　183
再膨張性肺水腫　300
サージカルマスク　79
サルコイドーシス　232
酸塩基平衡　39

酸素吸入療法　149
酸素毒性　179
酸素分圧　38
酸素・ヘモグロビン解離曲線　41
酸素療法　124, 125

し

シェーグレン症候群　221
敷石状陰影　312
糸球体基底膜　193
シクロスポリン　208
シクロホスファミド　208
自己抗体　183
自己免疫性膵炎　222
自然気胸　291
持続陽圧換気療法　170
市中肺炎　63, 66
実質　203
実質性陰影　17
湿性咳嗽　8
自発的過換気テスト　169
シャント　147
従圧式換気　178
縦隔　303
縦隔気腫　305
縦隔腫瘍　260
縦隔（洞）炎　304
縦隔リンパ節腫大　233
周期性呼吸変動　166
重症筋無力症　262
収束像　244
重炭酸イオン　38
従量式換気　178
縮小肺　221
術後補助化学療法　250
受動喫煙　117, 139
腫瘍随伴症候群　241
腫瘍陰影　17, 19
小細胞癌　246
小細胞肺癌　244, 250
上大静脈症候群　241
情動脱力発作　167
小葉間隔壁　19, 203
小葉中心性病変　80
小葉中心性分布　26
小葉中心性粒状影　80, 185
小葉辺縁性分布　27
職業性喘息　111
シルエットサイン　14
白石綿　267
神経原性腫瘍　265
人工呼吸　177
人工呼吸器関連肺炎　63, 68, 69, 180
人工呼吸器関連肺損傷　152, 179
進行性塊状線維化巣　224
進行性気腫性嚢胞　134

侵襲性肺アスペルギルス症　91
侵襲的人工呼吸　177
侵襲的陽圧換気　126, 177
滲出性胸水　296
浸潤影　17, 203
浸潤胸腺腫　263
心臓後腔　16
心臓サルコイドーシス　235
身体所見　3
診断学　3
診断基準　3
進展型小細胞肺癌　250
じん肺　205, 223
腎不全　39
心膜嚢胞　266

す

水泡音　6, 13
睡眠時低換気症候群　161
睡眠時無呼吸症候群　161
睡眠発作　167
睡眠ポリグラフ　163
睡眠麻痺　167
ステント　42
スパイロメトリー　33, 110, 120, 123
すりガラス影　17, 18, 24, 203

せ

声音振盪　10, 292, 296
声音聴診　296
成熟奇形腫　264
静水圧の上昇　296
赤芽球癆　262
脊椎カリエス　84
接合菌症　95
セミノーマ　265
線維化　186
線維化型非特異性間質性肺炎　210
線維芽細胞巣　206, 207
線維素溶解療法　303
腺癌　244
潜在性結核感染　86
前縦隔腫瘍　16
線状影　23
線状網状影　24
全身性エリテマトーデス　220
全身性強皮症　219
先端巨大症　162
穿通性外傷　156
セントロメア抗体　184
腺様嚢胞癌　37, 253

そ

臓側胸膜　295
粟粒結核　83

た

体液性免疫　183
大細胞癌　246
代謝性アシドーシス　39
胎盤性アルカリホスファターゼ　265
大葉性肺炎　64
多剤耐性緑膿菌　73
多剤併用療法　85
ダナポイント分類　282
タバコ煙　117
多発血管炎性肉芽腫症　189
多発性筋炎　217
多発性単神経炎　115
タール　138
樽状胸郭　120
痰　9
炭坑夫肺　228
短時間作用性β_2刺激薬　113
短時間作用性気管支拡張薬　124
断続性ラ音　13

ち

チアノーゼ　10, 286
チェーン・ストークス呼吸　166
　　――症候群　161, 166
茶石綿　267
中枢型睡眠時無呼吸症候群　166
中枢型睡眠時無呼吸低呼吸症候群　161
中枢型無呼吸　161
中枢気道・気管の閉塞　36
中枢性チアノーゼ　10
超音波気管支鏡下生検　243
超音波気管支内視鏡ガイド下針生検　43
長期酸素療法　125, 135
蝶形陰影　154
長時間作用性β_2刺激薬　113, 124
　　――・吸入ステロイド配合剤　124
長時間作用性抗コリン薬　114, 124
調節換気　178
直接監視下短期化学療法　86
治療薬血中濃度モニタリング　57

つ

通常型間質性肺炎　206
ツベルクリン反応　82

て

低音性連続音　13, 110
低呼吸　161
低酸素血症　149, 212
テオフィリン徐放製剤　114
テタニー　171
転移性肺腫瘍　258

と

動的肺過膨張　119
糖尿病性ケトアシドーシス　39
動脈血ガス分析　33, 38
特発性間質性肺炎　204
特発性器質化肺炎　212
特発性肺線維症　204
特発性肺動脈性肺高血圧症　283
特発性肺胞蛋白症　311
鳥関連過敏性肺炎　184
トリコスポロン抗体　186
努力肺活量　34
トルソー徴候　171
ドレナージ　293, 300, 302

な

夏型過敏性肺炎　184
ナルコレプシー　167

に

型呼吸不全　147
ニコチン　138
　　──性アセチルコリン受容体　138
　　　　──部分作動薬　141
　　　　──置換療法　141
二酸化炭素分圧　38
二次結核　80
日中過眠　161, 169
ニボー像　294
乳酸　38
乳酸アシドーシス　39
乳糜胸　298
入眠時幻覚　167
ニューモシスチス肺炎　97

ね

粘液産生性細気管支肺胞上皮癌　17
捻髪音　13
粘表皮癌　255

の

ノイラミニダーゼ　60
　　──阻害薬　55, 61
膿胸　300
脳内ニコチン性アセチルコリン受容体
　部分作動薬　141
農夫肺　184
嚢胞性陰影　17
ノンレム睡眠　164

は

肺アスペルギルス症　89
肺アスペルギローマ　89
肺アミロイドーシス　321
肺移植　126

肺炎　63
肺炎球菌　71
　　──ワクチン　208
肺炎クラミジア　75
肺炎随伴性胸水　300
肺炎像　17
肺炎マイコプラズマ　74
肺拡散能　33, 37, 122
　　──低下　186, 203
肺過誤腫　256
肺活量　33
肺過膨張　119
肺カルチノイド　254
肺癌　45, 239
　　──組織分類　243
　　──治療　249
　　──病期分類　247
肺気量分画　121
肺クリプトコックス症　93
肺結核　45
肺血管性雑音　13
肺血栓塞栓症　221, 278
肺高血圧症　282
胚細胞腫瘍　264
肺静脈閉塞性疾患　283
肺真菌感染症　89
肺水腫　153
肺性心　283
肺接合菌症　95
肺線維症　204
　　──フロー・ボリューム曲線　36
肺動静脈瘻　256, 286
肺動脈性肺高血圧症　216
肺動脈造影　280
肺膿瘍　70
肺分画症　313
肺胞隔壁　203
肺胞気動脈血酸素分圧較差　40, 122
肺胞呼吸音　12
肺胞出血　220
肺胞上皮　203
肺胞性陰影　17
肺胞性嚢胞　133
肺胞蛋白症　311
肺胞低換気　147
　　──症候群　167
肺ムーコル症　95
肺毛細血管腫症　283
肺門リンパ節腫大　233
肺野病変先行型膠原病　216
肺葉外肺分画症　313
肺葉内肺分画症　313
肺容量減量手術　126
肺ランゲルハンス細胞組織球症　215, 318
剥離性間質性肺炎　215

ばち指　10, 204
発熱, 原因不明　5
パルスオキシメータ　33, 38, 41
バレニクリン　141
ハロサイン　92
斑（肺病変）　224
反回神経麻痺　242
パンコースト腫瘍　241

ひ

ヒアルロン酸　267, 299
非乾酪性肉芽腫　235
ピークフローメータ　115
非結核性抗酸菌　87
非小細胞肺癌　243, 249, 250
非侵襲的人工呼吸　177
非侵襲的陽圧換気　125, 149, 170, 177
非浸潤胸腺腫　263
非セミノーマ　265
非穿通性外傷　156
ピックウィック症候群　168
非定型肺炎　64, 66
非特異性間質性肺炎　210
β-ヒト絨毛性ゴナドトロピン　265
ヒト免疫不全ウイルス　100
皮膚筋炎　217
皮膚硬化　219
皮膚テスト　110
被包性胸水　297
飛沫核感染　51, 77
びまん性胸膜肥厚　231
びまん性大細胞型Ｂ細胞性リンパ腫　303
びまん性肺疾患　203
びまん性肺病変　23
びまん性肺胞障害　150, 214
びまん性汎細気管支炎　127
肥満低換気症候群　168, 170
ヒメネス染色　55
病歴　4
日和見感染症　52, 96, 216
ピルフェニドン　208
頻脈性不整脈　232

ふ

α-フェトプロテイン　265
副雑音　13
副鼻腔気管支症候群　129
ふくろうの眼　100
フーバー徴候　120
ブラ　133, 291
ブレブ　133, 291
プロカルシトニン　52
プロスタサイクリン　285
フロー・ボリューム曲線　33, 35, 121

──正常 36
分子標的治療 318
分子標的治療薬 249
分葉状 21

へ
ペア血清 54
閉塞型睡眠時無呼吸低呼吸症候群 161
閉塞型無呼吸 161
閉塞性換気障害 34, 121
──フロー・ボリューム曲線 36
閉塞性細気管支炎 132, 217
壁側胸膜 295
ペーパーバッグ再呼吸法 172
ヘマグルチニン 60
ヘモグロビン酸素飽和度 39
ヘモジデリン貪食マクロファージ 220
ヘリオトロープ疹 217
扁平上皮癌 244

ほ
蜂巣肺 18, 204, 206
泡沫状マクロファージ 212
補助換気 178
ホスホジエステラーゼ-5阻害薬 285
ポップコーン様石灰化像 256
ポリソムノグラフィ 163
ポリープ型器質化病変 212
ホルネル症候群 241

ま
マイコプラズマ 74
正岡分類 262
末梢性チアノーゼ 10
マッソン体 187
慢性壊死性肺アスペルギルス症 90
慢性型過敏性肺炎 189
慢性好酸球性肺炎 196
慢性呼吸不全 134
慢性縦隔炎 305

慢性膿胸 303
慢性副鼻腔炎 127
慢性閉塞性肺疾患 →COPD

み
三日月状サイン 89
ミクリッツ病 222
未熟奇形腫 264

む
無呼吸低呼吸指数 164
ムーコル症 95
むずむず脚症候群 167

め
メトトレキサート 217
メニスカスサイン 89, 92
免疫沈降反応 186

も
網状影 19, 24
網状粒状影 24
モラクセラ・カタラリス 72
問題志向型診療システム 4

や
山羊音 296
薬剤感受性試験 53
薬剤性肺炎 205
薬剤性肺障害 325
薬剤添加リンパ球刺激試験 217
薬物依存症 138
薬物動態学 58
薬力学 58

よ
溶接工肺 228
予防的全脳照射 250

ら
ラパマイシン 315
ランゲルハンス細胞 318

ランダム分布 28
ランバート・イートン症候群 246

り
リウマチ因子 184
リウマチ結節 217
粒状影 17, 19, 24
良性石綿胸水 231, 299
良性所見 20
両側肺門リンパ節腫大 234
緑膿菌 73
リンパ球性間質性肺炎 216
リンパ球増殖性疾患 216
リンパ行性転移 258
リンパ脈管筋腫症 315

る
類上皮細胞性肉芽腫 187, 234
ループス抗凝固因子 184
ループス肺炎 220

れ
レイノー現象 219
レーザー治療 42
レジオネラ肺炎 66, 74
レストレスレッグス症候群 167
レム睡眠 163
連続性副雑音 13
連続性ラ音 13, 110, 120

ろ
ロイコトリエン受容体拮抗薬 114
漏出性胸水 296
肋骨横隔膜角 15, 17, 296
濾胞性細気管支炎 217

わ
ワルファリン誘発性皮膚壊死 281

欧文索引

数字
1秒率　110, 123
1秒量　110
5Aアプローチ　140

A
α_1-アンチトリプシン欠損症　117
A-aDO$_2$　40, 122
A-DROPシステム　66
ABCアプローチ　126
ABPA (allergic bronchopulmonary aspergillosis)　89, 116, 197
ACE (angiotensin converting enzyme)値　234
ADA (adenosine deaminase)　84
adenocarcinoma　244
adenoid cystic carcinoma　253
AEP (acute eosinophilic pneumonia)　199
AFP (α-fetoprotein)　265
AHI (apnea-hypopnea index)　164
AIDS (acquired immunodeficiency syndrome)　100
AIP (acute interstitial pneumonia)　213
air bronchogram　17, 212
air crescent sign　89, 92
air space consolidation　17
air trapping　118, 186
ALI (acute lung injury)　149
ALK (anaplastic lymphoma kinase) 融合遺伝子　246, 252
──陽性例　249
alveolar cyst　133
alveolar hypoventilation syndrome　167
ARDS (acute respiratory distress syndrome)　149, 214
Arthus型反応　116
asbestos-related lung cancer　231
asbestosis　230
ASV (adaptive servo-ventilation)　166
AVF (arteriovenous fistula)　286

B
$_2$刺激薬　110, 113, 124
β-D-グルカン　92
β-hCG (β-human chorionic gonadotropin　265)
BAL (broncho-alveolar lavage)　43, 45
BALF (broncho-alveolar lavage fluid)　43, 206, 220
　血性──　220
BCG　82
BE (base excess)　39
BE (bronchiectasis)　130
BEP療法　265
BFS (bronchofiber scope)　43
BHL (bilateral hilar lymphadenopathy)　234
BNP (brain natriuretic peptide)　155
BO (bronchiolitis obliterans)　132
bronchial asthma　109
bronchial breath sound　12
bronchogenic cyst　133
butterfly shadow　154

C
C-ANCA　190
CAP (community acquired pneumonia)　66
Caplan症候群　217
carbon monoxide diffusing capacity　37
carcinoid　254
CD4陽性Tリンパ球　100
central apnea　161
Chlamydophila (*Chlamydia*) *pneumoniae*　75
Chlamydophila (*Chlamydia*) *psittaci*　75
chronic eosinophilic pneumonia　196
Churg-Strauss症候群　115, 194
Chvostek徴候　171
clubbed finger　10
CMV (cytomegalovirus)　98
CNPA (chronic necrotizing pulmonary aspergillosis)　90
$_2$ナルコーシス　40, 126, 137
coal worker's pneumoconiosis　228
coarse crackles　6, 13
COHb　41
COP (cryptogenic organizing pneumonia)　212
COPD (chronic obstructive pulmpnary disease)　117
　──増悪　126
　──病期分類　123
　──フロー・ボリューム曲線　36
cor pulmonale　283
costophrenic angle　15, 17, 296
CPAP (continuous positive airway pressure)　170, 179
crazy paving appearance　312
Cryptcoccus neoformans　93
CSAHS (central sleep apnea-hypopnea syndrome)　161
CSAS (central sleep apnea syndrome)　166
CSBS (Cheyne-Stokes breathing syndrome)　161, 166
CTガイド下経皮針生検　243

D
D-ダイマー　279
DAD (diffuse alveolar damage)　150, 214
diaphragmic paralysis　307
Diff-Quick染色　97
diffuse large B-cell lymphoma　303
DIP (desquamative interstitial pneumonia)　215
DLco　33, 37, 122
DLco/VA　122
DLST (drug-induced lymphocyte stimulation test)　217
DM (dermatomyositis)　217
DOTS (directly observed treatment, short-course)　85
DPB (diffuse panbronchiolitis)　127
dynamic hyperinflation　119

E

EBUS-TBNA (endobronchial ultrasound-guided transbronchial needle aspiration) 43
EGFR (epidermal growth factor receptor) 251
　——遺伝子変異 246, 249, 251
　——チロシンキナーゼ阻害薬 252
EGPA (eosinophilic granulomatosis with polyangitis) 115, 194
empyema 300
eosinophilic pneumonia 195
ET (endothelin) 受容体拮抗薬 285
eventration of the diaphragm 307

F

FEV_1 (forced expiratory volume in one second) 34
FEV_1% 34, 123
fibroblastic foci 207
fine crackles 13
flail chest 156
FVC (forced vital capacity) 34

G

GBM (glomerular basement membrane) 193
Geckler 分類 53
germ cell tumor 264
GM-CSF (granurocyte macrophage-colony stimulating factor) 311
Goodpasture 症候群 194
GPA (granulomatosis with polyangitis) 189
Grocott 染色 92
ground glass 18

H

Haemophilus influenzae 72
halo sign 92
hamartoma 256
Hamman 徴候 305
Hampton's hump 279
HAP (hospital aquired pneumonia) 68
HCO_3^- 38
Heerfordt 症候群 232
hemopneumothorax 294
HIV (human immunodeficiency virus) 100
HMV (home mechanical ventilation) 125, 136
honeycomb lung 18
Hoover 徴候 120
Horner 症候群 241
hot tub lung 185
HOT (home oxygen therapy) 125
HRCT (high-resolution CT) 21, 204
hypersensitivity pneumonia 184
hyperventilation syndrome 170

I

IgG4 関連疾患 222
IGRA (IFN-γ release assay) 82
IIPs (idiopathic interstitial pneumonias) 204
immuno-compromised host 96
IMV (intermittent mandatory ventilation) 179
IPA (invasive pulmonary aspergillosis) 91
IPF (idiopathic pulmonary fibrosis) 209
IPPV (invasive positive pressure ventilation) 126, 177
I-ROAD 68

K

Kartagener 症候群 131
Kerley's A line 18
Kerley's B line 18, 154
Kerley's C line 18
KL-6 205
knuckle sign 279

L

LAA (low attenuation area) 120
LABA (long acting β_2 agonist) 113
lactate 38
LAM (lymphangioleiomyomatosis) 315
LAMA (long acting muscarinic antagonist) 114
large cell carcinoma 246
Legionella pneumophila 74
LEMS (Lambert-Eaton myasthenic syndrome) 246
Light の基準 298
LIP (lymphoid interstitial pneumonia) 216
LTOT (long term oxygen therapy) 125, 135
LTRA (leukotriene receptor antagonist) 114

M

M2 蛋白阻害剤 61
MAC (Mycobacterium avium complex) 185
macule 224
MCTD (mixed connective tissue disease) 221
MDF (mixed dust fibrosis) 224
Mechanic's hand 218
mediastinal emphysema 305
mediastinal tumor 260
mediastinitis 304
Meigs 症候群 298
metastatic lung tumor 258
MGIT (Mycobacteria growth indicator tube) 法 81
MIC (minimum inhibitory concentration) 54
Miller-Jones 分類 53
mixed apnea 161
Moraxella catarrhalis 72
MPA (microscopic polyangitis) 191
MPO-ANCA (anti-neutrophil cytoplasmic antibody) 115, 184, 191
　——陽性間質性肺炎 191
MRC 質問票 135
mTOR (mammalian target of rapamycin) 316
mucoepidermoid carcinoma 255
mucomycosis 95
Mycobacterium 76
　——tuberculosis 79
Mycoplasma pneumoniae 74

N

N95 マスク 79
nasal CPAP (nasal continuous positive airway pressure) 165
NHCAP (nursing and healthcare associated pneumonia) 64, 68
NTM (non-tuberculous Mycobacteria) 87
notch sign 21
NPPV (non-invasive positive pressure ventilation) 126, 149, 170, 177
NSIP (non-specific interstitial pneumonia) 210

O

OA (oral appliance) 165
obesity hypoventilation syndrome 168
obstructive apnea 161
OSAHS (obstructive sleep apnea-hypopnea syndrome) 161
Osler-Weber-Rendu 病 286
owl's eye 100

P

$PaCO_2$ 38
PAE (post antibiotic effect) 58

Pancoast 腫瘍　241
PaO_2　38
PAP (pulmonary alveolar proteinosis)　311
PCH (pulmonary capillary hemangiomatosis)　283
PCV (pressure control ventilation)　178
PD (pharmacodynamics)　58
PDE (pigeon dropping extracts)　186
PDE (phosphodiesterase) 5 阻害薬　216, 285
PEEP (positive end-expiratory pressure)　156, 179
PGI_2　285
Pickwick 症候群　168
PIE (pulmonary infiltration with eosinophilia) 症候群　116
PK-PD 理論　58
PK (pharmacokinetics)　58
PLCH (pulmonary langerhans cell histiocytosis)　318
pleural friction rub　13
pleural indentation　244
pleural malignant mesothelioma　267
PM (polymyositis)　217
PMF (progressive massive fibrosis)　224
pneumatocele　133
pneumoconiosis　223
pneumocystis pneumonia　97
pneumomediastinum　305
pneumonia　63
pneumothorax　291
POS (problem oriented system)　4
PPE (parapneumonic effusion)　301
PR3-ANCA　184, 190
primary alveolar hypoventilation syndrome　168
Pseudomonas aeruginosa　73
PSG (polysomnography)　163
PSV (pressure support ventilation)　178
pulmonary aspergilloma　89
pulmonary AVF　286
pulmonary cryptococcosis　93
pulmonary edema　153
pulmonary hypertension　282
pulmonary sequestration　313
pulmonary thromboembolism　277
PVOD (pulmonary venous obstructive disease)　283

Q

QFT-3G　82

R

RA (rheumatoid arthritis)　216
RB-ILD (respiratory bronchiolitis-associated interstitial lung disease)　215
RECIST (response evaluation criteria in solid tumors guideline)　250
REM 睡眠　163
restless legs syndrome　167
RF (rheumatoid factor)　184, 217
rhonchus (rhonchi)　13, 110, 120

S

sarcoidosis　232
SAS (sleep apnea syndrome)　161
satellite lesion　83
SBS (sinobronchial syndrome)　129
sclerosing hemangioma　257
septal line　19
SHVS (sleep hypoventilation syndrome)　161
SIADH (syndrome of inappropriate secretion of antidiuretic hormone)　241, 246
sIL-2R　234
silicosis　227
SIMV (synchronized intermittent mandatory ventilation)　179
SjS (Sjögren's syndrome)　221
SLE (systemic lupus erythematosus)　220
small cell carcinoma　246
smoking-related lung disease　215
SN (silicotic nodule)　224
SOAP 形式　4
SP-A　205
SP-D　205
spiculation　21, 244
split pleural sign　302
squamous cell carcinoma　244
SSc (systemic sclerosis)　219
Staphylococcus aureus　73
Streptococcus pneumoniae　71

T

TBAC (transbronchial aspiration cytology)　43
TBB (transbronchial biopsy)　43
TBLB (transbronchial lung biopsy)　43, 45
TDM　57
tension pneumothorax　294
thymoma　262
TNF (tumor necrosis factor) 阻害薬　217
TNM 分類　247
tracheal breath sound　12
tree-in-bud appearance　27, 80
Trousseau 徴候　171
TSC (tuberous sclerosis complex)　315
TSC-LAM　315
tuberculosis　76

U

UIP (usual interstitial pneumonia)　206
UPPP (uvulopalatopharyngoplasty)　165

V

vanishing lung　134
VAP (ventilator associated pneumonia)　69, 180
VAP バンドル　69
vasculitis syndrome　189
VC (vital capacity)　33
VCV (volume control ventilation)　178
Velcro ラ音　13
vesicular breath sound　12
VILI (ventilator induced lung injury)　152, 179
Virchow の 3 徴　277

W

Wegener 肉芽腫症　189
welder's pneumoconiosis　228
Westermark's sign　279
wheezes　13, 110, 120
WHO3 段階除痛ラダー　270

X

X 線写真　14, 16

Z

Ziehl-Neelsen 染色　55, 81
zygomycosis　95

シンプル呼吸器学

2015年1月30日　発行	編集者　興梠博次
	発行者　小立鉦彦
	発行所　株式会社　南江堂
	☎113-8410 東京都文京区本郷三丁目42番6号
	☎(出版)03-3811-7235　(営業)03-3811-7239
	ホームページ http://www.nankodo.co.jp/
	振替口座 00120-1-149
	印刷 三美印刷／製本 ブックアート
	装丁　node（野村里香）

Concise Text of Pneumology
©Nankodo Co., Ltd., 2015

定価は表紙に表示してあります．
落丁・乱丁の場合はお取り替えいたします．

Printed and Bound in Japan
ISBN 978-4-524-26983-9

本書の無断複写を禁じます．

|JCOPY| 〈(社)出版者著作権管理機構　委託出版物〉

本書の無断複写は，著作権法上での例外を除き，禁じられています．複写される場合は，そのつど事前に，
(社)出版者著作権管理機構（TEL 03-3513-6969，FAX 03-3513-6979, e-mail: info@jcopy.or.jp）の
許諾を得てください．

本書をスキャン・デジタルデータ化するなどの複製を無許諾で行う行為は，著作権法上の限られた例外
（「私的使用のための複製」など）を除き禁じられています．大学，病院，企業などにおいて，内部的に業
務上使用する目的で上記の行為を行うことは私的使用には該当せず違法です．また私的使用のためであっ
ても，代行業者等の第三者に依頼して上記の行為を行うことは違法です．